ERTONG ZHONGYITIZHI

主审 王琦

主编 王济

营养学

儿童中医体质

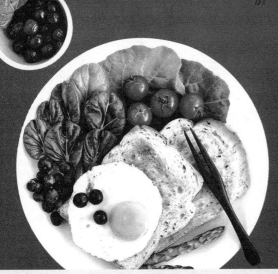

全国百佳图书出版单位
中国中医药出版社
·北 京·

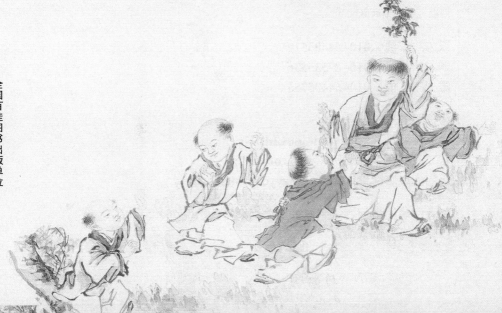

图书在版编目（CIP）数据

儿童中医体质营养学 / 王济主编 .-- 北京：中国中医药出版社，2023.12
ISBN 978-7-5132-8005-1

Ⅰ.①儿⋯ Ⅱ.①王⋯ Ⅲ.①中医儿科学—体质学—研究②中医儿科学—营养学—研究 Ⅳ.① R272

中国版本图书馆 CIP 数据核字（2022）第 255265 号

中国中医药出版社出版

北京经济技术开发区科创十三街 31 号院二区 8 号楼
邮政编码　100176
传真　010-64405721
廊坊市佳艺印务有限公司印刷
各地新华书店经销

开本 710×1000　1/16　印张 21　字数 287 千字
2023 年 12 月第 1 版　2023 年 12 月第 1 次印刷
书号　ISBN 978 – 7 – 5132 – 8005 – 1

定价　82.00 元
网址　www.cptcm.com

服 务 热 线　010-64405510
购 书 热 线　010-89535836
维 权 打 假　010-64405753

微信服务号　zgzyycbs
微商城网址　https://kdt.im/LIdUGr
官 方 微 博　http://e.weibo.com/cptcm
天猫旗舰店网址　https://zgzyycbs.tmall.com

如有印装质量问题请与本社出版部联系（010-64405510）

《儿童中医体质营养学》编委会

主　审　王　琦（北京中医药大学）

主　编　王　济（北京中医药大学）

副主编　陈　禹（中日友好医院）

　　　　董思颖（安徽中医药大学）

　　　　高惠贤（四川大学）

　　　　蒋士龙（黑龙江飞鹤乳业有限公司）

编　委　（以姓氏笔画为序）

　　　　王立英（北京中医药大学）

　　　　白明华（北京中医药大学）

　　　　朱玲慧（中国中医科学院）

　　　　任琦琦（黑龙江飞鹤乳业有限公司）

　　　　孙紫薇（北京中医药大学）

　　　　李　园（北京中医药大学）

　　　　李文乐（北京中医药大学）

　　　　李竹青（北京中医药大学）

　　　　李倩茹（北京中医药大学）

　　　　杨星哲（北京中医药大学）

　　　　冷友斌（黑龙江飞鹤乳业有限公司）

　　　　张　妍（北京中医药大学）

　　　　张永久（黑龙江飞鹤乳业有限公司）

　　　　陈雪梅（北京中医药大学）

　　　　周玉美（北京中医药大学）

郑乘龙（北京市鼓楼中医医院）

俞若熙（北京中医药大学）

章　梦（北京中医药大学）

梁　雪（北京中医药大学）

董丽丹（北京中医药大学）

前　言

　　体质是指在人体生命过程中，在先天禀赋和后天获得的基础上形成的形态结构、生理功能和心理状态方面综合的、相对稳定的固有特质。儿童处于生命过程的早期阶段，是生长发育的关键时期，很多疾病的发生都与体质有密切的关系。根据小儿的生理特点，明确其体质分型，以此进行个体化的预防和治疗，对于个体以后的生长发育有着极为深远的意义。

　　目前，营养不良和超重及其并发症仍是困扰全球婴幼儿和儿童的公共卫生问题。近年来，我国经济社会快速发展，食物供应日益丰富，为儿童营养和健康状况的改善创造了良好的条件。2012 年我国卫生部首次发布的《中国 0—6 岁儿童营养发展报告》中指出，儿童早期特别是从胎儿期至出生后两岁，是决定其一生营养与健康状况的最关键时期。

　　儿童是国家的希望，儿童的健康关系着国家的未来。中医体质学作为一门能够促进多学科交融的新学科，将饮食调养与儿童体质相结合，不仅注重儿童营养健康，更加注重儿童时期体质的调理。偏颇体质可由遗传、生活习惯、饮食习惯等各种原因形成，在儿童时期注重食物性味，养成良好的饮食习惯，在改善儿童营养状况、预防营养相关疾病的同时，更有利于形成平和的儿童体质状态，提高儿童健康水平。

　　本书将中医体质学与儿童营养学相结合，分别对儿童体质研究和儿童营养学进行介绍，并介绍了儿童生长发育各阶段的生理特点及营养需求；另外，还介绍了儿童体质营养学的评估方法，各年龄段儿童的营养干预、常见儿童健康问题的饮食调理及营养干预，可为儿童合理营养、辨体施膳及相关疾病的膳食指导提供参考。

本书适合中医体质学、儿科学、营养学专业工作者及广大中西医学生阅读参考。

本书编委会由北京中医药大学国家中医体质与治未病研究院王琦院士团队组成，编写和出版工作得到了黑龙江飞鹤乳业有限公司的大力支持。

儿童中医体质营养学是一门崭新的交叉学科，在学术上还有不少问题需要继续探讨和研究，并在实践中不断总结与发展。本书不足之处敬请专家、同道和读者多提宝贵意见和建议，以便再版时修订提高。

《儿童中医体质营养学》编委会

2023 年 5 月

目　录

第一章 概 论

儿童中医体质营养学，是指在儿童中医体质辨识的基础上，根据儿童不同的体质类型及体质特征，运用食物来满足并促进儿童正常生长发育、保健强身、防病治病的一门学科。儿童体质是在先天因素和后天因素长期影响下形成的个体特征。体质分类有助于发现小儿生长发育的规律，预测某些易患疾病的发生，从而提早进行干预，达到促进儿童健康发育、减少疾病发生的目的。2016 年 10 月中共中央、国务院印发的《健康中国 2030 规划纲要》中提出："对重点区域、重点人群实施营养干预。"2019 年 7 月国务院印发的《国务院关于实施健康中国行动的意见》中也提到"维护全生命周期健康"，"实施妇幼健康促进行动"。2017 年 6 月国务院办公厅印发的《国民营养计划（2017—2030 年）》中也提出六项重大行动以提高人群营养健康水平。儿童时期是生命的起始阶段，应该引起重视。从某种意义上来说，国民体质的强弱，尤其是儿童的体质健康，作为国家未来建设的重要资源，是直接关系到国家前途命运的战略性问题。因此，需要我们在正确辨识儿童体质的基础上，对儿童进行有选择的食物供给，达到调整体质偏颇、促进儿童营养及身体健康的目的。本章将介绍古今医家对于儿童体质的认识与现代研究进展，并分别从儿童营养学的学科范畴及研究进展方面对儿童营养学进行概述。

第一节　儿童体质研究概况

体质是指在人体生命过程中，在先天禀赋和后天获得的基础上形成的形态结构、生理功能和心理状态方面综合的、相对稳定的固有特质。体质可分、体病相关、体质可调是体质学研究中的三个关键科学问题。结合中医"治未病"思想，通过"因人制宜""因地制宜""因时制宜"3个层次改善体质在预防疾病中的作用。

我国最早对人群体质分类的阐述可追溯到战国至西汉时期的《黄帝内经》，书中根据阴阳五行学说提出了不同的体质分类方法，如《灵枢·阴阳二十五人》曰："先立五形金、木、水、火、土，别其五色，异其五形之人，而二十五人具矣。"此后，历代医家结合其各自的临床实践及时代特点，丰富和发展了中医体质学。东汉张仲景提出"强人""赢人""盛人""虚弱家""虚家""素盛今瘦""阳气重""其人本虚"等多种体质特征，从不同侧面描述了体质差异。金元四大家之一的"滋阴派"朱丹溪认为，南方人体质柔弱，"阳常有余，阴常不足"。清代医家叶天士总结出温热病中各种常见的体质类型，有气壮质的"正气尚旺之人"，阴虚质的"瘦人阴不足""体瘦质燥之人"，阳虚质的"阳气素虚之人"等不同类型。

儿童体质是在先天因素和后天因素长期影响下形成的个体特征，合理的体质分类将有助于发现儿童生长发育的规律，预测某些易患疾病的发生，从而提早进行干预，促进儿童健康发育，减少疾病发作。不同类型的体质对某种致病因子或疾病有不同的易感性，如湿热体质小儿易患乳蛾、积滞之病，阳虚体质小儿易患感冒、腹泻之病；且不同体质致使各种证型的发生、演变、发展结果不同，如小儿感湿邪，正常体质小儿表现为湿证，阳热体质小儿易从阳化热为湿热。因此，根据体质辨识的结果及对相关影响因素的分析，针对个体的体质特征，制定体质调护计划，通过合理的精神调摄、饮食调养、起居调护及四季保养等调护措施，使体质偏颇得以纠正，从而改善健康状况。儿童处于生命过程的前期，更是生长发育的关键时期，很多疾病的发生都与体质有密切的关系。根据小儿的生理特点，明确其体质分型，以此进行个体化的预防和治疗，对于个体以后的生长发育有着极为深远的意义。

一、中国古代医家对儿童体质的认识

《黄帝内经》开创了小儿中医体质理论的先河，《灵枢·逆顺肥瘦》中载"婴儿者，其肉脆、血少、气弱"。我国现存最早的中医儿科专著《颅囟经》中首次提出了"纯阳"学说。清代医家吴鞠通提出了"稚阴稚阳"学说，为后世医家所推崇。明代医家万全结合五脏功能，提出"五脏有余不足"之说，认为小儿具有"肝常有余，脾常不足""心常有余，肺常不足""肾常虚"等生理病理特点。此外还有"少阳"说、"阳有余，阴不足"说。总体来讲，古代医家对于小儿体质特点的主要学术观点有"纯阳之体"说、"阳有余，阴不足"说、"少阳"说、"稚阴稚阳"说、"五脏有余不足"说5种。

（一）"纯阳之体"说

"纯阳之体"说的最早提出是在《颅囟经》中，据考证此书撰于唐末宋初，未著撰人姓名。《颅囟经·脉法》云"凡孩子三岁以下，呼为纯阳，元气未散"，首次提出"纯阳之体"说。此"纯阳"是指小儿的生命活力，犹如初升之旭日，充满生机。"纯阳之体"说揭示了小儿阳气生长迅速而旺盛的体质特征。如小儿身高、体重快速增加，各脏腑组织、气血津液及功能也日益完善，呈现出一种蓬勃向上的生机；也因此阐明了小儿"脏腑娇嫩、形气未充，生机蓬勃、发育迅速"的生理特点，以及临床表现为阳热证多于阴寒证，且易化燥伤阴、化火生风，病情变化迅速的病理倾向。此后，主要有以下几位医家为代表发展了"纯阳之体"说。

宋·钱乙在《小儿药证直诀·四库全书总目提要》中提出"小儿纯阳，无烦益火"，书中还认为小儿具有"五脏六腑，成而未全""全而未壮""脏腑柔弱，易虚易实，易寒易热"和"骨气未成，形声未正，悲啼喜笑，变态不常"的体质特点。因此，钱乙对小儿热证善用甘寒柔润之品，如泻肺之泻白散、清心之导赤散之类，而慎用苦寒之芩、连。钱乙为"儿科之鼻祖"，其对小儿体质的论述很大程度上启发了后世医家。

金·刘完素《黄帝素问宣明论方·小儿门》云："大概小儿病者纯阳，热多冷少也。"指出小儿"纯阳之体"，一旦患病，病邪易从热化，临床小儿热性病最多的特点。

元·朱丹溪《脉因证治·小儿证》云："小儿十六岁前，禀纯阳气，为热多也。"指出小儿"禀纯阳气"的特点。

明·方贤《奇效良方·小儿门》曰："古云男子七岁曰髫，生其原阳之气，女子八岁曰龀；其阴阳方成，故未满髫龀之年呼为纯阳。"指出男童与女童的纯阳之体有别。

明·虞抟《医学正传·小儿科》曰："夫小儿八岁以前纯阳，盖其真水未旺，心火已炎。"此处的"纯阳"应解释为阳盛阴微，属阳气充盛，阴液未旺。

明·万全《育婴家秘·鞠养以慎其疾》曰："小儿纯阳之气，嫌于无阴，故下体要露，使近地气，以养其阴也。"指出儿童"纯阳之体"的养护要点。

清·徐灵胎《医学源流论·治法》曰："小儿纯阳之体，最宜清凉。"进一步指出儿童体质为"纯阳之体"，治疗宜清凉之品投之。

清·冯楚瞻《冯氏锦囊秘诀》根据小儿肾气未充、天癸未至的生理特点，指出："天癸者，阴气也，阴气未至也，故曰纯阳，原非谓阳气有余之论。"认为"纯阳"是指小儿肾气不足、天癸未至，也即《颅囟经》所谓"元气未散"之义。

清·叶天士《幼科要略》曰："襁褓小儿，体属纯阳，所患热病最多。"

指出小儿体属纯阳，易患热病。

以上诸多关于"纯阳"说的论述，主要是从儿童的生长发育旺盛这一生理特点，以及发病之后容易化热化火，治疗宜清凉来阐述儿童的体质特点。此外，儿童脏腑组织的修复力较强，对药物的反应敏感，较成人易趋康复，这也是"纯阳"的意义所在。从中医学基本理论来看，阳气是人体生命活动的动力，阳气旺盛则人体生命活动旺盛。儿童处于生长发育阶段，故阳气旺盛才能推动儿童生长发育。因此"纯阳"说的含义中也自然有阳气旺盛的内容。

（二）"阳有余，阴不足"说

"阳有余，阴不足"说首先由朱丹溪提出。对于小儿，朱丹溪在《脉因证治·小儿证》中说："小儿十六岁前，禀纯阳气，为热多也。"并在《格致余论·慈幼论》中进一步指出："人生十六岁以前，血气俱盛，如日方升，如月将圆，惟阴长不足，肠胃尚脆而窄，养之之道，不可不谨。童子不衣裘帛，前哲格言具在人耳。裳，下体之服；帛，温软甚于布也；裘皮衣，温软甚于帛也。盖下体主阴，得寒凉则阴易长，得温暖则阴暗消，是以下体不与帛绢夹厚温暖之服，恐妨阴气，实为确论。"

明·虞抟《医学正传·小儿科》提出："夫小儿八岁以前曰纯阳，盖其真水未旺，心火已炎正，故肺金受制而无以平木，故肝木常有余，而脾土常不足也。"其含义也是阳有余，阴不足。

明·万全针对小儿生理病理特点提出"五脏有余不足"说，即"肝常有余，脾常不足""心常有余，肺常不足""肾常虚"；从阴阳而言，为阳常有余，阴常不足。万全在《育婴家秘·五脏证治总论》中写道："盖肝之有余者，肝属木，旺于春……故曰肝有余。有余者，乃阳自然有余也。脾常不足者，脾司土气。儿之初生，所饮食者乳耳，水谷未入，脾未用事，其气尚弱，故曰不足……肺亦不足者，肺为娇脏，难调而易伤也。脾肺皆属太阴，天地之寒热伤人也，感则肺先受之，水谷之寒热伤人也，感则脾先受之，故曰脾肺皆不足。"又在《育婴家秘·肾脏证治》中指出："水为阴，火为阳，一水不胜二火，此阳常有余，阴常不足。"

清·喻嘉言《寓意草·辨袁仲卿小男死症再生奇验并详诲门人》云："盖小儿初生，以及童幼，肌肉、筋骨、脏腑、血脉俱未充长，阳则有余，阴则不足。"并指出小儿"阳有余，阴不足"的体质特点。

清·叶天士在《幼科要略》中也说："再论幼稚，阳气有余，阴未充长。"

"阳有余，阴不足"说，往往作为对"纯阳"说的一种注解，也就是说阳气偏胜，而阴未充足。

(三)"少阳"说

"少阳"说源于《黄帝内经》中的阴阳学说。持"少阳"之论者，是基于小儿生机旺盛，如草木之方萌，旭日之东升，合于少阳。如明·万全在《育婴家秘·五脏证治总论》中云："春乃少阳之气，万物之所资以发生者也。儿之初生曰芽儿者，谓如草木之芽，受气初生，其气方盛，亦少阳之气，方长而未已。"这与肝胆主升发是一致的。少阳在天，象征着东方，在季节上象征着春季；在人体象征着少火，少火即是人体生命之源，维系着小儿生生之气；在脏象征着肝，在腑象征着胆；在植物则象征着"茸芽"。此即《素问·阴阳应象大论》所云"少火生气"之意。小儿初生如草木方萌，时刻都处于不断的生长发育中。

(四)"稚阴稚阳"说

"稚阴稚阳"说亦源于《黄帝内经》。《灵枢·逆顺肥瘦》云："婴儿者，其肉脆、血少、气弱。""稚"，幼小、娇嫩、不成熟的意思；"阴"，一般是指五脏六腑的形体结构、四肢百骸、筋肉骨骼、精、血、津液等有形物质；"阳"，一般是指脏腑组织的各种生理功能活动。小儿像初生的嫩芽，从出生到长成一直处在不断生长发育的过程之中，年龄越小，生长发育的速度就越快，生机越旺盛。如一周岁内的小儿在体重、身高、头围、胸围、出牙、囟门闭合等方面，每个月都会有很大的增长或变化。钱乙《小儿药证直诀·变蒸》曰："五脏六腑成而未全……全而未壮。"是说小儿时期无论脏腑气血、筋脉骨肉均处于幼小的状态，成而未全，全而未壮。也就是说"阴"和"阳"均是幼稚的，称为"稚阴稚阳"，是小儿体质生理的基本方面。而"稚阴""稚阳"概念的提出，则是长期以来对"纯阳"的不同认识进行争鸣的产物。

温病学家吴鞠通在《温病条辨·解儿难》中根据小儿的体质和生理特点提出了"稚阴稚阳"学说，指出"古称小儿纯阳，此丹灶家言，谓其未曾破身耳。非盛阳之谓，小儿稚阳未充，稚阴未长也"。学者对"稚阴稚阳"说的理解较为统一，认为小儿形态特征和生理功能都未发育完全，处于气血精津液都未充足的状态，需要随着年龄增长一步一步成熟，不断趋于完善；故吴鞠通在后期干预中多强调使用温补法。著名中医儿科学专家江育仁教授对"稚阴稚阳"作了较全面的解释："这里的阴，一般是指体内精、血、津、液等物质；阳，是指体内脏腑的各种生理功能活动。故稚阴稚阳的观点更充分说明了小儿无论在物质基础与生理功能上，都是幼稚不完善的。"其根据"稚阴稚阳"总结出的小儿"脏腑娇嫩、形气未充，生机蓬勃、发育迅速"的生理特点和"发病容易，变化迅速；脏气清灵，易趋康复"的病理特点，有效地指导着儿科临床实践。"稚阴稚阳"说的确立，使中医学从功能和物质的角度对小儿生理体质的认识趋向全面，几乎被中医界所公认，直至新中国成立后的教科书都推而崇之。

明·张介宾不赞成小儿"纯阳之体"的观点，基于他"人体虚多实少""阳非有余""阴常不足"的学术思想，在《景岳全书·小儿则》中认为"小儿元气未充""小儿之真阴未足"。他的这一学术思想对后世影响甚大。

清·吴鞠通在《温病条辨·解儿难》中对"稚阴稚阳"进行了归纳和解说。他指出："古称小儿纯阳，此丹灶家言，谓其未曾破身耳，非盛阳之谓。小儿稚阳未允，稚阴未长者也。男子生于七，成于八；故八月生乳牙，少有知识；八岁换食牙，渐开智慧；十六而精通，可以有子；三八二十四岁真牙生（俗谓尽根牙）而精足，筋骨坚强，可以任事，盖阴气长而阳亦充矣。女子生于八，成于七；故七月生乳牙，知提携；七岁换食牙，知识开，不令与男子同席；二七十四而天癸至；三七二十一岁而真牙生，阴始足，阴足而阳充也，命之嫁。小儿岂盛阳者哉！俗谓女子知识恒早于男子者，阳进阴退故也。"

清·余梦塘《保赤存真》亦曰："真阴有虚，真阳岂有无虚……此又不可徒执纯阳之论也。"又曰："阴之滋生，赖阳之濡化也……阳可统阴，阴不能统阳。"认为儿童的阴阳虽较成人为少，但儿童之阳可以统摄其阴。陈修园《医学三字经》也认为小儿"稚阳体，邪易干"。

民国时期马整齐《鲟溪医论选》指出："小儿年幼，阴气未充，故曰纯阳，原非阳气之有余也，特稚阳耳。稚阳之阳，其阳几何？"

清·石寿棠《医原·儿科论》则对"稚阴稚阳"做了进一步的分析，提出"稚阴稚阳化燥"之说，从燥湿立论，阐述小儿生理特点。他说："小儿春令也，木德也，花之苞，果之萼，稚阳未充，稚阴未长也。稚阳未充，则肌肤疏薄，易于感触；稚阴未长，则脏腑柔嫩，易于传变，易于伤阴。仲阳允为小儿之司命者哉！乃世俗推六气致病之理，未推六气最易化燥之理，并未推小儿稚阳未充、稚阴未长，尤易化燥之理。"

（五）"五脏有余不足"说

宋·钱乙在《小儿药证直诀·变蒸》中指出："五脏六腑，成而未全……计三百二十日生骨气，乃全而未壮也。"

明·万全提出小儿"肝常有余，脾常不足""心常有余，肺常不足""肾常虚"的观点，且在《育婴家秘·五脏证治总论》中提出："盖肝之有余者，肝属木，旺于春。春乃少阳之气，万物之所资以发生者也。儿之初生曰芽儿者，谓如草木之芽，受气初生，其气方盛，亦少阳之气，方长而未已，故曰肝有余。有余者，乃阳自然有余也。脾常不足者，脾司土气。儿之初生，所饮食者乳耳，水谷未入，脾未用事，其气尚弱，故曰不足。不足者，乃谷气之自然不足也。心亦曰有余者，心属火，旺于夏，所谓壮火之气也。肾主虚者，此父母有生之后，禀气不足之谓也。肺亦不足者，肺为娇脏，难调而易伤也。脾肺皆属太阴，天地之寒热伤人也，感则肺先受之，水谷之寒热伤人也，感则脾先受之，故曰脾肺皆不足。"据此可知，"五脏有余不足"说是由万全提出的。他在《育婴家秘·肾脏证治》中指出："水为阴，火为阳，一水不能胜二火，此阳常有余，阴常不足。"进一步说明了小儿的"五脏有余不足"说。

有学者认为，万全提出小儿"肝常有余，脾常不足""心常有余，肺常不足""肾常虚"，是属于小儿体质范围内的生理属性，是一种自然的而非病理状态下的倾向。

综上所述，关于小儿体质学说的争鸣由来已久，且由生理特点的讨论而引起致病特点的讨论。从中医学理论而言，生理、病理是相互为用的。因此，关于小儿体质学说的学术争鸣，实质上是对小儿生理、病理的认识争鸣。从上述所引历代医家的认识来看，看似互相矛盾、互相冲突，实则是互为补充，愈争愈明，推动了整个中医儿童体质学术的向前发展。

二、近现代儿童中医体质学研究进展

（一）近现代医家对儿童中医体质的认识

近代医家张锡纯在《医学衷中参西录》中提出："盖小儿虽为少阳之体，而少阳实为稚阳。"这种说法既看到了小儿脏腑功能不完善、稚弱易损的特点，又看到了儿童生长发育最迅速、易于康复的特点，并且认为"小儿少阳之体，不堪暑热"。

现代著名儿科学家刘弼臣教授根据万密斋、张锡纯等医家的学术思想，结合自身对小儿生理、病理的深刻理解，提出小儿"少阳学说"，并倡导用少阳学说涵盖"纯阳"和"稚阴稚阳"的观点。

（二）儿童九种中医体质分类法的形成

当代，王琦教授及其课题组在古代体质分类方法的基础上，应用文献学研究方法、流行病学调查方法及模糊聚类等方法，将体质类型分为9种，分别是平和质、气虚质、阳虚质、阴虚质、痰湿质、湿热质、血瘀质、气郁质、特禀质等，并建立9种基本体质类型的概念系统，对体质类型的命名、特征表述的原则等进行了规定，从定义、表现特征、成因等方面对体质类型的内涵进行了系统表述，并在全国范围内进行21948例流行病学调查，证实了人群中确实存在9种体质类型，其中，平和质占32.75%，偏颇体质中排在前4位的依次是气虚质、湿热质、阴虚质、气郁质。2009年4月，《中医体质分类与判定》标准由中华中医药学会正式颁布，成为"中国第一部指导和规范中医体质研究及应用的文件"。此后，国内期刊发表中医体质相关文献呈逐年上升趋势，以体质可分、体病相关为研究方向的文献为多，而且其中有相当一部分文献属于临床观察。自该标准发布后，越来越多的临床医生将其运用到临床实践中，对各种疾病进行体质分类，探讨体质与疾病的相关性。

王琦教授带领的团队根据中国知网收录的"中国学术期刊网络出版总库""中国博士学位论文全文数据库""中国优秀硕士学位论文全文数据库""中国重要会议论文全文数据库""国际会议论文全文数据库"及"中国学术辑刊全文数据库"等，最终收集到王明明、殷瑛、李燕、潘佩光、陈立翠、温振英、黄航宇、苏树蓉、张吉仲、朱锦善、王济生、汪受传、邓雪梅、朱永芳、王力宁、张君、林湘屏、王晓鸣、陈伟燕、刘卓勋、罗允洪等21位明确提出小儿体质分类的专家学者的相关论文。鉴于各分类法中有脏腑分类法、气血阴阳津液分类法、寒热虚实分类法，亦有这三者交叉的分类法，统计时笔者结合命名与对应体质表现进行归类；鉴于有的医家体质分类包含几个年龄段的不同分类，故个别体质出现的频次可能超过21次。结果显示：9种体质出现频次从高至低依次为平和质（阴阳平和质、生机旺盛质、正常质、均衡质）出现24次，气虚质（肺禀不足质、脾禀不足质、肺脾不足质、脾虚质、倦怠质、肾气不足质、脾气不足质、肺气不足质、虚型、倦怠萎软质、脾肺气虚体质）出现 23 次，阴虚质（燥红质、肺脾质Ⅰ型、脾肾质Ⅰ型、内热质、肝阴不足质、阴亏内热质、燥热羸瘦质、脾阴不足质）出现 16 次，痰湿质（湿滞质、腻滞质、脾弱湿滞质、痰湿内蕴质、湿型、腻滞肥胖质）出现 16 次，阳虚质（迟冷质、肺脾质Ⅱ型、脾肾质Ⅱ型、虚寒质、寒型、虚冷瘦弱质）出现 11 次，湿热质（胎热质、热滞质、滞热型、热型）出现 7 次，特禀质（异禀质、特异质）出现 6 次，血瘀质（晦涩浮肿质、瘀郁质）出现 2 次，气郁质出现 1 次；9 种体质以外的其他体质出现频次从高到低依次为阳盛质（心火偏旺质、阳热质、阳盛内热质、蕴热体质）出现 7 次，脾弱肝旺质出现 4 次，气阴两虚质出现 3 次，心肝有余质出现两次，脾弱积滞质出现两次，肾禀不足质、心禀不足质、肝禀不足质、阴盛质、积滞质、不足质、心血不足质、胎禀不足质、胃强脾弱质等各出现 1 次。综上，鉴于上述学者专家均在文献研究和临床实践的基础上提出自己的体质分类，我们认为儿科专家学者已通过理论研究和临床实践证明了 9 种中医体质在小儿中的存在。一部分医家学者应用了现有小儿体质分类法进行区域小儿体质流行病学调查。根据中国知网收录的"中国学术期刊网络出版总库""中国博士学位论文全文数据库""中国优秀硕士学位论文全文数据库""中国重要会议论文全文数据库""国际会议论文全文数据库"及"中国学术辑刊全文数据库"等共收集到 7 篇针对医院产科、幼儿园、中小学校、社区等处的小儿体质流调论文。分析该部分资料，结果显示：被应用的体质分类法包括王明明新生儿 7 分法、李燕新生儿 3 分法、温振英体质 5 分法、苏树蓉体质 5 分法、王琦体质 9 分法；9 种体质的出现频次依次是平和质（正常质、阴阳平和质、均衡质）2777 次，阴虚质（肺脾质Ⅰ型、脾肾质Ⅰ型、内热质）1217 次，气虚质（脾禀不足质、肺禀不足质、脾气不足质、肺气不足质）756 次，湿热质（胎热质、滞热型）572 次，阳虚质（肺脾质Ⅱ型，脾肾质Ⅱ型）185 次，气郁质109 次，痰湿质 79 次，特禀质 54 次，血瘀质 26 次。由此可见，现有小儿体质的临床流行病学调查证明了 9 种中医体质在小儿中的存在。

（三）儿童九种中医体质类型的特征研究

关于儿童的体质类型及其特征表述，古籍中记载较少。《小儿卫生总微论方·五气论》言"母气胎育，有盛衰之虚实。故其生子也，有刚柔之勇怯"，并按五脏禀赋的差异将儿童分为心气盛、心气怯、肝气盛、肝气怯、脾气盛、脾气怯、肺气盛、肺气怯、肾气盛、肾气怯 10 类。其中五脏气盛小儿体健聪慧，此 5 类小儿可归属于平和体质；而五脏气怯小儿可见语迟、行迟、发迟、齿迟等，此 5 类小儿可归属于气虚质、阳虚质、特禀质等偏颇体质。《世医得效方·活幼论》按元气盛衰将小儿分为两类，并言"元气盛则肌肤充实，惊、疳、积、热，无由而生，风寒暑湿，略病即愈。元气虚则体质怯弱，诸证易生"。其中元气盛小儿可归属于平和质，元气虚小儿则归属于偏颇体质。由此二论，可见儿童体质的确可分为平和体质和偏颇体质。而《景岳全书·小儿则》言"母多火者，子必有火病；母多寒者，子必有寒病；母之脾肾不足者，子亦如之"，认为母亲的健康情况对儿童影响很大。由此推知，若母亲为阴虚体质，则孩子亦有阴虚体质的可能，若母亲为阳虚体质，则孩子极大程度上也会是阳虚体质，如是等等。即体质类型作为个体健康状态的表现，母亲的体质类型很大程度地影响了儿童的体质类型。婴幼儿由于脏腑娇嫩、形气未充，以先天体质为主，先天禀赋与遗传是决定婴幼儿体质的重要因素。胎儿禀受父母的先天之精，依靠母体的气血濡养在胞宫中成熟，与其父母，特别是母亲有着极为紧密的关系。

中医体质学认为，体质是一种客观存在的生命现象，是个体生命过程中，在先天遗传和后天获得的基础上表现出的形态结构、生理功能及心理状态等方面综合的、相对稳定的特质。儿童体质同成人一样具有可分性、可调性，与疾病发生存在相关性。儿童体质研究的首要任务是明确儿童体质分类及各类型体质的体质特征。自王琦教授于 2005 年 7 月在《北京中医药大学学报》上刊出《9 种基本中医体质类型的分类及其诊断表述依据》，第一次向业界及公众明确论证中医体质九分法及其依据，至今已有十余年。在这十多年中，中医体质九分法不但经过专家论证成为行业标准并由中华中医药学会颁布，而且纳入卫生部颁布的《国家基本公共卫生服务规范（2009年版）》中，不仅在我国大陆地区得到广泛应用，还被我国台湾、香港地区及日本、韩国等地的医疗机构应用。然而已经论证的中医体质九分法判定标准是针对15～65岁人群提出的，无法涵盖0～14岁儿童。儿童时期是人体生命周期的重要组成部分，针对该时期的体质研究对于儿童的健康保健及疾病预防意义重大。根据多年研究人群体质及从事临床的经验，王琦教授认为儿童体质类型亦可分为平和质、气虚质、阳虚质、阴虚质、痰湿质、湿热质、气郁质、血瘀质及特禀质九种。笔者在查阅国内儿童中医体质分类文献和学习儿科经典古籍的基础上，试对儿童九种中医体质的特征加以论述，具体如下。

平和质：平和质小儿，营养均衡，体态匀称，面色红润，双目有神，神情活泼，毛发润泽，声音洪亮，肌肉结实，筋骨强健；舌质淡红润泽，苔薄白，干湿适中，脉搏均匀有力。

气虚质：气虚质小儿，头发稀黄，面色萎黄，肌肉松软，形体虚胖，肌肉松软，身重懒动，脘腹痞胀，声音较低，双目尚有神，动辄汗出、气短；舌质淡红，苔薄白，脉搏缓。易出现积滞、厌食、呕吐、泄泻等证。由于气虚质小儿卫外功能不足，若失于调摄，则外邪易由表而入，侵袭肺系，以时行病、感冒、咳嗽、肺炎喘嗽等病证最为常见。

阳虚质：阳虚质小儿，营养发育较差，形体偏瘦偏矮，面色暗淡，头发稀黄，夜尿清长，冬季手足凉，哭声低微，内向，懒于玩耍；舌质淡嫩，苔薄白，脉搏沉细或迟缓无力。此类体质小儿由于阳气不足，若失于调护，在生长发育过程中易患遗尿、水肿等病证。

阴虚质：阴虚质小儿，营养发育一般，面色萎黄，皮肤不润，形体偏瘦，眼目干涩，双目尚有神，头发稀黄，两颧色红，手足心热，毛发枯黄，口鼻干燥，夜间汗出，大便燥结；舌质偏红少津，苔少，脉搏细数。此类体质小儿在发病过程中易出现阴亏火盛的证候，常见壮热、抽搐、昏迷、谵语等病状。

痰湿质：痰湿质小儿，营养发育一般，肤色一般较白细腻，身体困重，不喜活动，动则易汗气短，学龄前期开始出现明显的形体肥胖，青春期痤疮偏少；舌质淡胖，苔白腻或黄腻，脉搏细滑。此类体质小儿由于痰湿内蕴，在外因引导下，易患哮喘、癫痫等，也易发展为肥胖症。现代对痰湿内蕴体质的物质代谢特征进行了初步研究，发现痰湿内蕴体质者在脂代谢、糖代谢、能量代谢等方面均存在异常改变，血液流变学研究显示其血液呈高黏滞状态。

湿热质：湿热质小儿，营养发育旺盛，形体壮实，皮肤润泽，毛发充盛。眼部分泌物较多，痰液、鼻涕偏黄，性情急躁易怒，怕热、偏好冷饮，易汗出，大便臭秽，青春期开始痤疮较其他小儿数量多、色红；舌质红，苔黄而厚，脉搏滑数。此类体质小儿在发病过程中易出现湿热偏盛的证候，常见壮热、谵语、痢疾、便秘等病状。

气郁质：气郁质小儿，营养发育一般或稍差，形体单薄，精神欠振，双目尚有神，性情急躁、爱生闷气，夜寐易惊，饮食不香，时有腹痛，头发稀黄；舌质淡红少津，苔少，脉搏细弦。此类体质小儿由于脾弱肝旺，在疾病过程中易土虚木盛，出现泄泻、疳证、慢惊风等病证。

血瘀质：血瘀质小儿，营养发育一般，肤色发黑不润，形体坚实，精神较差，睡眠较多但质量不佳、易醒，怕冷，眼下有淤青，头发干枯无泽，爪甲色紫暗。青春期女孩可出现痛经、月经推迟；舌质较暗无苔，脉涩。此类体质小儿由于血液循环不畅，在疾病过程中易出现肿块、肋痛等病证。

特禀质：特禀质是由于先天禀赋不足、遗传等因素而导致的一种特殊的偏颇体质，以发育迟缓、先天发育不良、过敏反应等为主要表现。先天禀赋异常者，对外界环境适应能力差，有发育较差者如方颅、解颅、鸡胸及"五迟""五软"等，过敏体质则常因遇到过敏原而导致鼻塞、喷嚏、哮喘、瘙痒、风团、荨麻疹、过敏性紫癜、花粉症及药物过敏等。

总之，小儿九种体质分类法在古籍、现代文献及临床流行病学调查 3 个方面均有证据支持。针对可能存在的疑问，作下述解释。

1. 为何采用气血阴阳津液分类法，而不选择脏腑分类法、虚实寒热分类法？

若按五脏六腑有余、不足分类，则无法体现小儿痰湿质、湿热质等实性体质，且五脏有余为禀赋充足，不属偏颇体质，单列几类不如统一为平和质。若脏腑分类结合气血阴阳津液分类法，则需分为五脏六腑气虚类、相关脏腑阴虚类、相关脏腑血虚类、相关脏腑阳虚类等大类，大类下又需细分，该法明显过于繁杂、不宜操作。而寒热虚实分类法亦有局限：一方面，寒热本身有偏虚偏实，以寒热虚实为纲则四者存在交叉；另一方面，虚体又可分为阴虚之体、阳虚之体、气虚之体、脾虚之体、肺虚之体等，各种虚体之间存在差异，很难仅以虚体作为一类体质。因此，不论从完整性还是简便易行性考虑，气血阴阳津液分类法都是首选。

2. 为何无阳盛体质？

首先，整体来说，小儿阴阳均较稚弱、极易患病，相对成人而言，小儿很难出现阳盛状态。其次，倘若真有禀赋极佳小儿为阳盛体质，鉴于其阳气充盛、不易患病等特点，可将该部分小儿归为平和质一类中，无需单列。最后，根据现有分类中的阳盛质体质特征描述，其多为口渴喜冷饮、大便干燥等阴虚体质表现与目赤多眵、舌红苔黄腻、脉滑数等湿热体质表现的加合，相当于阴虚质兼夹湿热质，故不将阳盛质列入小儿体质类型中。

3. 为何列入气郁质？

虽然古代医家认为小儿无情志问题，但现代研究证明情绪发育在出生后第一年就已经开始，若婴儿未能通过及时、定时、适量的哺喂消除紧张、感受愉悦，则其不但情绪上变得易激惹，而且生理上也会出现腹泻、吐奶等问题。小儿精神心理障碍一直被现代儿科学所重视。因此，气郁质作为情志性格脆弱敏感的体质类型，其在小儿中的存在是可以肯定的。

（四）儿童偏颇体质的相关疾病

不同个体的体质特点不仅决定其是否发病和易感疾病的倾向性，亦可影响疾病的病机、病性、传变和预后。根据儿童的体质特点和发病倾向，及早预防或正确治疗，对于促进其以后的生长发育、判断疾病的发展规律及正确地辨证和使用药物，从而更有针对性地防病治病、保障儿童健康发育成长具有重要意义。

儿童时期各类偏颇体质的好发疾病与成年人有一定的区别，表现为：气虚质儿童易出现感冒、发热、哮喘、慢性咳嗽、功能性便秘、泄泻等疾病，在生长发育过程中更易出现身材矮小等情况；阴虚质儿童更易患紫癜、屈光异常、骨折等，并可能在生长发育过程中出现消瘦的情况；阳虚质儿童更易遗尿；痰湿质儿童更易出现肥胖、鼾症等疾病；湿热质儿童更易出现肺炎，并可伴有大量黄痰；气郁质儿童多表现为不思饮食、低情绪状态等亚健康状态，长期可导致营养不良；特禀质儿童多带有家族遗传倾向，更易出现各种过敏性疾病及慢性咳嗽、先天发育不良等。

（五）儿童中医体质的可调性

儿童体质秉承于先天，得养于后天。对儿童体质的调理应从其父母婚育与种子，母亲的孕育与养胎、护胎与胎教等方面做起。后天方面，可以通过改变饮食、起居及合理使用医疗干预等方法对儿童体质进行调理，可以针对不同年龄、不同体质类型的儿童制定不同的方案。俗话说："病从口入。"在调理儿童体质的问题上，应首先从饮食方面着手。除了强调正确的喂养方式，在婴幼儿时期，适时、适量、正确地为其添加辅食是婴幼儿时期的保育要点。正所谓"若要小儿安，常受三分饥与寒"。在中医体质与饮食方面，王琦教授提出"辨体施膳"。根据"药食同源"的理论，提出应根据食物的性味结合个人体质类型选择食物。在药物调体方面，王琦教授以"方为人所用""方为人所宜"为辨体用方的出发点，指出在临床中，应从辨体质类型和体质不同状态如肥瘦、强弱、南北居处、男女性别方面入手来选择方剂。另外，儿童也应建立良好的生活习惯，早睡早起，有计划地进行身体锻炼，参加户外活动，学龄期儿童和青少年应学会在紧张的学习中放松心身。

第二节　儿童营养学概况

儿童营养和儿童的成长发育密切相关，对于儿童的体格发育、智力发育及其社会心理发育和健康状况均起到十分重要的作用，甚至对成年后的健康状况有深远的影响。积极地开展营养教育和实施干预是防止营养失衡、提高儿童健康水平、预防儿童疾病的有效措施。

西方营养学起始于 18 世纪中叶，于 20 世纪初传入我国。营养学在预防医学、临床医学、康复医学、儿科医学等各领域中都具有重要地位。中国的营养学已有两千多年的历史，是研究中医饮食理论及其应用的一门学科。我国传统医学中使用的术语是养生，即保养、调养、颐养生命。两千多年前，《黄帝内经》中提出了全面膳食以保证营养需求——"五谷为养，五果为助，五畜为益，五菜为充，气味合而服之，以补精益气"，这可能是世界上最早的营养指南。营养失衡包括营养缺乏和营养过度，二者皆可致病。《圣济总录》曰"肝气不足则血弱，肾气不足则精衰，血弱精衰，不能营养于目，渐致昏暗"，《华佗神医秘方》曰"疗疮之生，膏粱人居其半，皆因营卫过度，火毒外发所致"，均论述了饮食营养与疾病的关系。

《中国营养科学全书》将营养定义为"机体通过摄取食物，经过体内消化、吸收和代谢，利用食物中对身体有益的物质作为构建机体组织器官、满足生理功能和体力活动需要的生物学过程"。营养学是研究人体营养规律及其改善措施的学科，是在生理学和生物化学的基础上发展起来的一门应用性极强的学科。营养学基础是营养学认知和实践的开始，通常包括如下 4 方面的内容：①人体需要的营养素及其理化性质、生理功能、食物来源；②营养素在体内消化、吸收和代谢；③人体对营养素的需要量及膳食推荐摄入量；④人体营养状况评价。各类人群，特别是处于生命起点及发展特殊阶段的胎儿、婴儿、幼儿及学龄期儿童和青少年是营养学关注的重点。

一、儿童营养学的学科范畴

摄取食物是人类最主要、最基本的生命活动。其目的是从食物中获得人体必需的营养物质，用以生长发育和维持健康，使人类得以生存、繁衍和发展。中医儿童营养学作为一门独具特点的学科，将整体观点、阴阳转化、形神合一、脏腑经络、三因制宜、辨证论治、辨体论治、理法方药、食养调护等中医理念和实践经验融入各个部分，有效指导着临床，具有很强的实践性。

（一）营养与饮食

饮食与人类休戚相关，摄取食物是人类最基本的生命活动。在远古时代，人们为了获取食物，在不断的实践摸索中发现了食物和药物，于是将其中具有充饥作用的归为食物，具有治疗作用的归为药物。医学史上自古便有"药食同源"之说。药物具有四气五味、升降浮沉、归经、功效等属性，拥有调整生命状态、治疗疾病的功效。食物同样具有类似的四气五味，可以调养机体。《寿亲养老新书》曰："水陆之物为饮食者，不管千百品，其五气、五味、冷热、补泻之性，亦皆禀于阴阳五行，与药无殊。"药食相通即食物可以养生保健，防病治病。人们还可以从食物中获取人体所必需的营养物质，用以调养身体，防病治病，促进生长发育和维持健康。中医营养学一贯倡导以食养生、以食疗病，孙思邈有言"若能用食平疴，适性遣疾者，可谓良工"。中医食治，一则可以"治未病"，预防在先；二则可以治疗疾病或起到辅助治疗疾病的作用。在预防疾病方面，《素问·四气调神大论》曰："不治已病治未病，不治已乱治未乱。"《金匮要略》曰："见肝之病，知肝传脾，当先实脾。"中医学认为，身体虚弱、阴阳不平衡是引起疾病的重要原因，全面膳食可以使气血充实、五脏功能旺盛，正所谓"正气存内，邪不可干"。在治疗疾病方面，葛洪在《肘后备急方》中记载用海藻酒治疗瘿病、用猪胰治疗消渴病等。

（二）营养与小儿

小儿时期指从新生儿到 18 周岁。根据不同的年龄段可分为婴儿（0～1岁）、幼儿（1～3 岁）、学龄前儿童（3～6 岁）、学龄期（6～12 岁）和青春期（12～18 岁）。新的生命产生以后，生长发育是其基本特征。"生长"指形体的增长，"发育"指功能的演进。小儿的生长发育是按照小儿生理特点持续进行的，直至发育成熟。在形体结构、生理功能等方面，一直处于不断生长发育的过程中。小儿时期是人生长发育的重要阶段，其新陈代谢旺盛，各组织器官亟待获取养分以达到成熟所需的物质基础。

对于小儿生理特点，历代记载颇多。概括来说有两点：一是脏腑娇嫩，形气未充；二是生机蓬勃，发育迅速。脏腑娇嫩、形气未充，指小儿时期物质结构虽已初步形成，但尚未充实；机体功能虽已运转，但尚未成熟。生机蓬勃、发育迅速，指小儿在生长发育过程中，在机体的形态结构和生理活动方面，都是在迅速地、不断地向着成熟、完善的方向发展。因此，针对小儿的生理、病理特点采取相应的营养干预就显得尤为重要。脾胃为后天之本、气血生化之源，小儿营养应以健运脾胃为大原则。脾胃健运，气血充盛，水谷精微等营养物质源源不断，则余脏皆得以补充。肾气对人的生长发育有十分重要的作用，小儿肾气未充，骨骼、脑髓、牙齿等均处于发育中，因此要适当补肾。小儿为纯阳之体，不可补益太过，少补即可。同时，要保证儿童有全面均衡的营养，不可偏食。《景岳全书》云："小儿饮食有任意偏好者，无不致病，所谓爽口味多终作疾也，极宜慎之。"明确指出如果小儿偏食、挑食，会影响健康，导致疾病丛生。因此尽量做到饮食多样化，保证小儿膳食均衡、营养全面，养成良好的饮食习惯，小儿才能茁壮成长。

二、儿童营养学研究进展

目前，营养不良和超重及其并发症仍是困扰全球婴幼儿和儿童的公共卫生问题。由世界卫生组织（WHO）、美国儿童基金会和世界银行组成的儿童营养不良联合评估小组报告称，2011年在非洲和亚洲，分别有36%和27%小于5岁的儿童存在发育障碍。同时，在一些经济联盟体中，1/3的儿童（60%的学龄期儿童）饱受超重的困扰，甚至在发展中国家，超重的趋势也越来越明显。2002年中国居民营养与健康调查结果表明，我国5岁以下的儿童生长发育缓慢率、低体重率和消瘦率分别为14.3%、7.8%和2.5%。0～6岁儿童超重和肥胖率分别为3.4%和2.0%，并呈现增长的趋势。

儿童早期特别是从胎儿期至出生后2岁，是决定其一生营养与健康状况的最关键时期，婴幼儿期的营养不良可能导致儿童不可逆转的生长和认知发育迟缓。营养不良可导致近期和远期的不良后果，近期表现为体格和智力发育迟缓、患病率和死亡率增加。据世界卫生组织报告，全球5岁以下儿童死亡归因于营养不良的比例达35%，急性重度营养不良儿童的死亡风险是非营养不良儿童的9倍。远期后果影响儿童智力潜能的发挥、降低学习能力和成年后的劳动生产能力，导致成年后患肥胖、高血压、冠心病和糖尿病等诸多慢性疾病的风险加大。如果采取积极的干预措施，将会带来显著的经济效益和社会效益。

近年来，我国经济社会快速发展，食物供应日益丰富，为儿童营养和健康状况的改善创造了良好条件。儿童生长发育水平不断提高，营养不良状况持续减少；城市儿童的平均生长水平已经达到甚至超过世界卫生组织标准，接近西方发达国家同龄儿童的平均水平。但是，儿童营养状况城乡和地区差异显著，营养不良与超重肥胖的双重负担并存，农村地区特别是偏远贫困地区儿童营养状况亟待改善。具体情况如下：

（一）儿童营养状况显著改善

1. 儿童生长发育水平不断提高

（1）身高持续增长　1990—2010年，城乡不同年龄组的儿童身高均有增长，且增幅随年龄增长逐渐增大，农村儿童的身高增幅大于城市，城乡儿童生长差异正在逐渐缩小。如城市4～5岁男、女童平均身高分别增长4.5cm和4.4cm，农村分别增长5.2cm和5.8cm。

（2）体重合理增长　1990—2010年，城乡不同年龄组的儿童体重均有增加，且增幅随年龄增长逐渐增大，城市儿童的体重增幅大于农村。如城市4～5岁男、女童平均体重分别增加2.6kg和2.1kg，农村男、女童均增加1.8kg。与身高的增长基本一致，相对平衡。

2. 儿童营养不良状况持续减少

（1）1.5岁以下儿童蛋白质–能量营养不良患病率明显下降　2010年，我国5岁以下儿童低体重率为3.6%，比1990年下降了74%；生长迟缓率为9.9%，比1990年下降了70%；消瘦率为2.3%，长期保持在较低水平。2010年全国贫困地区农村儿童低体重率、生长迟缓率分别为8.0%和20.3%，比1998年分别下降了45%和44%。据联合国儿童基金会发布的《2012年世界儿童状况报告》显示，中国5岁以下儿童的低体重率和生长迟缓率低于多数发展中国家，明显低于东南亚国家，在金砖国家中处于中等水平，与美国等发达国家的差距逐渐缩小。

（2）微量营养缺乏有所改善　贫血尤其是缺铁性贫血是我国儿童最常见的营养缺乏性疾病。1992—2005年，我国5岁以下儿童贫血患病率无明显下降，徘徊在12%～23%之间。2005年开始持续下降，从19.3%下降到2010年的12.6%。其中，城市由11.3%下降到10.3%，下降了9%；农村由21.9%下降到13.3%，下降了39%。1995年我国全面实施食盐加碘，2011年合格碘盐食用率已达95%，在全国水平上实现消除碘缺乏病目标。1982—2006年，5岁以下儿童维生素A缺乏率为10%左右，改善不明显。临床上维生素D缺乏性佝偻病已不多见。

（3）儿童营养改善显著提高了儿童生存质量和健康水平　据世界卫生组织报告，全球 5 岁以下儿童死亡归因于营养不良的比例达 35%。我国 5 岁以下儿童死亡归因于营养不良的比例，2000 年为 22%，2010 年降至 13%。儿童营养状况的改善促进了 5 岁以下儿童死亡率的下降，2010 年全国 5 岁以下儿童死亡率为 16.4%，比 1990 年下降 73%。

（二）儿童营养改善面临的挑战与改善措施

1. 儿童营养面临的挑战

（1）儿童营养状况城乡差异明显　1990—2010 年，我国 5 岁以下儿童营养状况城乡差异一直较明显，农村地区儿童低体重率和生长迟缓率为城市地区的 3～4 倍，而农村贫困地区又为一般农村的两倍，2010 年贫困地区尚有 20% 的 5 岁以下儿童生长迟缓。2006 年卫生部调查显示，中、西部地区儿童低体重率和生长迟缓率为东部地区的 2～3 倍。国外在推进改善贫困地区低收入家庭儿童营养均衡方面有一些举措。Varsha 等曾提出，利用当地可获得或容易获得的资源开发新型辅食，以改善儿童营养不良的情况。

（2）农村地区儿童营养改善呈现脆弱性　农村地区特别是贫困地区农村，儿童营养状况容易受到经济条件和突发事件的影响。如 2008—2009 年全球金融危机期间，贫困地区农村 12 月龄以下婴儿生长迟缓率上升了近一倍。汶川地震使儿童营养状况受到严重影响，灾后 3 个月，四川省北川和理县 2 岁以内儿童贫血患病率分别为 49.6% 和 78.8%。

（3）留守、流动儿童营养状况亟待改善　由于外出务工等因素而导致规模日益庞大的农村留守儿童与城市流动儿童应当引起重视，该群体的营养不良发生率明显高于正常儿童群体，应对这一群体应予以特别关注。2010 年，我国流动人口达 2.21 亿人，由此带来的 5 岁以下留守儿童数量超过了 1500 万，随之带来的还有大量跟随父母的流动儿童。2009 年农村留守儿童的生长迟缓率和低体重率均显著高于非留守儿童，约为非留守儿童的 1.5 倍。多个城市的流动儿童贫血患病率明显高于城区儿童，体格发育状况明显落后于城区儿童。家庭收入水平的提高对儿童营养的改善具有相当明显的作用，众多的调查研究都认为，家庭收入的提高与儿童营养不良的发生率存在着明显的负相关关系。以贫困地区为例，在改善儿童营养、降低营养不良发生率方面，提高家庭收入已成为关键性因素。

（4）超重和肥胖问题逐步显现　2005 年，城市和农村 5 岁以下儿童的超重和肥胖发生率分别为 5.3% 和 3.9%。2010 年，城市和农村分别升高到 8.5% 和 6.5%。不仅城市地区儿童超重和肥胖问题日益突出，农村地区也逐渐显现。Hudak 等对其所在地区政府推行的儿童"补充营养援助计划"（SNAP）进行研究，发现该计划在一定程度上有助于男孩维持健康，但对于女孩而言存在着超重风险，需在食品安全及种类方面做出相关修正，同时给予相应的政策指导辅助。

2. 儿童营养的改善措施

我国为了解决儿童营养问题开展了贫困地区儿童营养改善项目。该项目根据婴幼儿生长发育的特点，提供富含蛋白质、维生素、矿物质等营养成分的营养包，以满足儿童正常生长发育的营养需求，该项目目前已覆盖我国中西部多数省份贫困地区，为改善儿童的营养状况发挥了很大作用。陈瑞等利用多阶段整群随机抽样方法，选取甘肃省 2 个贫困县共计 6 个乡，将学龄前儿童及其家长作为调查研究对象，进行为期 1 年的营养包食用及营养教育干预工作，结果发现，其对于降低 5 岁以下儿童营养不良率和改善营养状况具有重要意义。

我国的"学生饮用奶计划"于 2000 年正式开始实施，旨在改善学龄期儿童少年的营养状况，提高健康水平。早期主要面向城市地区，2011 年年底"农村义务教育学生营养改善计划"启动后，贫困农村地区学校的牛奶供应比例逐渐增加，2016 年学生奶惠及城乡中小学生 2000 余万人，贫困农村地区供应牛奶的学校中绝大多数都采用学生奶。

　　除我国政府外，国内的一些非政府组织也积极开展了一系列有助于提高留守儿童营养状况的项目，如"春苗营养计划""为5加油——学前儿童营养改善计划""九阳希望厨房""卡夫卡厨房"及"免费午餐"等公益项目。其中，安利公益基金会的"春苗营养计划"就已覆盖22个省份，为我国中西部贫困地区3800多所学校捐建了厨房，并配以完善的管理标准和监督体系，使得近190万贫困地区儿童吃上了营养餐。这些公益项目为改善我国贫困地区儿童营养状况作出了巨大贡献，也为促进儿童全面发展、健康成长提供了强有力的保障。

第二章　儿童体质生理特点及营养需求

儿童期是生命的早期阶段。新生命诞生之后，始终处在生长发育的动态过程中。生长是指身体各器官、系统的长大，是量的变化。发育是指细胞、组织、器官的分化与功能成熟，心理及智力的发展和运动技能的获得，是质的改变。生长和发育密不可分，生长是发育的物质基础，发育往往贯穿于生长过程中。

1. 儿童生长发育的总体特点

（1）**连续性和阶段性**　持续增长，快慢不一。一方面，整个儿童时期生长发育连续不断地进行，但各年龄阶段生长发育都有各自的特点，不同的年龄阶段生长速度不同。例如，出生后第一、二年的体重和身长增长很快，此时出现第一个生长高峰，第二年以后生长速度逐渐减慢；直至青春期生长速度又加快，此时又出现第二个生长高峰。另一方面，生长发育的各个阶段是有承接关系的，任何一个阶段的生长发育受到阻碍，都会对下一个阶段产生不良影响。

（2）**各系统发育不平衡**　各有规律，发展不平衡。各系统、器官的发育速度不同，有先后顺序，发育顺序则遵循一定的规律。如神经系统发育较早，脑在出生后两年内发育较快；生殖系统则发育较晚；淋巴系统在学龄期迅速发育并于青春期前达到高峰，后逐渐降至成人水平；其他组织系统如心、肝、肌肉的发育与小儿体格生长同步进行。虽然各器官系统发育速度不同（与儿童在不同年龄的生理功能有关），但从整体上看小儿机体的发育是统一的、协调的。

（3）发育的一般规律性　生长发育遵循由上到下、由近到远、由粗到细、由简单到复杂、由低级到高级的规律。规律性发展只有正常范围，没有绝对值"标准"。例如出生后运动发育的规律是先抬头，后抬胸，再会坐、立、行走，即遵循由上到下的生长规律；从手臂到手指，从腿到脚的发展遵循由近到远的规律；从全掌抓取到手指拾取的发展遵循由粗到细的规律；先会画直线后会画曲线的发展遵循由简单到复杂的规律；先会看、听、感觉事物、认识事物，发展到有记忆、思维、分析、判断等遵循由低级到高级的规律。

（4）个体差异性环境因素对儿童生长发育的影响　充足、均衡的营养是保证生长发育的物质基础，体育锻炼则是促进身体发育和增强体质的有利因素。疾病，尤其是慢性疾病和先天性疾病阻碍儿童的生长发育。每个儿童受到遗传、环境、营养等因素的影响而存在一定的个体差异。因此，衡量儿童的生长发育水平不能用绝对的"正常值"，而应该在一定的范围、考虑个体的不同因素而后对其进行评价。

2. 影响生长发育的因素

儿童的生长发育水平是遗传因素与环境因素共同作用的结果，且受到教育、社会、文化和其他因素影响，其中遗传和环境教育对人一生的发展影响最大。

（1）遗传与性别　遗传基因是影响儿童生长发育的至关重要的因素。种族和家族的遗传信息深远地影响着儿童的皮肤、头发的颜色、身材高矮、性成熟的迟早、对营养素的需要量、对传染病的易感性等。体格系统中受遗传因素影响较大的是骨骼系统，儿童若在良好的生活环境下成长至成年，最终身高75%取决于遗传，25%则取决于营养、锻炼、疾病等其他因素。性别因素也影响生长发育，例如女孩的平均身高（身长）与体重与同龄男孩比较则数值偏小，而女孩的语言、运动发育要略早于同龄男孩。

（2）环境因素　环境因素影响着生长发育的速度及儿童发育所能达到的

程度。良好的居住生活环境，例如充足的阳光、新鲜无污染的空气、清洁的水源、无噪声污染等，再配合良好的生活习惯、科学护理、良好教育、身体锻炼、完善的医疗保健服务等，是促进儿童生长发育达到最佳状态的重要因素；反之，则带来不良影响。生活环境对儿童健康的影响往往容易被家长们忽视。

环境因素包括自然环境、社会环境、家庭环境等。

良好的自然环境是促进儿童体格生长达到最佳状态的重要因素，如阳光充足清新、水源清洁、没有噪声、居住条件舒适等自然环境因素，这些都有利于儿童的健康成长。不良的自然环境极大地影响儿童的身体健康和正常的生长发育，尤其对婴幼儿脑和智力发育的影响较大，如环境中的铅污染会使儿童血铅值升高，智商降低，出现冲动性行为、暴怒、多动症及注意力不集中等行为上的改变。

人类社会随着现代化、工业化和全球化进程的加快而发生迅速、巨大的变化，儿童的身体健康和心理发展受到环境变化和社会变革带来的巨大影响。科学技术的进步与普及使儿童的学习节奏加快，对儿童发展提出了更高质量和更高标准的要求。生命科学和社会科学两大学科的进步，包括脑科学的发展，使人类对体格和心理行为发育规律和原理的认识不断深化，使更好地促进儿童发展、改善和创建有利于儿童发展的环境成为可能。社会为儿童提供完善的医疗保健服务。

优质的儿童教育也是促进儿童生长发育达到最佳状态的重要因素。父母是家庭环境的关键，通过改变父母的育儿行为、提高父母的育儿技能，改善家庭环境中社会心理的刺激，从而达到改善和提高儿童发展水平的目的。同时，父母在干预活动中也将有所收获。父母为儿童创造良好的文化氛围，如带儿童到动物园、博物馆、科学馆、图书馆、文化宫等科学文化活动场所，可以丰富其阅历、增强求知欲、锻炼综合能力、提高身体素质；和睦、平等、民主的家庭氛围，有利于儿童发展活泼开朗的个性；父母有较多的时间陪伴孩子，与孩子进行沟通交流，有利于儿童的社会性发展。

（3）**营养因素** 从胎儿在母体的子宫内着床开始，营养状况就是一个影响儿童生长发育的重要因素。营养是儿童健康成长的必要保证，处于生长发育高峰期的儿童必须合理摄取各种营养素，才能满足其机体发育的需要。当营养素的供给比例恰当，加之适宜的生活环境，可使儿童的生长潜力得到最佳的发挥。宫内营养不良的胎儿，出生后不仅体格生长落后，严重时还会影响脑的发育，而且其成人期患高血压、糖尿病、肥胖病的概率也会高于出生时正常的人。出生后营养不良，特别是出生后1～2年内严重营养不良，不仅会影响儿童体格发育，还会使其机体免疫、内分泌、神经调节等功能低下，最终导致疾病的发生。

（4）**生活方式** 生活方式包括家庭成员和儿童个人的营养、生活习惯，以及是否有不良嗜好、交通工具的使用、体育锻炼、精神状态等因素。良好的生活习惯、适当的体育锻炼、科学合理的护理、正确恰当的教养是促进儿童生长发育，发挥儿童最高潜能的重要因素。培养儿童良好的生活习惯、保证儿童充足的睡眠对于促进儿童生长发育有极其重要的意义。人体生长激素的分泌多少与睡眠的不同时段有关，在清醒状态下生长激素分泌较少，慢波睡眠时生长激素分泌明显增多；如果慢波睡眠被剥夺会产生负面的生理反应，因此慢波睡眠可以促进儿童生长发育并促进体力恢复。此外，指导儿童适当坚持运动，并选择适合儿童身体状况的体育运动如伸展运动、弹跳运动、游泳等，以及坚持户外活动，充分与大自然接触，在游戏运动中与儿童交流使其保持轻松、愉快、乐观的心情等，都有利于儿童生长激素的分泌，对儿童的生长发育具有积极的促进作用。

（5）**健康与心理状态** 儿童的生理心理健康状况直接影响其生长发育。疾病对儿童生长发育的影响主要取决于疾病的严重程度和持续时间，大多数疾病会明显影响儿童的生长发育。如急性感染性疾病常使体重减轻，慢性疾病则会同时影响体重和身高，内分泌疾病常引起骨骼生长和神经系统发育迟缓，先天性心脏病可引起生长发育迟缓等。在生长发育过程中，儿童的情绪不断发展。儿童的不良情绪直接影响其生长发育的状态，例如当儿童恐惧和愤怒时，可引起交感神经兴奋，出现瞳孔扩大、呼吸加快、心跳加快、胃肠道活动抑制或减弱，儿童可有拒食、厌食、偏食等的表现，严重时有神经性厌食症的表现等。

（6）母亲健康状况　胎儿在宫内的发育受到母体生活环境、营养状况、情绪疾病、运动锻炼等多种因素的影响。妊娠期母体若严重营养不良，可引起流产、早产和胎儿生长发育迟缓；妊娠早期母体若受到病毒感染或受到某些药物、X射线照射、环境有毒物和精神创伤的影响，胎儿均可发生发育受阻，甚至出现先天畸形。

不同年龄的小儿，其体质、生理、病理方面各有其不同特点，在营养、保健、疾病防治等方面都有着不同的要求。本章将按照儿童生长发育的4个阶段，即婴幼儿期、学龄前期、学龄期、青少年期，阐述各个阶段的体质生理特点和营养需求，以便于更好地指导儿童养育和疾病防治。父母和照料者应根据儿童不同发育阶段的特点提供适应其发育的不同食物。

第一节　0～3岁婴幼儿体质生理特点及营养需求

一、0～3岁婴幼儿的体质生理特点

婴幼儿包括婴儿和幼儿。出生28天后至1周岁为婴儿期，亦称为乳儿期，此时期最显著的特点是生长发育特别迅速，脏腑功能也在不断发育完善。1周岁后至3周岁为幼儿期，此期的小儿体格增长虽较婴儿期减慢，但各系统功能发育的速度加快。婴幼儿时期，无论是在形体结构还是生理功能状态方面，都与其他生命周期有着显著的不同。

（一）婴幼儿的体质特点

关于婴幼儿的体质特点，《灵枢·逆顺肥瘦》首言"婴儿者，其肉脆、血少、气弱"，开创了婴幼儿体质理论之先河。历代医家也提出诸多论述，多包含在"小儿"之中，如前所述的"纯阳之体""稚阴稚阳之体""少阳之体"等学说。

（二）婴幼儿的生长发育特点

衡量体格生长的常用指标有体重、身高（长）、坐高（顶臀长）、头围、胸围、上臂围、指距，以及骨骼系统的指标等。

1. 体重

体重为各器官、组织、体液的总重量。体重易于准确测量，是反映儿童生长营养状况的灵敏指标，并且是临床用药的主要依据。新生儿出生体重与其胎次、胎龄、性别和宫内营养状况有关。婴儿出生后由于摄入不足、胎粪排出和水分丢失等可出现暂时性体重下降，称为生理性体重下降。婴儿在出生后 3～4 日达到体重最低点，后逐渐回升，7～10 日恢复到出生时体重。出生后及时哺乳可减轻或避免生理性体重下降的发生。儿童体重的增长不是等速的，年龄越小，增长速度越快：出生至 6 个月呈现第一个增长高峰，3 个月月龄的婴儿体重为出生时的两倍，12 个月月龄时婴儿体重为出生时的 3 倍，随后第二年体重增加 2.5～3.5kg，2 岁时体重约为出生时的 4 倍，2 岁后体重增长减慢，年增长值约为 2kg。婴幼儿标准体重可按以下公式粗略估算：1～6 个月婴儿标准体重（kg）＝出生体重＋月龄×0.7kg；7～12 个月婴儿标准体重（kg）＝6kg＋月龄×0.25kg；1～3 岁幼儿标准体重（kg）＝年龄×2＋7（或 8）kg。

2. 身高（身长）

身高是指头顶到足底的全身长度，不足 3 岁儿童立位测量不易准确，应仰卧位测量，称为身长。身高（长）增长与种族、遗传、营养、内分泌、宫内生长水平、运动和疾病等因素有关，短期疾病和营养波动不会明显影响身高。身高（长）的增长规律与体重相似，年龄越小增长越快，婴儿期是人生第一个生长高峰。婴儿出生时身长平均为 50cm，出生后第一年身长增长最快，约为 25cm，其中前 3 个月增长 11 ～ 12cm；第二年身长增长速度减慢，约为每年 10cm；2 岁时身长约为 85cm，2 岁以后身高（长）增长平稳，每年 5 ～ 7cm。组成身高的头、脊柱和下肢等部位的增长速度不是一致的，出生后第一年头部生长最快，脊柱次之。因此头、躯干和下肢在各年龄期所占身体的比例不同。

3. 坐高（顶臀长）

坐高是由头顶到坐骨结节的高度；不足 3 岁儿童取仰卧位测量，称为顶臀长。坐高的增长代表头颅与脊柱的发育，由于下肢增长速度随年龄增长而加快，坐高占身高的百分比数随年龄增长而下降，由出生时的 0.67 降到 14 岁时的 0.53。

4. 指距

指距是指双上肢水平伸展时两中指间的距离，代表上肢长骨的生长。正常人指距略小于身高值；如指距大于身高值 1 ～ 2cm，则有长骨生长异常的可能。

5. 头围

头围是自双眉弓上缘处经过枕骨结节后绕头一周的长度。头围与脑的发育密切相关，胎儿期脑发育居全身各系统的领先地位，故出生时头围相对较大，为 33 ～ 34cm；在第一年的前 3 个月和后 9 个月，头围增长约 6cm，因此 1 岁时头围约为 46cm；出生后第二年头围增长减慢，2 岁时头围约为 48cm。头围测量值在 2 岁以内最有价值，连续追踪测量比单次测量更重要，较小的头围常提示脑发育不良，头围增长过快者提示有脑积水。

6. 胸围

胸围的大小与肺和胸廓的发育密切相关，出生时胸围平均约为 32cm，比头围小 1 ～ 2cm，1 岁左右胸围等于头围，1 岁以后胸围逐渐超过头围。头围与胸围的增长曲线形成交叉，头围、胸围增长线的交叉时间与儿童的营养、上肢及胸廓发育有关，发育较差者头围、胸围增长线的交叉时间延后。重视儿童营养及上肢、胸廓锻炼，有助于促进儿童的胸廓发育。

7. 上臂围

上臂围是沿肩峰与尺骨鹰嘴连线中点处水平绕上臂一周的长度，代表上臂肌肉、骨骼、皮下脂肪和皮肤的发育，反映小儿的营养状况。1 岁以内上臂围增长迅速，1 岁以后增长缓慢。可通过测量上臂围普查幼儿营养状况：上臂围大于 13.5cm 为营养良好，12.5～13.5cm 为营养中等，小于 12.5cm 为营养不良。

8. 骨骼系统

头颅骨的发育除头围外，还可用前囟、后囟及骨缝闭合时间来评价。颅骨缝出生后 3～4 个月闭合，前囟 1～2 岁时闭合，后囟出生后 6～8 周时闭合。前囟迟闭或过大，见于佝偻病、脑积水、甲状腺功能减退症等；前囟早闭或过小，见于头小畸形；前囟饱满，常提示颅内压增高；前囟凹陷，见于脱水或重度营养不良。

脊柱的增长反映脊椎骨的发育。出生后第一年脊柱生长快于四肢，1 岁以后四肢生长快于脊柱。小儿的坐、立、行走等姿势对维持脊柱的正常形态非常重要。

新生儿出生后 4～10 个月萌出乳牙，最晚 3 岁出齐，乳牙共有 20 个，2 岁后乳牙数目＝月龄—（4～6）。牙齿的生长与营养、甲状腺激素相关。外胚层发育不良、佝偻病、甲状腺功能减退者，可出现出牙异常。

二、0～3 岁婴幼儿营养需求

婴儿期的食物以乳类为主，后期逐渐添加辅食。婴儿期机体发育快，营养需求高，但此期脾胃运化能力弱，不应过于进补。幼儿期乳牙逐渐出齐，咀嚼能力增加，处于断乳后食物品种转换的过渡阶段。若辅食添加不当、喂养不当、饮食失调，则容易发生积滞、厌食等脾系病证。因此，要有针对性地做好婴幼儿期的营养保健工作。

（一）婴幼儿营养需要

根据《中国居民膳食指南》（2016 版）的要求，0～6月龄婴儿的最佳膳食来源为母乳。母乳中含有充足的能量及各类营养物质，能够保障6月龄内婴儿进行正常的生长发育。7～24月龄婴幼儿的主要营养来源仍然是母乳，但母乳作为前6个月的单一营养来源已经不能完全满足其正常生长发育的需求，继续纯母乳喂养可能会导致生长发育缓慢或缺铁性贫血等营养缺乏性疾病，故必须增加辅食，引入其他营养丰富的食物。

1. 能量

婴幼儿的能量平均需要量包括每日总能量消耗量和组织生长发育的能量储存量。如果婴幼儿长期总能量供给不足，可影响其生长发育，出现生长发育迟缓、体重不增甚至下降、营养不良，或可伴有营养性贫血等。但长期总能量供给过多时，则增加了发生超重和肥胖的风险。婴幼儿能量需要量见表2-1。

表 2-1　婴幼儿能量需要量

年龄	每日能量 kcal（MJ）	
	男	女
0～6个月	90kcal · kg⁻¹ · d⁻¹（0.38MJ.kg⁻¹ · d⁻¹）	90kcal · kg⁻¹ · d⁻¹（0.38MJ.kg⁻¹ · d⁻¹）
7～12个月	80kcal · kg⁻¹ · d⁻¹（0.33MJ.kg⁻¹ · d⁻¹）	80kcal · kg⁻¹ · d⁻¹（0.33MJ.kg⁻¹ · d⁻¹）
1岁	900kcal（3.77MJ）/d	800kcal（3.35MJ）/d
2岁	1100kal（4.60MJ）/d	1000kcal（4.18MJ）/d

2. 宏量营养素

（1）蛋白质　蛋白质是人体必需的宏量营养素，也是生命活动中头等重要的成分。初生到6月龄婴儿，9种必需氨基酸的需要量均比成人大5～10

倍，蛋白质适宜摄入量约为 9g/d，非母乳喂养婴儿的蛋白质适宜摄入量应适当增加。7～12 月龄婴儿的推荐摄入量为 20g/d。婴幼儿期是生长发育快速的时期，对蛋白质缺乏更为敏感。如果蛋白质长期供应不足，较易发生蛋白质 - 能量营养不良，表现有消瘦型、水肿型和混合型。婴幼儿蛋白质需要量见表 2-2。

（2）脂肪　婴幼儿生长发育所需的能量、免疫功能的维持、脑的发育和神经髓鞘的形成都需要脂肪，尤其是必需脂肪酸。0～6 月龄婴儿的营养需要，可由营养状况良好的母乳来满足；7～12 月龄婴儿，推荐膳食脂肪提供的能量占总能量的适宜比例为 40%；1～3 岁幼儿，推荐膳食脂肪提供的能量占总能量的适宜比例为 35%。如果脂肪缺乏，会严重影响婴幼儿的生长发育，年龄越小影响越明显；长期膳食中缺乏必需脂肪酸，可导致婴幼儿生长发育迟缓、生殖障碍，还会引起严重的皮肤损伤（皮疹），以及肝脏、肾脏、神经和视觉等多种疾病。婴幼儿脂肪需要量见表 2-2。

（3）碳水化合物　0～6 月龄婴儿纯母乳喂养，能满足其全部营养需要，碳水化合物的适宜摄入量为 60g/d；7～12 月龄婴儿碳水化合物的适宜摄入量为 85g/d；1～3 岁幼儿推荐碳水化合物提供的能量占总能量比为 50%～65%。如果碳水化合物长期供给不足，会导致婴幼儿出现消瘦、体重不增或下降、生长迟缓等。然而如果长期摄入的碳水化合物超过身体需要量，易引起超重和肥胖；过多进食糖果、甜食会影响食欲，并容易发生龋齿。婴幼儿碳水化合物需要量见表 2-2。

表 2-2　婴幼儿蛋白质、脂肪、碳水化合物需要量

年龄	蛋白质（g）	总碳水化合物（g）	亚油酸（%E）	α - 亚麻酸（%E）
0～6 个月	9（AI）	60（AI）	7.3（0.15）	0.87（AI）
7～12 个月	20（RNI）	85（AI）	6.0（AI）	0.66（AI）
1～2 岁	25（RNI）	120（EAR）	4.0（AI）	0.60（AI）
2～3 岁	25（RNI）	120（EAR）	4.0（AI）	0.60（AI）

注：AI 为适宜摄入量；RNI 为推荐摄入量；EAR 为平均需要量。

3. 矿物质

（1）钙 钙是人体含量最多的矿物元素，正常人体内含有 1000～1200g 的钙，其中 99.3% 集中于骨骼和牙齿组织。0～6 月龄婴儿钙的适宜摄入量为 200mg/d，7～12 月龄婴儿钙的适宜摄入量为 250mg/d，1～3 岁儿童钙的推荐摄入量为 600mg/d。钙缺乏是较为常见的营养性疾病，主要表现为骨骼的病变。婴幼儿由于生长发育旺盛，对钙的需要量较多。如果钙摄入量长期不足，严重缺钙可引起手足搐搦症；同时伴有蛋白质和维生素 D 缺乏者易发生佝偻病，多见于 2 岁以下的婴幼儿。婴幼儿钙需要量见表 2-3。

（2）碘 婴幼儿是对缺碘敏感的人群。0～6 月龄婴儿碘的适宜摄入量为 85μg/d，7～12 月龄婴儿碘的适宜摄入量为 115μg/d。碘摄入量如果不足，轻度缺乏易发生亚临床克汀病和智力低下等，严重的可引起甲状腺功能低下和克汀病。婴幼儿碘需要量见表 2-3。

（3）铁 0～6 月龄婴儿铁的适宜摄入量为 0.3mg/d，7～12 月龄婴儿铁的适宜摄入量为 10mg/d，1～3 岁幼儿铁的推荐摄入量为 9mg/d。缺铁可引起小细胞性贫血（缺铁性贫血），还可影响少突胶质细胞的活性，影响髓鞘形成，影响神经递质代谢、相应受体的形成和能量供应，从而引起神经和行为改变，表现有哭闹、易激惹、注意力不集中、记忆与思维能力下降、行为异常等。婴幼儿铁需要量见表 2-3。

（4）锌 0～6 月龄婴儿铁的适宜摄入量为 2mg/d，7～12 月龄婴儿铁的适宜摄入量为 3.5mg/d，1～3 岁幼儿锌的推荐摄入量为 4.0mg/d。临床常见的与锌缺乏有关的症状包括：①生长发育不良、矮小、瘦弱，学习认知能力差，性功能发育延迟；②味觉障碍、偏食、厌食或异食；③皮肤干燥、皮疹；④免疫力降低，表现为反复腹泻、感染、口腔溃疡；⑤精神萎靡、精神发育迟缓等。婴幼儿锌需要量见表 2-3。

表 2-3　婴幼儿钙、碘、铁、锌需要量

年龄	钙（mg/d）	碘（μg/d）	铁（mg/d）	锌（mg/d）
0～6个月	200（AI）	85（AI）	0.3（AI）	2.0（AI）
7～12个月	250（AI）	115（AI）	10（RNI）	3.5（RNI）
1～2岁	600（RNI）	90（RNI）	9（RNI）	4.0（RNI）
2～3岁	600（RNI）	90（RNI）	9（RNI）	4.0（RNI）

4. 维生素

（1）维生素A　目前还没有适当的功能指标确定婴儿的维生素A需要量。根据母乳中维生素A含量和婴儿摄乳量的结果，推荐0～6月龄婴儿维生素A的适宜摄入量为300μgRAE/d（RAE为视黄醇活性当量），7～12月龄婴儿维生素A的适宜摄入量为350μgRAE/d，1～3岁幼儿维生素A的推荐摄入量为310μgRAE/d。轻型维生素A缺乏症的临床表现主要为免疫功能降低，易患各种感染性疾病，特别是呼吸道感染和腹泻，影响骨骼生长、贫血等；重度缺乏阶段则表现为干眼症、夜盲症，甚至失明。婴幼儿维生素A需要量见表2-4。

（2）B族维生素　维生素B_1、维生素B_2在保证婴幼儿体内能量代谢以促进其生长发育方面有重要作用。0～6月龄婴儿维生素B_1的推荐适宜摄入量为0.1mg/d，7～12月龄婴儿维生素B_1的适宜摄入量为0.3mg/d，1～3岁幼儿维生素B_1的推荐摄入量为0.6mg/d。维生素B_1缺乏引起的疾病主要是脚气病。婴儿脚气病常发生在出生后2～5月龄，主要是母乳维生素B_1缺乏所致。0～6月龄婴儿维生素B_2的适宜摄入量为0.4mg/d，7～12月龄婴儿维生素B_2的适宜摄入量为0.5mg/d。维生素B_2缺乏时常见表现为唇干裂、口角炎、舌炎、口腔黏膜水肿充血、鼻及脸部脂溢性皮炎、口周围和外阴部（阴囊）周围皮肤炎症等。亚临床维生素B_2缺乏可影响儿童的生长发育，严重维生素B_2缺乏可引起免疫功能低下和胎儿畸形。婴幼儿B族维生素需要量见

表2-4。

（3）维生素C 0～12月龄婴儿维生素C的适宜摄入量为40mg/d，1岁幼儿维生素C推荐摄入量为40mg/d，2岁幼儿维生素C的推荐摄入量为50mg/d。典型的维生素C缺乏症目前已不常见，但亚临床维生素C缺乏对婴幼儿健康的影响应受到关注，如免疫能力降低、患慢性病的危险增加等。婴幼儿维生素C需要量见表2-4。

（4）维生素D 婴儿处于快速生长发育期，维生素D需要量相对较高，是维生素D缺乏的高危人群。建议0～12月龄婴儿维生素D适宜摄入量为10μg/d，1～3岁幼儿维生素D的推荐摄入量为10μg/d。婴幼儿维生素D需要量见表2-4。

表2-4 婴幼儿维生素A、B₁、B₂、C、D需要量

年龄	维生素 A（μgRAE/d）	维生素 B₁（mg/d）	维生素 B₂（mg/d）	维生素 C（mg/d）	维生素 D（μg/d）
0～6个月	300（AI）	0.1（AI）	0.4（AI）	40（AI）	10（AI）
7～12个月	350（AI）	0.3（AI）	0.5（AI）	40（AI）	10（AI）
1～2岁	310（RNI）	0.6（RNI）	0.6（RNI）	40（RNI）	10（RNI）
2～3岁	310（RNI）	0.6（RNI）	0.6（RNI）	40（RNI）	10（RNI）

5. 膳食纤维

膳食纤维对于儿童的营养和健康同样具有重要意义，但我国目前没有专门针对儿童的膳食纤维推荐摄入量。美国儿科学会（American Academy of Pediatrics，AAP）建议6月龄后逐渐增加膳食纤维每日0.5g/（kg·BW）。目前，膳食纤维作为营养强化剂在婴幼儿食品中已有一些应用。例如2012年1月12日，卫生部批准水溶性膳食纤维——聚葡萄糖作为营养强化剂应用于婴幼儿配方食品。膳食纤维对维护人的消化道功能、结构有重要作用。婴幼儿肠道功能发育不成熟，某些糖类未被完全吸收，则可能进入结肠，被结肠中

的细菌发酵，产生腹胀和食欲不振。有研究显示，母乳含有约 12g/L 种类多样的不被肠道消化酶消化的低聚糖，其目的是诱导肠道正常菌群的建立，以及免疫系统的成熟。较大婴儿及幼儿，膳食结构多样化，膳食纤维也多样化，这些膳食纤维对儿童肠道的健康具有极为重要的作用。因此，在婴幼儿膳食中提供适量的膳食纤维也是非常必要的。

（二）婴幼儿所需营养素的食物来源

对于 0 ～ 6 月龄婴儿，所需要的能量和全部营养素来自母乳。6 月龄之后随着辅食的添加，来自母乳的能量和营养素所占的比例逐渐降低，而来自辅食的能量和营养素逐渐增加。6 月龄之后婴幼儿所需营养素的食物来源见表 2-5。

表 2-5 6 月龄之后婴幼儿所需营养素的食物来源

营养素	膳食来源
蛋白质	肉类（畜、禽、鱼）、蛋、动物肝、乳类、大豆、谷类、薯类
脂肪	动物油、植物油、奶油、蛋黄、肉类、鱼类、坚果
碳水化合物	米面食品、乳类、谷类、豆类、水果、蔬菜
钙	乳及其制品、海产品、豆类
碘	海产品、碘盐
铁	动物肝、动物全血、红肉
锌	牡蛎、动物肝、肉、蛋
维生素 A	动物肝、乳类、深绿色及黄色蔬菜、黄色水果
维生素 B_1	动物内脏、禽畜肉、豆、花生
维生素 B_2	动物肝、肾、心脏、乳类、蛋
维生素 C	新鲜蔬菜、水果
维生素 D	海鱼、动物肝、蛋黄、奶油

（三）婴幼儿辅食添加的基本原则

辅食是母乳喂养期间给予婴幼儿母乳之外的其他食物，以补充母乳营养的不足。辅食必须是富含营养的食物，而且数量充足，这样才能保障和促进婴幼儿的健康和生长发育。辅食添加的基本原则如下：

1. 由一种到多种

开始添加辅食时，要一种一种地逐一添加，当婴儿适应了一种食物后再开始添加另一种新食物。这样有助于观察婴儿对新食物的接受程度及其反应。

2. 由少量到多量

开始添加的食物可先从每天 1 次开始，之后逐渐增加至每天 2～3 次。每餐食物的数量也由少到多、逐步增加，例如刚开始添加 1/2 勺米粉和菜泥，慢慢增加到 2～3 勺。

3. 由粗到细

应与婴幼儿的咀嚼、吞咽能力相适应。早期阶段添加的辅食应是细软的泥糊状食物，逐步过渡为粗颗粒的半固体食物，当幼儿多数牙齿特别是乳磨牙长出后，可给予较大的团块状固体食物。

4. 单独制作

婴儿辅食宜单独制作，不加盐、糖和其他调味品。除了家庭不方便制作的含铁米粉、含铁营养包外，婴儿辅食可挑选优质食材在家庭中单独烹制。注意制作过程的卫生，现做现吃，不喂存留的食物。

5. 按需喂养

婴幼儿的饭量、进食节奏均存在个体差异。一些婴幼儿很容易习惯新食物，而另一些婴幼儿对于接受一种新食物需要更长时间，甚至要尝试 10 多次才能接受。父母要善于观察了解婴儿膳食需求和进食状态，适时调整喂养节奏，个体化地满足婴儿膳食需求。定期检测其身长、体重等体格指标，以判断是否摄入了充足的膳食营养。

6. 积极喂养

父母应以积极、主动的态度及时回应婴幼儿进食提示和信号，以微笑、眼神交流和鼓励的话语积极回应婴幼儿进食。如果孩子停止进食时应先等待，然后再次尝试喂食。根据婴幼儿发育水平，适时帮助其进行自主进食，练习手抓、用勺、用杯进食以增加进食兴趣，积极鼓励婴幼儿的进食行为但不强迫进食，应注意避免使用食物作为安慰和行为奖励。

第二节　学龄前期儿童体质生理特点及营养需求

自 3 周岁以后至 6～7 岁入小学前为学龄前期。这个阶段的儿童生长速度相对较慢，体重每年增长约 2kg，身高每年增加约 5cm，智能发育更加完善，更加好奇、多动、模仿性强。该时期的儿童可塑性较强，应注意培养儿童良好的道德品质和学习、生活习惯，为上小学做好准备。学龄前儿童防病能力有所增强，但发生传染病和各种意外的可能性仍然较高。在营养膳食方面，学龄前儿童接触的食物种类逐渐增加，应注意培养儿童良好的饮食习惯、平衡膳食、定时就餐、适度适量饮食，同时加强适合儿童进行的体育锻炼，以维持身体健康。

一、学龄前期儿童体质生理特点

（一）学龄前儿童体质特点

中医儿科中，学龄前儿童也归在"小儿"之中，历代医家对其体质的认识有"纯阳之体""稚阴稚阳之体""少阳之体"等学说。此外，小儿也具有"脏腑娇嫩、形气未充，生机蓬勃、发育迅速"的特点。一方面是由于小儿出生后肺脏、脾脏、肾脏皆成而未全，全而未壮；更是因为小儿不仅与成人一样，需要维持正常的生理活动，而且正处于生长发育的阶段，必须满足其不断生长发育的特殊需求。"形气未充"，又常表现为五脏六腑的功能状况不够稳定、尚未完善。例如小儿的心、肝二脏未臻充盛，心主血脉、主神明，肝主疏泄、主风，小儿肝气未实，经筋刚柔未济，表现为好动，易发惊惕、抽风等症。

清代医家吴鞠通运用阴阳理论，将小儿的生理特点概括为"稚阳未充，稚阴未长"。"阴"是指机体的精、血、津液及脏腑、筋骨、脑髓、血脉、肌肤等有形的物质；"阳"是指脏腑的各种生理功能；"稚"是指稚嫩而未完全成熟。小儿时期的机体无论是在形体结构方面，还是在生理功能方面，都处于相对不足的状态，但其都在迅速不断地发育生长。

（二）学龄前期儿童的生长发育

学龄前期的儿童体格发育稳步增长，智力发育也逐渐趋于完善。学龄前期的儿童探险性强，所以经常容易出现一些意外，比如说溺水、烫伤、坠床、错服药物等，所以家长和托幼人员尤其要注意防护。

1. 体格生长指标

（1）体重　学龄前儿童经过了婴幼儿期的生长高峰，至青春期前期体重增长减慢，年增长值约为2kg。学龄前儿童标准体重（kg）＝年龄×2＋7（或8）。

（2）身高（身长）　学龄前儿童身高（长）增长平稳，每年增长5～7cm。学龄前儿童身高（长）的估算公式：身高（身长）（cm）＝年龄×7＋70。

（3）头围　学龄前儿童头围增长减慢，2岁时头围约为48cm，5岁时约为50cm。

（4）长骨的发育　1～9岁，骨化中心数＝年龄＋1；10岁时出全，共10个。骨龄：骨化中心与标准图谱比较，相当于某一年龄标准图谱时长骨的发育。甲状腺功能减退症、生长激素缺乏症患者常骨龄落后。真性性早熟、先天性肾上腺皮质增生症常骨龄超前。

二、学龄前期儿童营养需求

学龄前儿童为维持生命、促进生长发育及进行活动，必须每天从食物中获取充足的能量满足机体需要。由于学龄前儿童基础代谢率高，生长发育迅速，活动量比较大，所消耗的热能比较多。3～6岁儿童基础代谢耗能每日每千克体重约为104kJ（44kcal）。基础代谢能量消耗约为总能量消耗的60%。学龄前儿童较婴儿期生长速度减缓，需要的能量相对减少，每日减少21～36kJ（5～15kcal）/kg，但好动儿童的能量需要仍较高。考虑到基础代谢耗能、活动耗能可能降低，加上流行病学证实儿童肥胖发生率的增加，儿童总的能量需要估计量可能较以往有所下降。2013年《中国居民膳食营养素参考摄入量》在2000版的基础上修正了学龄前儿童总能量供给范围，在之前数值的基础上略有下降，总能量范围为5.02～6.69MJ/d（1200～1600kcal/d），其中男孩稍高于女孩。

（一）学龄前儿童的宏量营养素需求

1. 蛋白质

蛋白质是生命的基础。它不仅是构成人体组织的基本材料，而且是机体合成多种具有特殊生理功能物质的原料；同时它也是一种产能营养素。学龄前儿童生长发育每增加1kg体重约需要160g蛋白质积累，由于其摄入蛋白质的主要目的是满足细胞、组织的增长，因此对蛋白质的质量尤其是必需氨基酸的种类和数量有一定的要求。一般而言，儿童必需氨基酸需要量占总氨基酸需要量的36%。学龄前儿童每日膳食中蛋白质的推荐摄入量平均为每千克体重3～4g。2013年《中国居民膳食营养素参考摄入量》在2000版的基础上修正了学龄前儿童蛋白质供给量，在之前的数值基础上有所下降，建议学龄前儿童蛋白质参考摄入量为30～35g/d，蛋白质供能为总能量的14%～15%，其中来源于动物性食物的蛋白质应占50%，包括一个鸡蛋提供约 6.5g 蛋白质，300mL 牛奶提供约 9g 蛋白质，100g 鱼或鸡或瘦肉可提供约 17g 蛋白质，其余蛋白质可由植物性食物如谷类、豆类等提供，能保证较好地满足学龄前儿童机体的营养需要。

蛋白质的食物来源包括：

（1）动物性食品及其制品　动物性食物如各种畜禽肉类（包括猪肉、牛肉、羊肉等畜肉类，鸡、鸭等禽肉类）、鱼类等的蛋白质都富含人体所需的各种必需氨基酸，贝类蛋白质也可与畜、禽、鱼类相媲美。它们都是人类膳食蛋白质的良好来源，其蛋白质含量一般为 10% ～ 20%，蛋白质的热占比约 50%。其中，乳类和鸡蛋的氨基酸模式最接近人体蛋白质的氨基酸模式，其蛋白质最易被人体吸收。

（2）植物性食物及其制品　植物性食物所含蛋白质一般来讲不如动物性蛋白质好，但仍是人类膳食蛋白质的重要来源。谷类一般含蛋白质 6% ～ 10%，薯类含蛋白质 2% ～ 3%，某些坚果类如花生、核桃、杏仁和莲子等则含有较高的蛋白质（15% ～ 30%）。豆类植物如某些干豆类的蛋白质含量可高达 40% 左右，特别是大豆在豆类中尤为突出，它不仅蛋白质含量高，而且质量亦较高，是人类食物蛋白质的良好来源，其蛋白质在食品加工中常作为肉类的替代品。

（3）非传统性食物　人类在大量食用上述传统的动、植物食物及其制品外，现正积极开发非传统的新食物蛋白质资源，如单细胞蛋白质、食蕈类及昆虫等。许多食用菌如蘑菇、木耳等的蛋白质含量颇高。昆虫的蛋白质含量丰富，通常比牛肉、猪肉、鱼类等的蛋白质含量都高，且富含人体所需的氨基酸，并且脂肪和胆固醇含量低，有的昆虫还含有有益于人体营养和保健功能的成分。但由于昆虫类食物很少被人食用，可能存在食源性过敏，应谨慎食用。

2. 脂肪

儿童生长发育所需的能量、免疫功能的维持、脑的发育和神经髓鞘的形成都需要脂肪，尤其是必需脂肪酸。学龄前儿童每日每千克体重需总脂肪 4～6g。由于学龄前儿童胃的容量相对较小，而需要能量又相对较高，其膳食脂肪供能比高于成人，每日膳食中脂肪的热量摄入量应占总量的 30%～35%，这一数量的脂肪不仅提供所需的必需脂肪酸，而且有利于脂溶性维生素的吸收。另外，应注意亚油酸供能不能低于总能量的 3%，亚麻酸供能不低于总能量的 0.5%。学龄前儿童的膳食中供给的脂肪要适量，因为摄入过量的脂肪尤其是饱和动物脂肪会增加脂肪储存，引起肥胖。

脂类的食物来源：膳食中的脂类来源不外乎动物和植物。植物和动物脂肪之间的主要区别是：植物脂肪或植物油含多不饱和脂肪酸高，植物脂肪不含胆固醇。一般情况下，植物性油脂如豆油、花生油、葵花子油、芝麻油等主要含不饱和脂肪酸。如每 100g 红花油含多不饱和脂肪 75g，每 100g 葵花子油含多不饱和脂肪 66g，每 100g 小麦胚油含多不饱和脂肪 62g，每 100g 玉米油含多不饱和脂肪 59g，每 100g 大豆油含多不饱和脂肪 58g。但有几个例外，可可黄油、椰子油和棕榈油富含饱和脂肪酸，每 100g 椰子油含饱和脂肪 87g，每 100g 棕榈油含饱和脂肪 49g，每 100g 黄油含饱和脂肪 51g。动物性油脂如牛油、羊油、猪油、鸡鸭油等主要含饱和脂肪酸，不饱和脂肪酸较少。如每 100g 猪油含多不饱和脂肪只有 11g。但海生动物如深海鱼类富含不饱和脂肪酸。人和陆地上的动物也可以通过吸收 α-亚麻酸而在体内合成 EPA 和 DHA。α-亚麻酸主要含于亚麻油、紫苏油中。天然的 EPA 和 DHA 主要存在于浮游生物及藻类植物中，由冷水域或深水层栖息的鱼类摄食后，存在于生命体内。研究证实，褐藻类、红藻类、金藻类、螺旋藻类等均含有丰富的 EPA 和 DHA。含磷脂较多的食物有蛋黄、肝脏、大豆、麦胚和花生等。含胆固醇丰富的食物是动物脑、肝、肾等内脏和蛋类，如每 100g 鸡蛋黄中含胆固醇 1602mg，每 100g 炖牛肾中含胆固醇 804mg，每 100g 文火炖鸡肝含胆固醇 615mg。肉类和奶类也含有一定量的胆固醇，如每 100g 牛肉、羊肉含胆固醇 95mg，每 100g 全脂牛奶含胆固醇 14mg。植物性食物含胆固醇较少。

3. 碳水化合物

经幼儿期的逐渐适应，学龄前期儿童的膳食基本完成了从以奶和奶制品为主到以谷类为主的过渡，谷类所含有的丰富碳水化合物是其能量的主要来源。4～6岁学龄前儿童每日每千克体重约需要碳水化合物15g，每日膳食中碳水化合物推荐的热能摄入量应占总热能的50%～60%。碳水化合物中的膳食纤维可促进肠蠕动，防止幼儿便秘。但是蔗糖等纯糖摄取后被迅速吸收，易于以脂肪的形式储存，易引起肥胖、龋齿和行为问题，因此碳水化合物应以含有复杂碳水化合物的谷类为主。学龄前期儿童蛋白质、脂肪、碳水化合物的供能比为1∶1.1∶6。

碳水化合物的食物来源：膳食中淀粉的来源主要是谷粮类和薯类食物。谷类一般含碳水化合物60%～80%，如大米、白面、玉米、高粱等。薯类中含量为15%～29%，如红薯、马铃薯、芋头等。豆类中为40%～60%。常见食物的碳水化合物含量见表3–10。

单糖和双糖的来源主要是蔗糖、糖果、甜食、糕点、甜味水果、含糖饮料和蜂蜜等。

膳食中的碳水化合物分为两类：一类是可以被人体消化吸收与利用的糖类，即可利用的碳水化合物；另一类是人体不能消化吸收，但对人体有益的膳食纤维，即不可利用的碳水化合物。两类碳水化合物对人体健康都具有重要意义。

学龄前儿童碳水化合物的摄取量应适当。若摄取过多，则大量葡萄糖会转化为脂肪堆积在体内，导致肥胖症；若摄取不足，则体内蛋白质消耗会增加，体重减轻，导致营养不良。

（二）学龄前儿童的矿物质和微量营养素需求

1. 矿物质

人体组织中的各种矿物质在人体的新陈代谢过程中，每日都有一定量随各种途径排出体外，因此必须通过膳食来补充。

（1）钙　钙是人体中含量最多的元素之一，其中99%集中于骨骼和牙齿中。儿童正处于生长发育阶段，骨骼的增长最为迅速，在这一过程中需要大量的钙质。为满足学龄前儿童骨骼生长，每日平均骨骼钙储存量为100～150mg，钙需要量4～6岁为800mg/d，食物钙的平均吸收率为35%。2013年《中国居民膳食营养素参考摄入量》推荐4～6岁学前儿童钙的推荐摄入量为800mg/d，可耐受最高摄入量为2000mg/d。奶及奶制品钙含量丰富、吸收率高，是儿童最理想的钙来源，每日奶的摄取量在300～600mL/d为宜。豆类及其制品，尤其是大豆、黑豆含钙较丰富。此外，芝麻、虾皮、海带也含有一定的钙。如果膳食中缺钙，儿童就会出现骨骼钙化不全的症状，如鸡胸、O形腿、X形腿等。

（2）磷　正常人体含磷600～700g，每千克无脂肪组织约含磷12g；体内磷的85.7%集中于骨和牙，其余散在分布于全身各组织及体液中，其中一半存在于肌肉组织中。磷的代谢过程与钙相似。一般不会由于膳食原因引起营养性磷缺乏，只有在一些特殊情况下会出现，如早产儿若仅喂以母乳，因人乳含磷量较低，不能满足早产儿骨磷沉积的需要，可发生磷缺乏，出现佝偻病等骨骼异常。

磷在食物中分布很广，无论动物性食物或植物性食物，在其细胞中都含有丰富的磷，动物的乳汁中也含有磷，瘦肉、蛋、奶及动物肝、肾磷的含量都很高，海带、紫菜、芝麻酱、花生、干豆类、坚果、粗粮含磷也较丰富。2013年《中国居民膳食营养素参考摄入量》推荐4～6岁儿童推荐摄入量为350mg。

（3）铁　铁是人体必需的营养元素。膳食中铁供给不足，可引起缺铁性贫血，并可损害神经、消化和免疫等系统的功能，影响儿童的智力发育。2013年《中国居民膳食营养素参考摄入量》推荐4～6岁学前儿童铁的推荐摄入量为10mg/d，可耐受最高摄入量为30mg/d。动物性食物中的血红蛋白铁吸收率一般在10%或以上，动物肝脏、动物血、瘦肉是铁的良好来源，膳食中丰富的维生素 C 可促进铁的吸收。人体内铁总含量为 3～5g，在各种微量元素中占居首位。人体内的铁约 66% 存在于血液红细胞的血红蛋白内，3% 以肌红蛋白的形式存在于肌肉中，不到 1% 的铁参与体内某些酶的构成，约有 30% 以非功能的形式储存于肝、脾和骨髓中。

膳食铁的良好食源是动物的肝脏和血。其中禽类的肝脏和血铁的含量最高；其次为畜肉和鱼；牛奶含铁量较少，鸡蛋黄中虽含铁量较高，但因含有干扰因素，吸收率仅有 3%。植物性食物中以绿色叶菜含铁量较高，谷类、豆类中铁含量较低。如果将谷物与肉、菜同食，这些蛋白质可促进铁的吸收。因此对小儿要强调不可偏食，要多吃蔬菜，食品多样化，才能保证营养物质的平衡，满足其对铁元素的需求。常见食物中含铁量较高的有猪肝、猪肾、猪血、猪肚、猪瘦肉、牛肝、羊肝、鸡肝、蛋黄、芝麻酱、黑木耳、河蟹、鱼类、苋菜、黄豆、豆制品、黑豆、芹菜、白菜、海带、香菇、田螺、雪里蕻、芫荽、菠菜、荠菜、香蕉、桃、柑橘、柚子、红枣、桂圆、樱桃、米、麦、豆类等。

（4）碘　据世界卫生组织估计，世界上有 8 亿人口缺碘，我国约 4 亿。孕妇、儿童是对碘缺乏敏感的人群，为减少因碘缺乏而导致的儿童生长发育障碍，2013 年《中国居民膳食营养素参考摄入量》中 4～6 岁学前儿童碘的推荐摄入量为 90μg/d。含碘较高的食物主要是海产品，如海带、紫菜、海鱼、虾、贝类等。因此，学龄前儿童膳食应至少每周安排一次海产食品。

（5）锌　锌缺乏时儿童常出现味觉下降、厌食，甚至异食癖、嗜睡、面色苍白、抵抗力差而易患各种感染性疾病，严重者生长迟缓。2013 年《中国居民膳食营养素参考摄入量》中 4～6 岁学龄前儿童锌的推荐摄入量为 5.5mg/d。

2. 维生素

维生素天然存在于食物中，人体不能合成，需要量甚微，却具有特殊的生理功能。当某种维生素供给不足时，机体就会出现相应的缺乏症，从而影响儿童的身体健康。

（1）维生素A　维生素A对学龄前儿童的生长有相当重要的作用，尤其是对骨骼生长有着重要作用。2013年《中国居民膳食营养素参考摄入量》中4～6岁学龄前儿童维生素A的推荐摄入量为360μgRAE/d。学龄前儿童可考虑每周摄入一次含维生素A丰富的动物内脏，每日摄入一定量的蛋黄、牛奶，或在医师的指导下补充鱼肝油或胡萝卜素。由于学龄前儿童的咀嚼能力有限，叶菜应切碎、煮软，这种烹饪方法虽然对维生素C的破坏较大，但胡萝卜素的损失相对较低。

（2）B族维生素　维生素B_1、维生素B_2和烟酸在保证儿童体内的能量代谢以促进其生长发育方面有重要的作用，这三种B族维生素常协同发挥作用，因此缺乏症可能混合出现。2013年《中国居民膳食营养素参考摄入量》中4～6岁学龄前儿童维生素B_1的推荐摄入量为0.8mg/d，维生素B_2的推荐摄入量为0.7mg/d。维生素B_1缺乏影响儿童的食欲与消化功能，其主要来源为非精制的粮谷类、坚果、鲜豆、瘦肉、动物内脏、发酵产生的酵母制品等。维生素B_2缺乏可引起口角炎、舌炎、唇炎及湿疹，缺铁性贫血的儿童常伴有维生素B_2缺乏，维生素B_2主要来源于各种瘦肉、蛋类、奶类、蔬菜、水果等。

（3）维生素C　典型的维生素C缺乏症在临床上已不常见，但维生素C缺乏对免疫能力降低及患慢性病危险的增加有潜在影响。维生素C主要来源于新鲜的蔬菜、水果。2013年《中国居民膳食营养素参考摄入量》推荐4～6岁学龄前儿童维生素C的推荐摄入量为50mg/d。

第三节　学龄期儿童体质生理特点及营养需求

学龄期泛指进入小学以后至青春发育期到来的一段时间，一般指 6～12 周岁。在这期间儿童生长发育迅速，学龄期末的儿童除了生殖系统以外，其他器官、系统均已接近成人水平；智能发育更加成熟，可以接受系统的科学文化教育。

充足的营养是学龄期儿童智力和体格正常发育，乃至一生健康的物质基础。同时这一时期也是一个人饮食习惯和生活习惯形成的关键时期，从小养成健康的饮食习惯和生活习惯将使他们受益终生。

一、学龄期儿童体质生理特点

（一）学龄期儿童的体质特点

从中医理论讲，小儿机体处于不断打破原有"阴平阳秘"状态、构建新的"阴平阳秘"状态的动态变化之中。学龄期儿童的体质分类及其特征基本接近于成人，只是在对不同体质类型特点进行表述时需结合儿童的特点及所处的环境。

（二）学龄期儿童的生长发育特点

1. 生长发育是一个连续的过程

在整个学龄期儿童发育时期，生长发育不断进行，各个阶段具有承接关系，前一阶段的发育为后一阶段奠定了必要的基础。任何一个阶段的发育受到阻碍，都会对后一阶段产生不良影响。

2. 生长发育呈现不等速

总体来讲，学龄期儿童生长速度仍然较快，但不是直线地而是波浪式地进行。年龄越小，体格增长越快，到小学高年级时增长速度趋于平稳。其身材越来越高大，体重增幅更为惊人，尤以城市明显，BMI指数（体重/身高的平方）逐步上升。学龄期儿童每年体重增加 2～3kg，身高每年可增加 4～7.5cm，胸围平均每年增宽 2～3cm。

3. 各系统器官的发育不同步

学龄期儿童各阶段发育快慢不同，有先有后，如神经系统发育较早，生殖系统发育较晚，皮下脂肪发育年幼时较发达，肌肉组织到学龄期才发育加速；但从整体上看是统一、协调的。

（1）运动系统 学龄期儿童的骨骼组织含水分较多，含钙、盐、磷成分少，骨密质较薄。因而骨骼比较柔软，软骨较多，骨较短、较细，骨化没有完成。骨的弹性大而硬度较小，不易骨折而易变形、脱臼和损伤。随着年龄的增长，骨中的无机物（主要是钙质）不断沉积，骨骼的坚硬度逐渐加大。老师和家长应注意他们的坐姿、立姿、走姿和写字的姿势，课桌、椅子的高度要适宜，不要让儿童坐立过久。同时注意需要补充钙和各种矿物质。学龄期儿童乳牙逐渐脱落，换为恒牙，必须注意钙的供应和吸收情况，以确保牙齿的健康成长。

学龄期儿童的肌肉发育尚未完全，肌纤维较细，肌腱宽而短，肌肉纤维比成人软，肌肉中所含水分较成人多，蛋白质、脂肪、糖类及无机物质较成人少，柔软松弛，大肌肉群的发育先于小肌肉群，同时能量储存较差，体力远不及成人，年龄越小这个特点越明显。学龄期儿童多喜欢跑、跳、投掷等活动，而小学儿童的腕骨和指骨正处于生长的过程中，指挥小肌肉群的神经系统功能尚未成熟。因此，他们手部小动作的精确性比较差。老师和家长应注意他们小肌肉群的发展，如组织他们写字、绘画、演奏乐器和做手工劳动等，但应防止劳动量过大，活动时间也不宜过长。

（2）神经系统 神经系统是生命活动的主要调节系统，在各系统中处于支配地位，起着主导作用。学龄期儿童的神经系统发育基本完成，分析综合能力明显加强，使其行为变得更有目的、更有意识，模仿力极强。大脑细胞与成人相比较脆弱，过多过久的脑力活动易疲劳。因此，学龄期儿童应该多食用新鲜水果、蔬菜，补充维生素营养神经。

（3）呼吸系统　儿童的肺与气管娇嫩，容易遭受病原微生物侵袭，易患感冒、呼吸道感染、过敏性鼻炎等。

（4）消化系统　学龄期儿童的食管比成人显著短而窄，黏膜细嫩，管壁较薄，管壁弹力组织发育较差，容易受到损伤。胃腺所分泌的消化液酸度低，消化酶含量比成人少，消化功能尚未成熟。胃蠕动能力弱，胃容量小。家长和老师应该注意学龄期儿童进食不宜过饱，注意不要误食异物，临床常见的容易被误食的异物包括橡皮、果冻、鱼刺等。

（5）循环系统　儿童血液内含水分及浆液较多，盐类较贫乏。骨髓及骨髓外造血器官淋巴结、脾、肝等新生能力很强，能很快地生成新细胞，以补充死亡细胞。但是，这些器官的功能很不稳定。当儿童有感染或营养不良时，就可能引起贫血或肝、脾大。学龄期儿童血管发育的速度大于心脏发育的速度，血液的循环量较大。儿童的心肌纤维细弱，心脏肌层薄，但机体代谢相对比成人旺盛，心跳比成人快。学龄期儿童的脉搏频率大于成年人，每分钟85～90次，适当的体力活动能促进儿童心脏功能的发展，但不能进行过于激烈的体力活动，防止心脏过度疲劳。

（6）免疫系统　学龄期儿童的免疫功能尚未发育完善，免疫功能发育和营养状况有密切的关系。膳食中缺乏蛋白质时，胸腺体积变小，重量减轻，T细胞数目减少和吞噬细胞杀灭细菌的能力降低，容易患急性传染性疾病。

（7）泌尿系统　学龄期儿童肾小球滤过率、肾小管排泄及再吸收功能较差，对尿的浓缩及稀释功能较成人弱。膀胱黏膜柔弱，肌肉层及弹力组织不够发达，有时不自觉地排尿，常患"夜尿症"。

4. 身体各部分的生长速度不同

儿童身体各部分发育的先后不同，四肢先于躯干，下肢先于上肢，呈现自下而上、自肢体远端向中心躯干的规律性变化发育。

5. 生长发育存在个体差异

儿童的生长发育一般按上述规律发展。但由于遗传、性别、环境、营养及社会等因素影响，儿童间的生长发育存在着相当大的个体差异。对于营养充足的儿童，体格成熟的年龄主要取决于遗传因素。男生发育成熟的时间大约比女生晚 2 年，在同一性别中成熟的时间也可以相差几年。

总体来讲，学龄期儿童各系统器官的发育快慢不同，各内脏器官和肌肉系统发育较快，除生殖系统外，身体其他器官、系统包括脑的发育逐渐接近成人。学龄期儿童处于学习阶段，智力发育迅速，大脑的形态发育与成人已基本相同，智能发育更加成熟，神经系统不断完善，活动量加大，各种营养素的需要量相对亦高。

二、学龄期儿童营养需求

由于学龄期儿童基础代谢水平、生长速率、体力活动、身体体积、性别及发育情况等的不同，这一阶段儿童对营养的需求差别较大。

（一）学龄期儿童的宏量营养素需求

1. 能量

人体必须每天从各种食物中获得能量。不仅体力活动需要能量，机体处于安静状态下也需要消耗能量来维持器官内的每一个细胞正常的生理功能和体温恒定。人体所需能量主要来源于食物中三大宏量营养素——碳水化合物、脂肪、蛋白质。食物中每克碳水化合物、脂肪、蛋白质在体外弹式热量计内充分氧化燃烧可分别产生 17.15kJ（4.10kcal）、39.54kJ（9.45kcal）和 23.64kJ（5.65kcal）的能量，但三大物质在体内不能被完全消化吸收，一般其消化率分别为 98%、95% 和 92%。吸收后的碳水化合物和脂肪在体内可完全氧化为水和二氧化碳，其终产物及产热量与体外相同。但蛋白质在体内不能完全氧化，其终产物除水和二氧化碳外还有尿素、尿酸、肌酐等含氮物质通过尿液排到体外，若把 1g 蛋白质在体内产生的这些含氮物在体外测热器中继续氧化还可产生 5.44kJ 的热量。因此这 3 种产能营养素的生理有效能量值为碳水化合物 16.81kJ（4kcal）、脂肪 37.56kJ（9kcal）、蛋白质 16.74kJ（4kcal）。

能量的摄入应与能量消耗相平衡。学龄期儿童身体处于生长发育阶段，因此其能量消耗中除了包括基础代谢、体力活动及食物特殊动力作用外，还包括用于生长发育的能量。学龄期儿童生长发育旺盛，基础代谢率高，活泼好动，能量需要相对高于成人。学龄期儿童的能量摄入量随年龄的增长也逐步增加。2016 年《中国居民膳食营养素参考摄入量》建议 6 ～ 12 岁男孩能量摄入为 1400 ～ 2050kcal/d，女孩能量摄入为 1250 ～ 1800kcal/d。同龄男孩比女孩的能量摄入高出 100 ～ 150kcal/d；6 ～ 10 岁每增加 1 岁，能量的推荐摄入量增加 100 ～ 150kcal/d。

2. 蛋白质

蛋白质是组成人体一切细胞、组织的最重要的成分，同时也是参与人体各种生命活动的重要物质。蛋白质约占人体体重的 16%，人体的蛋白质始终处于不断分解又不断合成的动态平衡中，每天约有 3% 的蛋白质被更新。蛋白质并非摄入越多越好，尤其是动物性蛋白质摄入过量，对人体同样有不利作用。高蛋白质的食品往往也是高脂肪含量的，摄入过多的动物蛋白，就伴随着较多的动物脂肪和胆固醇的摄入；实验证明，摄入动物性高蛋白食品，特别是伴随低钙饮食时，将加速骨质疏松，过多的动物蛋白摄入造成含硫氨基酸摄入过多，加速骨骼中的钙质丢失，因此，摄入过多动物性蛋白质和骨折有关；由于蛋白质不在体内储存，过多摄入的蛋白质必须经脱氨分解才能排出体外，这一过程需要大量的水分，从而加重肾脏负担。所以，应根据机体需要，摄入适量的蛋白质，维持人体内的氮平衡。

儿童每千克体重蛋白质需要量远高于成年人，因为不但需要蛋白质来维持机体正常的生理需要，而且还要保证有足够的蛋白质来满足身体迅速生长和发育的需要。学龄期儿童正处于生长发育时期，并且学习活动较重，合成新组织较多，各内脏器官和肌肉系统发育较快，必须保证充足的蛋白质。如膳食中蛋白质不足，将影响肌肉增长，学习能力、机体抗病能力减弱。尤其是女童受其影响更加明显，因为女童生长发育过程较男童更早、更快，内分泌变化大。《中国居民膳食营养素参考摄入量》建议学龄期儿童蛋白质的推荐摄入量男孩为 35 ～ 60g/d，女孩为 35 ～ 55g/d。

蛋白质广泛存在于动植物性食物中。在畜、禽、鱼类中含有大量优质蛋白质，含量一般为 10% ～ 20%；奶类中蛋白质含量较低，为 1.5% ～ 3.8%；蛋类中蛋白质含量为 11% ～ 14%；干豆类中蛋白质含量为 20% ～ 24%，其中大豆高达 40%；此外，谷类中蛋白质含量为 6% ～ 10%，薯类中蛋白质含量为 2% ～ 3%。动物性蛋白质质量好、利用率高，但同时富含饱和脂肪酸和胆固醇，而植物性蛋白质的利用率低。中国居民所需要的蛋白质主要来源于植物，由谷类、豆类及其制品提供。从营养学的角度讲，单纯摄入谷类蛋白是不合理的，应注意蛋白质的相互补充作用，适当提供动物性蛋白质。大豆可以提供丰富的优质蛋白质，牛奶富含多种营养素，应大力提倡中国各类人群对牛奶和大豆制品的消费。

3. 碳水化合物

碳水化合物是能量的最经济和最重要的来源。随着营养学研究的深入，人们对碳水化合物生理功能的认识已经从提供能量扩展到调节血糖、降低血脂、改善肠道菌群等多方面。若膳食中碳水化合物过少，会造成膳食蛋白质的浪费，组织蛋白质和脂肪的分解加强等。若其比例过高，会引起蛋白质和脂肪摄入的减少，也对机体造成不良的后果。

糖类是供应机体活动的主要热量来源，尤其是对于喜好运动、需要较高热量的学龄期儿童来说，足够的糖类供应可以调节蛋白质的消耗，以使蛋白质能更好地发挥建造和修补身体组织的功能。我国 2000 年制定的膳食碳水化合物的适宜摄入量（AI）占膳食所供能量的 55% ～ 65%，这些碳水化合物应包括淀粉、非淀粉多糖和低聚糖等。还应限制纯能量食物如糖的摄入量，提倡摄入含营养素多的多糖食物，以保证人体对能量和营养素的双重需要。膳食中碳水化合物主要是淀粉类多糖，多存在于植物性食品中。重要的食物来源是粮谷类（60%～80%）、薯类（15%～29%）、豆类（40%～60%），坚果类（栗子等）含淀粉较高，一般蔬菜、水果除含有一定量的单糖、双糖外，还含有纤维素和果胶。食用糖或纯糖制品被摄取后迅速吸收，但其营养密度较低，且易于以脂肪形式储存，摄入量不宜过多，一般应占总能量的10%以下。而粮谷类、薯类、根茎类，除含淀粉外还含蛋白质、维生素、矿物质和较多的食物纤维，是碳水化合物良好的食物来源。

4. 脂类

脂类是人体需要的重要营养素之一，人体所需能量的20%～30%是由脂类提供的。脂类不仅是人体细胞组织的组成成分，其在血浆中的运输情况也与人体健康密切相关。

膳食中脂肪的供给量易受民族和地区饮食习惯、季节和气候等的影响，变动范围较大。一般认为，在人类合理膳食中，所需热量的20%～30%应由脂肪供给，必需脂肪酸的摄入量应不少于总能量的3%。多不饱和脂肪酸对人体健康有很多益处，但也不能忽视其易产生脂质过氧化作用及对机体可能产生的损害作用，因此在考虑脂肪推荐摄入量时，必须同时考虑饱和脂肪酸、单不饱和脂肪酸及多不饱和脂肪酸三者之间的合适比例。1991年加拿大政府对n-3和n-6系列脂肪酸推荐摄入量做出规定：n-3脂肪酸摄入量不低于总能量摄入的0.5%，n-6脂肪酸摄入量不低于总能量的3%，二者的比值约为1:6，大多数学者建议n-3与n-6脂肪酸摄入比为1:（4～6）较适宜。

根据中国膳食营养调查，学龄期儿童膳食摄入总能量中脂肪能量占比可达25%～30%，亚油酸约占6g，胆固醇的摄入量在300mg以下。各种植物油和炼制过的动物脂肪是膳食脂肪的主要来源。植物油含较多的不饱和脂肪酸，植物性的油料作物及坚果类食物，如大豆、芝麻、花生、菜籽、葵花子、松子、榛子中含有丰富的油脂，通常含量达20%～60%；动物性食物中以畜肉类脂肪含量较高，禽类次之，鱼类较少，蛋黄中脂肪含量也较高。动物的脑、心、肝中含丰富的磷脂和胆固醇。一般认为，植物油中大豆油、花生油、芝麻油、米糠油及动物脂肪中奶油、蛋黄、鱼肝油等富含必需脂肪酸和脂溶性维生素，营养价值较高。

（二）学龄期儿童的微量营养素需求

1. 矿物质

钙是骨骼和牙齿的主要成分，学龄期儿童骨骼生长发育非常迅速，10～14岁其增长达到高峰。因此学龄期儿童需钙量明显超过成年人，如果此时期钙供给不足或钙磷比例不适当，仍可发生佝偻病和骨质疏松症。学龄期儿童生长发育快，肌肉组织细胞数量直线增加，血容量增大，对于一些生长发育迅速及月经来潮的女孩来说，对铁的需要量就大大增加。锌参加DNA、蛋白质的合成，有助于机体细胞分裂，促进体格、大脑的发育和性腺器官的成熟。因此，对于生长发育和性器官发育旺盛的少女，锌的摄入量显得格外重要。学龄期儿童要注意矿物质的摄入平衡，特别是要注意钙、铁、锌、硒等的摄入要充足。

（1）钙　钙是人体中含量最丰富的矿物元素，占体重的1.5%～2.0%，达1000～1200g。钙不仅是构成骨骼和牙齿不可缺少的组成部分，而且在机体各种生理和生化过程中起着极为重要的作用。根据2016年发布的《中国居民膳食营养素参考摄入量》建议，7～10岁学龄期儿童钙的推荐摄入量为1000mg/d，11～13岁的推荐摄入量为1200mg/d。食物中钙以奶及奶类制品最好，不但含量丰富且吸收率高，是理想的补钙食品。比如牛奶中钙含量约为1mg/mL。豆类、坚果类、可连骨吃的小鱼、小虾及一些绿色蔬菜也是钙的较好来源。

（2）磷　磷一方面是构成骨和牙齿的重要成分，另一方面也参与大分子组成和体内的重要代谢过程。根据2016年发布的《中国居民膳食营养素参考摄入量》建议，7～10岁学龄期儿童磷的推荐摄入量为470mg/d，11～13

岁的推荐摄入量为640mg/d。磷在食物中分布很广泛，无论动物性食物还是植物性食物都含有丰富的磷。瘦肉、蛋、奶及动物的肝、肾含量都很高，且容易吸收。海带、紫菜、芝麻酱、花生、干豆类含磷也十分丰富。

（3）铁 铁在体内代谢中可被机体反复利用，一般除肠道分泌和皮肤、消化道、尿道上皮脱落损失少量外，排出的铁量很少。只要从食物中吸收加以弥补，即可满足机体需要。儿童由于生长较快，需要量相对较多，需从食物中获得铁的比例大于成人；女孩月经期铁损失平均每日为1.4mg，供应量应适当增加。根据2016年发布的《中国居民膳食营养素参考摄入量》建议，7～10岁学龄期儿童铁的推荐摄入量为13mg/d，11～13岁男孩的推荐摄入量为15mg/d，11～13岁女孩的推荐摄入量为18mg/d。

（4）碘 碘的缺乏和过量均会导致甲状腺肿，流行地区主要在远离海洋的内陆山区或不易被海风吹到的地区。我国学龄期儿童膳食碘的推荐摄入量：4～10岁为90μg/d，11～13岁为110μg/d。机体需要的碘可从饮水、食物及食盐中获得。含碘最丰富的食物为海产品，如海带、紫菜等。预防地方性甲状腺肿可经常食用上述含碘丰富的食品，无条件经常食用海产品的内陆山区采用食盐加碘的办法最有效。

（5）锌 锌不同程度地存在于各种动物、植物食品中。学龄期儿童处于生长发育的重要时期，当这一阶段儿童发生锌缺乏时，主要表现为生长停滞。我国学龄期儿童膳食锌的推荐摄入量：7～11岁为13.5μg/d，11～14岁男女分别为18.0μg/d和15.0μg/d。食物含锌量因地区、品种不同有较大差异。动物性食物含锌丰富且吸收率高，若以每千克食物计，牡蛎在1000mg以上，肝脏、瘦肉、牛奶、蛋类为20～40mg，大豆、花生、芝麻为30～60mg，蔬菜、水果类含锌很低。因此，学龄期儿童可多补充动物性食物。

（6）硒 硒是人体的必须微量元素。近年我国在大骨节病的防治中观察到大骨节病和硒元素的缺乏有关，用亚硒酸钠和维生素E治疗儿童大骨节病有显著疗效。我国学龄期儿童硒的推荐摄入量：7～10岁为7mg/d，11～13

岁男孩为 10mg/d、女孩为 9mg/d。食物中硒含量变化很大，主要与所在区域土壤和水质的硒含量有关。通常海产品的硒含量较高，若按 100g 食物计：鱿、海参等含硒量在 100μg 以上，其他贝类、鱼类为 30～85μg，谷物、禽肉类为 10～30μg。因此，学龄期儿童可以适当食用贝类、鱼类水产品补充硒元素。

2. 维生素

维生素 A、维生素 D、B 族维生素和维生素 C 对学龄期儿童生长发育均有重要作用。学龄期儿童机体正常发育及体内物质的代谢都离不开各种维生素的参与。中国营养学会对学龄期儿童维生素的推荐摄入量：4～6 岁维生素 A 的推荐摄入量为 360μgRAE/d，7～10 岁维生素 A 的推荐摄入量为 500μgRAE/d；4～6 岁维生素 D 的推荐摄入量为 10μg/d，7～10 岁维生素 D 的推荐摄入量为 10μg/d；4～6 岁维生素 B_1 的推荐摄入量为 0.8mg/d，7～10 岁维生素 B_1 的推荐摄入量为 1.0mg/d；4～6 岁维生素 B_2 的推荐摄入量为 0.7mg/d，7～10 岁维生素 B_2 的推荐摄入量为 1.0mg/d；4～6 岁维生素 C 的推荐摄入量为 50mg/d，7～10 岁维生素 C 的推荐摄入量为 65mg/d。

人体从食物中获得的维生素 A 主要有两类：一类为维生素 A 原，即各种类胡萝卜素，主要存在于深绿色或红黄色蔬菜和水果等植物性食物中，含量较丰富的有豌豆、苜蓿、胡萝卜、荠菜、菠菜、番茄、辣椒、红薯、香蕉等；另一类是来自动物性食物的维生素 A，最丰富的来源是鱼油、肝脏和其他肉类食物，全脂奶和奶油及强化的人造奶油也富含维生素 A，蛋类维生素 A 含量也较丰富。维生素 B 的主要来源为粗粮谷类、坚果、鲜豆、瘦肉、动物内脏、发酵产生的酵母制品等，其缺乏影响儿童的食欲与消化功能。维生素 C 主要来源于新鲜蔬菜、水果。

此外，针对学龄期儿童的营养需求，应关注以下几点：一是避免摄入添加糖类的饮料和食物；二是限制高能量、低营养素零食的摄入；三是增加水果、蔬菜和富含纤维素食物的摄入。

学龄期儿童已逐步形成较为稳定的体质类型，据调查，九种体质类型在6～12岁儿童中都占有一定的比例。因此，医者及父母应采取合理的饮食调养方法，根据食物性味搭配日常饮食，针对儿童体质类型进行保健或调理，但不宜摄入性味过偏的食物，同时注意不要摄入过多含激素、添加剂、防腐剂的食品。

第四节 青少年体质生理特点及营养需求

青春期是从儿童向成人过渡的时期。青春期受地区、气候、种族等影响，有一定差异，一般女孩自11～12岁到17～18岁，男孩自13～14岁到18～20岁。近几十年来，小儿进入青春期的平均年龄有提早的趋势。青少年是民族的未来，他们的营养问题是关乎其健康的首要问题，甚至影响到国民经济的发展。因此，应充分重视青少年营养，除了均衡的膳食营养成分，还应根据体质给予不同性味的食物搭配。并且要加强对青少年的营养教育，使家庭、学校及更多的社会成员了解营养知识并运用到青少年日常饮食中，科学合理地调整青少年的膳食结构，为孩子们的健康成长创造良好条件。

一、青少年体质生理特点

青春期少年性特征得到迅速发育，这个阶段的特点是肾气盛、天癸至、阴阳和。此时形体增长出现第二次高峰，精神发育由不稳定趋向成熟。从青春前期开始，即女孩月经初潮、男孩首次遗精的前1～2年，体格生长加速，第二性征出现，生殖器官及内脏功能日益发育成熟，大脑的功能和心理的发育也进入高峰，身体各系统逐渐发育成熟，是人一生中最有活力的时期。在性发育逐渐成熟的同时，青少年在心理上也趋向于独立，易有逆反行为的发生。

青春期儿童的体格变化受性激素等因素的影响，体格生长有明显的性别差异。男孩每年身高的增长值大于女孩，因此最终的身高一般来说男孩比女孩高。一般男孩骨龄15岁、女孩骨龄13岁时，身高长度达最终身高的95%。不论男孩、女孩，在青春期前的1～2年中生长速度略有减慢。青春期开始后体重猛增，年增长4～5kg，持续2～3年，是人一生的第二个生长高峰。女孩在乳房发育后（9～11岁），男孩在睾丸增大后（11～13岁）身高开始加速生长，1～2年生长达到峰值，此时女孩身高每年平均增加8～9cm，男孩9～10cm。在第二生长高峰期，身高增加值约为最终身高的15%。生长高峰提前者，身高的停止增长较早。青春期体重的增长与身高平行，同时内脏器官增长。女孩耻骨与髂骨下部的生长与脂肪堆积，使臀围加大。男孩则有肩部增宽、下肢较长、肌肉增强的不同体型特点。

另外，青少年身心发育的个体差异非常明显。这种差异不仅表现在时间先后不同、变化大小有别，而且还表现在他们今后整个身心发展的效应差异加大。例如，有些13岁的儿童整个身体的发育可以与正常17岁的孩子媲美，而有的17岁孩子的身材就像13岁儿童的样子。这种生长周期的差异可能造成两人之间不同的身心效应。据国外研究，男女青少年发育迟早不同，对其身心会造成不同的影响，产生短期和长期的效应。

二、青少年营养需求及建议

11～18岁青少年因青春期前后体格的快速发育和生长，加上学习、运动等活动的增加，对各种营养素的需求均高于成人。

（一）青少年的营养素需求

1. 蛋白质

蛋白质是组成器官增长及调节生长发育和性成熟的各种激素的原料，是青少年生长发育的最佳"建筑材料"，18岁以上成人每天需要蛋白质55～65g，青少年相对需要更多一些，不仅要保证蛋白质的数量，还要讲究质量。动物性食品，如鱼、肉、蛋、奶类所含人体必需的氨基酸齐全，营养价值高，应保证供给和需要。大豆的蛋白质也很优良，应多吃豆腐和豆类制品。注意饮食的科学搭配，如豆类、花生、蔬菜与动物性食物的搭配，可进一步提高蛋白质的营养价值，又可取长补短，增加人体对维生素和矿物质的吸收。

2. 热能

青春期所需的热能比成年人多 10% ～ 25%，这是因为青少年活动量大，基本需要量多，而且生长发育又需要更多额外的营养素。热能主要来源于碳水化合物，即由各类食物提供。所以青少年必须保证足够的主食摄入量。

3. 钙

钙是构成骨骼的重要原料。青春期是一生中储存骨质密度最好的时期，这时由饮食摄取的钙，绝大部分会被吸收，因此需要多补充。11 ～ 13 岁学生钙的推荐摄入量为 1200mg/d，14 ～ 17 岁学生钙的推荐摄入量为 1000mg/d。如果食物中钙的供给不足，婴幼儿就会发生软骨病，学龄期儿童就会长不高。所以，饮食中要注意供给含钙丰富的食物，如奶类、豆类及其制品、芝麻酱、海带、虾皮、瓜子仁及绿叶菜等。此外，应有一定量的室外活动，多晒太阳，因为钙的吸收需在维生素 D 的作用下，阳光中的紫外线能使皮肤中的脱氢胆固醇转化成维生素 D_3，从而促进机体对钙质的吸收。

4. 铁

我国 2013 年《中国居民膳食营养素参考摄入量》推荐 11 ～ 13 岁青春期男孩、女孩摄入的铁含量分别为 15mg/d 和 18mg/d，14 ～ 17 岁青春期男孩、女孩摄入的铁含量分别为 16mg/d 和 18mg/d。动物内脏（特别是肝脏）、血液、鱼、肉类都是富含血红素铁的食品。同时还要吃富含维生素 C 的新鲜水果和蔬菜，以促进铁的吸收。进入青春期的女孩，正处于快速生长期，月经开始来潮，身体变化较男孩更明显，对铁的需求量更大，尤其在经期后对铁的需要量最高。目前，少女缺铁性贫血的问题比较明显。很多女孩子不吃肉类食品，膳食过于清淡，这样极易发生铁缺乏。青春期少女的膳食中应特别注意补充适量的猪血、鸡血、动物肝脏、牛肉等。

5. 碘

我国 2013 年《中国居民膳食营养素参考摄入量》中 11～13 岁青少年碘的推荐摄入量为 110μg/d，14～17 岁青少年碘的推荐摄入量为 120μg/d。人体储备碘的能力有限，甲状腺中储备的碘仅供机体 2～3 个月所用，如不及时摄入碘，就容易发生碘不足或缺乏。机体因碘缺乏而导致的一系列障碍或疾病统称为碘缺乏病（iodine deficient disorder，IDD）。其主要原因是碘缺乏致甲状腺激素合成不足，进而导致机体的代谢障碍，故也属于内分泌疾病。青春期生长发育快，需要较多的碘来合成甲状腺素，缺碘可导致青春期甲状腺肿。青春期对碘缺乏更为敏感，这使得处于青春期的人成为碘缺乏的高危人群，严重缺乏可影响其生长发育。碘缺乏病的病理生理主要表现为甲状腺素的合成障碍和作用受损。甲状腺激素可促进身高、体重、骨骼和肌肉的增长和性发育，当碘供应不足时，这些都可出现延迟。

除每天可以从海产食物中摄取大量碘的岛屿国家和地区外，地球上各大洲的内陆地区都面临碘缺乏的问题。此外，膳食因素会加重碘缺乏，包括：①低蛋白膳食影响碘的吸收和利用；②木薯和某些蔬菜，如甘蓝、卷心菜、大头菜、荠菜中含有葡糖硫苷棉豆苷的水解产物，可抑制碘的有机化过程；③玉米、小米、甜薯、高粱及各种豆类在肠道中可释放出氰化物，进而被代谢成硫氰酸盐，可抑制甲状腺摄取碘化物；④摄入钙磷含量高的食物可妨碍碘的吸收，抑制甲状腺素的合成，加速碘的排泄。

6. 锌

我国部分儿童存在边缘性锌缺乏的问题。有少数青春期女性，追求苗条而不吃动物性食品，导致锌缺乏。锌缺乏可致味觉下降、厌食甚至异食癖、嗜睡、面色苍白、抵抗力差而易患各种感染性疾病等，严重者导致生长迟缓、生殖器发育障碍。我国 2013 年《中国居民膳食营养素参考摄入量》中 14～17 岁男、女青少年锌的推荐摄入量分别为 11.5mg/d 和 8.5mg/d。锌最好的食物来源是贝类食物，如牡蛎、扇贝等，这些食物锌的含量和利用率均较高；其次是动物内脏，尤其是肝脏，以及蘑菇、坚果类和豆类；肉类食品中，红肉含锌相对较多，蛋类也含有一定量的锌。

7. 膳食纤维

膳食纤维对于儿童的营养和健康同样具有重要意义，但我国目前没有专门针对儿童的膳食纤维推荐摄入量。美国儿科学会建议 3 ～ 19 岁儿童和青少年每日膳食纤维摄入量为 6.8 ～ 34.5g/d。

（二）青少年的饮食建议

1. 少吃含添加糖过多的食物

添加糖是指在食品制作或加工过程中，为增加甜度、改善口感而添加的糖类或甜味剂，主要为单糖或双糖。吃糖过多易影响食欲，从而影响营养素的均衡吸收。而且糖在体内代谢的中间产物丙酮酸和乳酸增多，需要碱性的钙来中和，钙的消耗量增加，必然影响骨骼的生长。此外，添加糖摄入过多还会滋生口腔细菌，导致龋齿的发生。

2. 吃好早餐

青少年学习负荷和活动量都较大，消耗能量也较大。进食间隔时间过长，血糖下降，脑活动能量不足，易出现反应迟钝、精力不集中等现象。如果长期不吃早餐，机体为了供给上课用脑及活动的能量消耗需要动用体内储备的蛋白质，长此下去，就会因缺乏蛋白质而影响生长发育。早餐应该注意营养均衡、热量适当（来自多糖类），应具备低脂肪、足够糖类、蛋白质、维生素、矿物质，同时适口性要佳。每天早餐的量应不少于全天食物量的30%，才能满足身体生长发育的营养需要。

3. 饮食多样化

按营养学要求，青少年一日的膳食应该有主食、副食，有荤有素，尽量做到多样化。合理的主食，除米饭之外，还应吃面粉制品，如面条、馒头、包子、饺子、馄饨等。根据营养学家建议，在主食中可掺食玉米、小米、荞麦、高粱米、甘薯等杂粮，以增加膳食纤维的摄入量。早餐除吃面粉类点心外，还要坚持饮牛奶或豆浆。每天要摄入身体必需的各类食物，谷薯类300～500g，禽畜肉类、水产类100～200g，大豆、豆制品、坚果50～100g，蛋50～60g，奶及奶制品300～500g，蔬菜350～500g，水果类300～400g。青少年需要钙较多，除奶类和豆类外，还应适量摄入虾皮、油煎小鱼（鱼骨可食）、骨头汤等高钙食物，通过饮食来补充钙质。

4. 安排好一日三餐

根据"中国居民平衡膳食宝塔"模式，结合《中国居民膳食指南》的主要内容，对于青少年的膳食主要是保证供给充足营养的平衡膳食。食物内容、制作形式、餐次安排、各种营养素所占的比例等都要根据青少年的年龄特点、生理变化、人体的需要量及消化吸收能力等综合考虑。要养成良好的饮食习惯，一日三餐要合理搭配，定时定量，不挑食不偏食。早餐要选择热能高的食物，以足够的热能保证上午的活动；午餐既要补充上午的能量消耗，又要为下午消耗储备能量，因此午餐食品要有丰富的蛋白质和脂肪；晚餐以吃五谷类的食品和清淡的蔬菜为宜，不宜食过多的蛋白质和脂肪，以免引起消化不良和影响睡眠。

5. 荤素搭配

合理的粮菜混食、荤素搭配，不仅可使人体所需要的营养成分齐全，相互得到补充（即营养的互补作用），而且食物的多样化可促进食欲，增进机体对营养素的吸收和利用。青少年营养饮食的建议如下：①食物要多样化，以谷物为主，适量搭配粗杂粮及薯类；②保证新鲜蔬菜、水果的摄入量，尤其应多吃红、黄、绿色蔬菜水果；③经常吃适量的鱼、禽、蛋、瘦肉，少吃肥肉和荤油，可以多吃鱼类，尤其是海产鱼，建议每周吃1～2次；④坚持每天喝奶，多吃豆类及其制品；⑤少吃油、盐；⑥不应饮酒；⑦注意食量和体育活动平衡，以保持理想体重，终身受益。

第三章　儿童中医体质营养学评估

儿童中医体质营养学的评估方法依据中医体质营养测评而定，包括中医体质测评和营养学评估。体质测评方法主要包括三种：临床测评、量表测评、辅助工具测评。其中临床测评是经典的、最为常用的测评方法；量表测评结合《中医体质分类与判定》标准进行体质辨识，实现了体质判定的客观化、标准化，已成为在国内外普遍推广应用的体质测评方法，现已针对儿童与成人的状况不同修订儿童中医体质判定标准；另外，兼夹体质判定的雷达图、三维中医体质模型可以作为辅助工具用于体质测评。

全面的营养状况评定由体格测量、膳食调查及营养状况评价三方面组成，其中营养状况评定又包括临床评价和实验室评价。因不同年龄阶段儿童生长发育偏向性不同，其体格测量评价要求有所不同。通过了解不同年龄阶段儿童的体格评价、膳食结构及营养状况，预测儿童膳食结构和营养状况的发展趋势，了解由膳食结构不合理所致的营养问题，对与膳食营养有关的问题进行监测及机制研究，为与营养相关的基础及临床研究积累并提供数据。

将中医体质评估和营养学评估结合，可指导儿童进行辨体施养，减少儿童亚健康状况的发生，减低儿童偏颇体质的出现率及营养不良问题的发生率，提高调体的营养及治疗效果。

第一节　中医体质测评方法

一、临床测评

因儿童不同阶段生长发育状况不同，0～3岁以内婴幼儿尚不能正确表达自身体质情况，3～6岁尚不能完全通读文字，难以完全理解量表内容，体质测评采用家长代诉和医生临床测评。学龄期以上儿童可以采用自评结合医生临床测评的方法。

（一）婴幼儿及学龄前儿童的临床测评

1. 平和质（A型）

望诊：体型匀称健壮，体格符合幼儿年龄范围，面色肤色润泽，反应灵敏，目光有神，唇色红润；舌色淡红，苔薄白。

闻诊：无异常体味，哭声／语声声高有力。

问诊：饮食睡眠良好，二便正常；精力充沛，无明显不适；幼儿沟通能力及反应水平符合幼儿当前年龄。

切诊：脉和有神。

2. 气虚质（B型）

望诊：肌肉松软，气短懒言，面色萎黄，目光少神，活动后反应稍迟钝，唇色少华，毛发生长缓慢，颜色偏黄，松软易断；舌淡红，舌体胖大，或有齿痕。

闻诊：哭声、语声低弱无力，平时喜用短词。

问诊：活动后易疲乏，喜静、不喜大量活动；饭量较同龄儿童小，进食不香，口淡喜重味；易患感冒，迁延不愈，较其他患儿发病偏重，病愈后着凉即感；不耐受寒邪、风邪、暑邪；性格内向不稳定，胆小不喜交流。

切脉：脉象虚缓。

3. 阳虚质（C 型）

望诊：体格较同龄儿童偏胖，面色柔白，肌肉不健壮；舌淡胖嫩、边有齿痕，舌苔润。

闻诊：哭声 / 语音偏低。

问诊：平素畏冷，手足不温；精神不振，睡眠偏多；喜热饮食，受凉或进凉食易泄泻，小便清长，夜尿多；性格多沉静、内向；易病痰饮、肿胀、泄泻；不耐受寒邪，耐夏不耐冬。

切诊：脉象沉迟而弱。

4. 阴虚质（D 型）

望诊：体形瘦长，面色潮红，唇红易干，皮肤偏干；舌红少津，少苔。

闻诊：因脾气易急躁，语速常较快，语调偏高。

问诊：平素怕热，手足心热，面部有烘热感；易口燥咽干，鼻微干，口渴喜冷饮；目干涩，视物花，眩晕耳鸣，夜间入眠差；小便短涩，大便干燥；性情急躁，外向好动，活泼；易患有阴亏燥热的病变，或病后易表现为阴亏症状；平素不耐热邪，耐冬不耐夏，不耐受燥邪。

切诊：脉象细弦或数。

5. 痰湿质（E 型）

望诊：体形肥胖，超出同龄幼儿体格，腹部肥满松软，活动后易多汗且黏，面色淡黄而暗，眼睑微浮；舌体胖大，舌苔白腻，分布不均。

闻诊：常睡眠打鼾，咽中常有痰阻，故而音调较重浊而不清亮。

问诊：身重不爽，容易困倦，不喜活动；胸闷，痰多；口黏腻或甜；喜食肥甘厚腻；大便正常或不实，小便不多或微混；性格偏温和，多善于忍耐；对梅雨季节及湿环境适应能力差，易出现湿疹。

切诊：脉滑。

6. 湿热质（F型）

望诊：形体偏胖或苍瘦，目睛红赤，眼睛分泌物较多；舌质偏红，苔黄腻。

闻诊：口气重，时有口臭。

问诊：容易口苦口干，心烦懈怠；小便短赤，大便燥结或黏滞；手脚心易出汗；性格多急躁易怒；易患疮疖、黄疸、火热等病证，对湿环境或气温偏高，尤其是夏末秋初湿热交蒸气候较难适应，易出现湿疹。

切诊：脉象多见滑数。

7. 血瘀质（G型）

望诊：体型多偏瘦，平素面色晦暗，皮肤偏暗或色素沉着，容易出现瘀斑，随年龄增长易转化为雀斑等，眼眶暗黑，鼻部暗滞，口唇暗淡或紫青，肌肤干，毛发易脱落；舌质暗，有点、片状瘀斑。

闻诊：无特殊表现。

问诊：易烦躁；易患出血、疼痛、癥瘕等病证，不耐受风邪、寒邪。

切诊：脉象细涩或结代。

8. 气郁质（H型）

望诊：平素易害羞拘谨，神情多烦闷不乐；舌淡红，苔薄白。

闻诊：因情志不畅或情绪不稳定，对陌生环境或陌生人反应拘谨，不能尽快缓解。

问诊：性格内向不稳定，忧郁脆弱，对精神刺激适应能力较差；易患惊恐、惊风、不寐等病证；食欲减退，易患嗳气呃逆、惊悸怔忡。

切诊：脉象弦细。

9. 特禀质（过敏体质）（I型）

望诊：无特殊，患皮肤过敏者可有皮肤发红、皮疹、抓痕、皮损。

闻诊：患过敏性鼻炎者发作期多喷嚏，哮喘者发作期可有喘息。

问诊：易对环境或食物中致敏物质过敏，平日易皮肤瘙痒；不能快速适应新环境和温度变化，换季或温度变化时易咳嗽气喘。

切诊：无特殊表现。

（二）学龄期及青少年期儿童的临床测评

1. 平和质（A 型）

望诊：体型匀称健壮，面色、肤色润泽，目光有神，唇色红润；舌色淡红，苔薄白。

闻诊：无异常体味；语言流利，语调有力。

问诊：饮食睡眠良好，二便正常；精力充沛，性格随和开朗，无明显不适症状。

切诊：脉和有神。

2. 气虚质（B 型）

望诊：肌肉不健壮，气短懒言，面色萎黄，目光少神，唇色少华，毛发不华；舌淡红，舌体胖大，边有齿痕。

闻诊：语音低弱。

问诊：肢体容易疲乏；易出汗，易患感冒，病后易迁延不愈；随年龄增长易患内脏下垂等；不耐受寒邪、风邪、暑邪；口淡，易头晕、心慌；性格内向，情绪不稳定，胆小；青春期少女易月经先期，经期全身乏力，经色淡。

切诊：脉象虚缓。

3. 阳虚质（C 型）

望诊：多形体白胖，面色柔白，肌肉不健壮；舌淡胖嫩、边有齿痕，舌苔润。

闻诊：语音偏低。

问诊：平素畏冷，手足不温；精神不振，睡眠偏多；喜热饮食，大便溏薄，小便清长；性格多沉静、内向；随年龄增长易病痰饮、肿胀、泄泻，青春期少女表现为月经来迟，痛经明显，男子第二性征发育迟缓；不耐受寒邪，耐夏不耐冬。

切诊：脉象沉迟而弱。

4. 阴虚质（D 型）

望诊：体形瘦长，面色潮红，唇红微干，皮肤偏干、易生皱纹；舌红少津，苔少。

闻诊：因脾气易急躁，语速常较快，语调偏高。

问诊：平素怕热，手足心热，面部有烘热感；易口燥咽干，鼻微干，口渴喜冷饮；目干涩，视物花，眩晕耳鸣，睡眠差；小便短涩，大便干燥；性情急躁，外向好动，活泼；易患有阴亏燥热的病变，或病后易表现为阴亏症状；青春期青少年第二性征发育成熟者多表现为性欲强，烦躁，少女月经量少而色鲜红；平素不耐热邪，耐冬不耐夏，不耐受燥邪。

切诊：脉象细弦或数。

5. 痰湿质（E 型）

望诊：体形肥胖，腹部肥满松软，青春期发育后面部皮肤油脂较多、多汗且黏，面色淡黄而暗，眼睑微浮；舌体胖大，舌苔白腻。

闻诊：常睡眠打鼾，咽中常有痰阻，故而音调较重浊而不清亮。

问诊：身重不爽，容易困倦；胸闷，痰多；口黏腻或甜，喜食肥甘厚腻；大便正常或不实，小便不多或微混；性格偏温和稳重，多善于忍耐；易患消渴、中风、胸痹等病证；对梅雨季节及湿环境适应能力差。

切诊：脉滑。

6. 湿热质（F 型）

望诊：形体偏胖或苍瘦，平素面垢油光，易生痤疮、粉刺，目睛红赤；舌质偏红，苔黄腻。

闻诊：口气重，时有口臭。

问诊：容易口苦口干，心烦懈怠；小便短赤，大便燥结或黏滞；青春期青少年男孩易阴囊潮湿，女孩易带下增多；性格多急躁易怒；易患疮疖、黄疸、火热等病证；对湿环境或气温偏高，尤其是夏末秋初湿热交蒸气候较难适应。

切诊：脉象多见滑数。

7. 血瘀质（G 型）

望诊：体型多偏瘦，平素面色晦暗，皮肤偏暗或色素沉着，容易出现瘀斑，眼眶暗黑，鼻部暗滞，口唇暗淡或紫，肌肤干，毛发易脱落，易患疼痛；舌质暗，有点、片状瘀斑，舌下静脉曲张。

闻诊：无特殊表现。

问诊：易烦躁、健忘，易患出血、癥瘕、中风、胸痹等病证；不耐受风邪、寒邪；进入青春期的少女多见痛经、闭经，或经血中多凝血块，或经色紫黑有块，或崩漏，男子或有出血倾向。

切诊：脉象细涩或结代。

8. 气郁质（H 型）

望诊：平素忧郁面貌，神情多烦闷不乐；舌淡红，苔薄白。

闻诊：因情志不畅或情绪不稳定，谈吐多表现出悲观、疑虑。

问诊：性格内向不稳定，忧郁脆弱，敏感多疑，对精神刺激适应能力较差；青少年进入青春期易患郁证、脏躁、百合病、不寐、梅核气、惊恐等病证；胸胁胀满，或走窜疼痛，多伴善太息，或嗳气呃逆，或咽间有异物感，睡眠较差，食欲减退，惊悸怔忡；青春期调理不当逐渐出现症状加重，乳房胀痛。

切诊：脉象弦细。

9. 特禀质（过敏体质）（I 型）

望诊：无特殊，患皮肤过敏者可有皮肤发红、皮疹、抓痕、皮损。

闻诊：患过敏性鼻炎者发作期多喷嚏，哮喘者发作期可有喘息。

问诊：易对环境或食物中致敏物质过敏；若日常养护不到位，随年龄增长过敏体质逐渐加重。

切诊：无特殊表现。

二、量表测评

北京中医药大学王琦教授带领的体质研究课题组在"体质可分论"的基础上，以平和质、气虚质、阳虚质、阴虚质、痰湿质、湿热质、血瘀质、气郁质、特禀质 9 种基本中医体质类型为概念框架，综合分析不同年龄阶段儿童体质的特点和表现，编制了用于评价各年龄阶段儿童体质的中医体质量表，作为儿童体质的标准化测量工具，对儿童的中医体质类型进行科学评价和量化分类，对被测者做出体质分类或体质类型的倾向性评价，使被测者的父母亲人对被测者体质有更好的了解，及时了解体质偏颇对儿童成长发育的不良影响，从而通过日常饮食搭配等方法调理儿童体质，促进儿童健康生长发育。

三、辅助方法测评

（一）兼夹体质判定

兼夹体质，是指同一机体同时具有两种以上体质类型。兼夹体质也叫复合体质，多受后天饮食及周围环境影响。0～3 岁婴幼儿饮食摄入相对单纯，兼夹体质较为少见；少儿饮食偏颇或自控能力差导致营养摄入偏差，从而出现兼夹体质在学龄期儿童及青少年中较为常见。建立科学且可行的方法判定兼夹体质，具有重要意义。

1. 雷达图

雷达图（radar chart）是一种能对多变量资料进行综合分析的图形，是一种数据表征的技术，适合在二维平面上直观、形象地反映多个指标的变动规律，可用于兼夹体质的判定。

兼夹体质判定的雷达图分析方法：首先，通过询问被测儿童年龄，应用相应年龄段的中医体质量表对个体进行调查，计算出平和质、气虚质、阳虚质、阴虚质、痰湿质、湿热质、血瘀质、气郁质、特禀质 9 种体质类型的得分；其次，根据《中医体质分类与判定》标准判定个体体质类型是属于平和体质还是偏颇体质；最后，如判定为偏颇体质，进一步应用雷达图直观地表征其 8 个亚量表指标和相应的得分水平。在雷达图轴向上，偏颇体质倾向较强者具有较长的射线段。图 3-1 举例说明兼夹体质判定的雷达图结果。

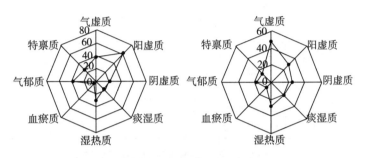

图 3-1　中医体质类型得分雷达图

2. 交叉表法

交叉表法是运用统计学中交叉表的表现形式，对平和质与 8 种偏颇体质的交叉频数、8 种偏颇体质相互之间的交叉频数进行统计，可以较好地反映"基本是平和质"与"基本是偏颇体质"的兼夹情况、每两种偏颇体质的兼夹情况，适用于两种体质兼夹的大样本人群数据分析。

操作方法：①单个因子考察：先对每个观察对象的 9 种体质标准分分别进行分级（1 = 是，2 = 基本是，3 = 否），考察单个体质因子的分级情况；②得出平和质与 8 种偏颇体质的交叉表，以及每两种偏颇体质的交叉表，考察每两种体质之间的兼夹情况。表 3-1、表 3-2 和表 3-3 分别示意了 974 例体质调查数据中单个体质因子的分级情况、平和质与 8 种偏颇体质的交叉表和每两种偏颇体质交叉表。

表 3-1 9 种中医体质分级情况

体质类型	体质分级的分布情况（例）			体质类型	体质分级的分布情况（例）		
	是	基本是	否		是	基本是	否
平和质	220	229	525	湿热质	142	158	674
气虚质	245	252	477	血瘀质	92	160	722
阳虚质	250	180	544	气郁质	153	238	583
阴虚质	178	228	568	特禀质	49	90	835
痰湿质	114	160	700				

表 3-2 平和质与 8 种偏颇体质交叉表

平和质分级	气虚质分级 / 例			阳虚质分级 / 例			阴虚质分级 / 例			痰湿质分级 / 例		
	1	2	3	1	2	3	1	2	3	1	2	3
是	0	0	220	0	0	220	0	0	220	0	0	220
基本是	0	102	127	0	64	165	0	66	163	0	30	199
否	245	150	130	250	116	159	178	162	185	114	130	281
平和质分级	湿热质分级 / 例			瘀血质分级 / 例			气郁质分级 / 例			特禀质分级 / 例		
	1	2	3	1	2	3	1	2	3	1	2	3
是	0	0	220	0	0	220	0	0	220	0	0	220
基本是	0	40	189	0	28	201	0	57	172	0	17	212
否	142	118	265	92	132	301	153	181	191	49	73	403

表 3-3 每两种偏颇体质兼夹情况交叉表

体质类型	两两相互兼夹的体质类型 / 例						
	气虚	阳虚	阴虚	痰湿	湿热	瘀血	气郁
阳虚	134（326）						
阴虚	104（299）	89（265）					
痰湿	83（224）	73（184）	62（198）				

体质类型	两两相互兼夹的体质类型 / 例						
	气虚	阳虚	阴虚	痰湿	湿热	瘀血	气郁
湿热	73（222）	66（205）	68（210）	58（189）			
瘀血	64（202）	54（186）	48（196）	45（152）	33（144）		
气郁	93（302）	76（256）	66（258）	59（193）	54（193）	46（184）	
特禀	36（110）	28（100）	27（105）	16（79）	14（70）	18（75）	20（92）

注：括号外数字为两种体质均"是"的例数，括号内数字为两种体质"是""基本是"相兼的总例数。如气虚质、阳虚质均"是"134例，气虚质"是"、阳虚质"基本是"54例，气虚质"基本是"、阳虚质"是"63例，气虚质、阳虚质均"基本是"75例，故气虚质、阳虚质相兼共326例。

3. 数字代码法

数字代码法是将每个观察对象的9种体质类型的标准分进行分级，然后转换成一个9位数的三进制代码，再统计每种代码的频数，从而可对大样本人群的体质类型进行判定，这种代码包含体质的兼夹信息，适用于3种及以上兼夹体质的统计。

操作方法：首先依据判定标准将每个样本的每种体质进行分级（1＝是，2＝基本是，3＝否），按照平和质分级 $\times 10^8$ ＋气虚质分级 $\times 10^7$ ＋阳虚质分级 $\times 10^6$ ＋阴虚质分级 $\times 10^5$ ＋痰湿质分级 $\times 10^4$ ＋湿热质分级 $\times 10^3$ ＋血瘀质分级 $\times 10^2$ ＋气郁质分级 $\times 10$ ＋特禀质分级 $\times 1$，计算每个样本的体质代码（均为9位数，每个数位的数字只能是1、2、3中一种，从左至右分别代表平和质、气虚质、阳虚质、阴虚质、痰湿质、湿热质、血瘀质、气郁质、特禀质），通过分析得到兼夹体质的频数分布情况，并形成频数分布柱状图。表3-4示意了974例体质调查数据中三进制代码频数排在前40位的体质类型分布。图3-2示意了不同体质类型三进制代码频数分布柱状图。

表 3-4　频数排在前 40 位的体质类型频数分布

代码	频数	代码	频数	代码	频数	代码	频数
133333333	220	233333333	7	311111111	4	311111122	3
223333333	37	321333333	7	311111113	4	311333313	3
233233333	21	311111213	6	311233323	4	312333323	3
233333323	21	223333323	5	313233333	4	312333333	3
232333333	20	233333233	5	331332333	4	313233323	3
331333333	15	311333333	5	222233332	3	321332333	3
222333333	11	333133333	5	223322333	3	323333323	3
233332333	9	333333313	5	223323333	3	323333333	3
313333333	9	223233323	4	232233333	3	332133333	3
233323333	7	233333332	4	232333323	3	333331333	3

注：代码中从左向右的数字依次代表平和质、气虚质、阳虚质、阴虚质、痰湿质、湿热质、血瘀质、气郁质、特禀质；1 代表"是"，2 代表"基本是"，3 代表"否"；例如 133333333 代表平和质，233323333 代表"基本是"痰湿质，232333323 代表"基本是"阳虚质兼气郁质。

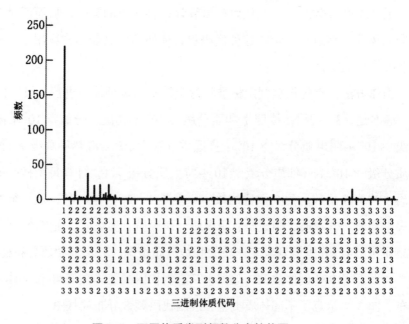

图 3-2　不同体质类型频数分布柱状图

（二）三维中医体质模型

研究人员基于 9 种体质类型，利用多媒体技术、计算机图形学等，研制了三维中医体质模型。运用现代信息技术、多媒体技术、计算机图形学等可视化手段建立直观的表现人体体质综合外部特征的模型，将每一种体质的所有典型外部特征在立体模型上进行集中展示，并运用交互手段实现用户与模型的演示对话功能；实现了对体质外部细节特征的视觉描述与动态展现，为体质特征模型化、体质辨识的推广普及和体质学教学提供了视觉手段。

第二节　儿童体格测量与评价

人体体格测量的根本目的是评价群体或个体的膳食营养状况，特别是学龄前儿童的体格测量结果可以被用来评价其所在地区人群的营养状况，因为儿童的体格测量方法比较规范，测量费用低廉，对人群营养状况的反映较为灵敏，具有一定的代表性。加强儿童体格测量，对于我们更好地判定儿童体质类型具有十分重要的作用。

不同年龄、不同生理状况的人群选用的体格测量指标有所差异，不同年龄人群指标测定方法也有所不同。儿童生长发育测量的常用指标有体重、身高、坐高、头围、胸围、腰围、指距、上臂围、皮下脂肪测量等；其中，身高和体重是儿童体格测量中最基础、最常见的测量指标。

儿童生长发育的规律是年龄越小生长发育越快，随着年龄增大生长发育逐渐减慢，直至停止。应定期对儿童进行体格检查，评价其生长发育和营养状况是否达到一定的标准。根据《散居儿童保健工作常规》，婴幼儿生长发育的体格检查按月龄定期检查。在城市，1 岁以内儿童每 3 个月检查 1 次，1 ～ 3 岁婴幼儿每 6 个月检查 1 次，3 ～ 7 岁儿童每年检查 1 次；在农村，半岁前儿童每 3 个月检查 1 次，0.5 ～ 3 岁婴幼儿每半年检查 1 次，3 ～ 7 岁儿童每年检查 1 次，7 岁以上儿童如无异常可每 2 年检查 1 次。

一、常用儿童体格测量方法

（一）体重

体重是身体内各器官、系统及体液的总和，是反映营养状况最常用的指标。出生体重与新生儿的胎次、胎龄、性别及宫内营养有关，体重一般随儿童年龄增加呈非等速增长。

测量儿童体重可以使用杠杆式体重秤、磅秤、电子体重秤等工具。因 0 ～ 3 岁婴幼儿不能站立测量，故测量方法将分别描述。

婴幼儿体重测量一般采用专门的婴幼儿体重秤，其最大载重为 50kg，1 岁以内取卧位，1 ～ 3 岁取坐位。0 ～ 3 岁以内婴幼儿测量时体重秤应放在水平桌面上，使用前需要校正零点。按不同测试体位要求将婴幼儿安定于体重计中央，也可放置于已知重量的容器中进行称量，称量后减掉容器重量。体重测量结果读数以千克为单位，记录至小数点后 2 位。测量时需空腹、排空尿液及粪便，穿背心、短裤或已知重量的衣物，以便于称重后从体重中减掉衣物重量。测量时不可手扶婴幼儿或让婴幼儿接触其他物品，同时注意防止婴幼儿扭动造成测量结果不准确。

3 岁以上幼儿采取站位测量。测量时需空腹、排空尿液及粪便，穿背心、短裤或已知重量的衣物。被测者需站立在秤台中央，两手自然下垂，站稳，不要摇晃身体，以保证测量的准确性。

如被测婴幼儿因哭闹等原因无法独立配合完成体重测量，可采用减差法进行测量。测量时婴幼儿穿背心、短裤或已知重量的衣物，由一名大人抱着在成人体重秤上测量总体重，然后单独测量大人体重，总体重减去成人体重即为婴幼儿体重。

中国营养学会在 2016 版《中国居民膳食指南》中制定了我国 7 ～ 18 岁

儿童营养状况的 BMI 标准（表 3-5）。

表 3-5 中国 7～18 岁儿童营养状况的 BMI 标准

年龄	男生				女生			
	消瘦	正常	超重	肥胖	消瘦	正常	超重	肥胖
7～	≤ 13.9	14.0～17.3	17.4～19.1	≥ 19.2	≤ 13.4	13.5～17.1	17.2～18.8	≥ 18.9
8～	≤ 14.0	14.1～18.0	18.1～20.2	≥ 20.3	≤ 13.6	13.7～18.0	18.1～19.8	≥ 19.9
9～	≤ 14.1	14.2～18.8	18.9～21.3	≥ 21.4	≤ 13.8	13.9～18.9	19.0～20.9	≥ 21.0
10～	≤ 14.4	14.5～19.5	19.6～22.4	≥ 22.5	≤ 14.0	14.1～19.9	20.0～22.0	≥ 22.1
11～	≤ 14.9	15.0～20.2	20.3～23.5	≥ 23.6	≤ 14.3	14.4～21.0	21.1～23.2	≥ 23.3
12～	≤ 15.4	15.5～20.9	21.0～24.6	≥ 24.7	≤ 14.7	14.8～21.8	21.9～24.4	≥ 24.5
13～	≤ 15.9	16.0～21.8	21.9～25.6	≥ 25.7	≤ 15.3	15.4～22.5	22.6～25.5	≥ 25.6
14～	≤ 16.4	16.5～22.5	22.6～26.3	≥ 26.4	≤ 16.0	16.1～22.9	23.0～26.2	≥ 26.3
15～	≤ 16.9	17.0～23.0	23.1～26.8	≥ 26.9	≤ 16.6	16.7～23.3	23.4～26.8	≥ 26.9
16～	≤ 17.3	17.4～23.4	23.5～27.3	≥ 27.4	≤ 17.0	17.1～23.6	23.7～27.3	≥ 27.4
17～	≤ 17.7	17.8～23.7	23.8～27.7	≥ 27.8	≤ 17.2	17.3～23.7	23.8～27.6	≥ 27.7

（二）身高 / 身长

身长 / 身高为头、脊柱、下肢的总长度。仰卧位测量为身长，立位测量为身高。由于幼儿不能站立或站立时不能保持正确的身高测量姿势，2 岁以下婴幼儿使用卧式量板或量床测量身长，2 岁以上儿童和青少年使用身高计或固定于墙上的立尺或软尺测量身高，两种测量方法读数均精确到 0.1cm。同一儿童身长测量值＞身高测量值，相差 1cm 之内。

采用卧式方法测量身长时，要使小儿脱去帽子、鞋袜及厚衣裤，仰卧于量板的中线上。用手固定小儿的头部，使头部与头板有效接触，并且使两耳上缘和眼眶下缘的连接线与底板垂直，固定头部的动作由助手完成。测量者立于小儿右侧，左手按住小儿双膝，使双下肢并排贴紧底板，右手缓慢移动足板，使双侧足跟紧贴足板，然后读取足板在两侧测量尺上所指示的刻度。当两侧刻度一致时可读取，精确至小数点后 1 位。测量两次，取平均值，为最终测量结果。采用立式方法测量身高时，要让被测者脱去鞋袜、帽子，采取立正姿势，立于测量尺前，足跟靠拢，两脚呈 60° 角，足、臀、臂、肩部紧贴背板，两眼平视，双耳上缘与眼下眶呈水平。测量者手持滑板，滑至被测者头顶部，读取滑板底面所示数字并记录，测量两次，取平均值，为最终测量结果。

（三）坐高 / 顶臀长

顶臀长是头顶到坐骨结节的长度，主要反映脊柱的生长，与身高 / 身长测量体位一致，婴幼儿测顶臀长，年长儿测坐高。

进行顶臀长测量时，被测婴幼儿脱去帽子、鞋袜，穿单衣仰卧于标准量床底板的中线上。由一名助手将婴幼儿头部扶正固定，头顶接触头板，滑板紧贴婴幼儿骶骨。测量者位于婴幼儿右侧，左手提婴幼儿下肢，使膝关节屈曲，大腿与底板保持垂直，右手移动滑板使滑板接触婴幼儿臀部，当两侧刻度一致时可读取，精确至小数点后 1 位。

3 岁以上幼儿测量坐高，采用坐高计或固定于墙壁上的立尺或软尺。测量时被测儿童坐于坐高计的坐板或高度合适的板凳上，脱去裤子、帽子，坐时先身体前倾，骶部紧贴立柱或墙壁，端坐挺身使躯干与大腿、大腿与小腿呈直角，两脚平放在地面。头与肩部的位置与测量身高时要求一致。测量者下移测量板与头部顶点接触，读取测量板对应数字并记录，精确至小数点后 1 位。

（四）头围

头围是指从双侧眉弓上缘经后脑勺枕骨粗隆绕头一周的长度，即头颅的围长，间接反映颅内容量的大小，是婴幼儿及学前儿童脑发育和颅骨生长程度的重要指标。

使用无伸缩性材料制成的软尺测量。测量时被测婴幼儿取坐位或仰卧位。

测量者位于婴幼儿前方或右侧，用左手拇指将软尺零点固定于婴幼儿头部右侧眉弓上缘处，经过枕骨粗隆，再从左侧眉弓上缘回至零点，读取软尺与零点重合处的读数，以厘米为记录单位，误差不超过 0.1cm。测量时婴幼儿需脱去帽子，注意软尺应紧贴皮肤，不能弯折，左右对称。长发或梳辫者需将头发散开，摘取发饰，保证软尺能紧贴皮肤，以免影响读数。测量前注意检查所用软尺刻度是否标准，尤其多次测量后的软尺注意检查是否因汗水浸湿或反复牵拉而影响准确性。

（五）胸围

胸围是指平乳头下缘经双肩胛骨角下绕胸部一周的长度，是反映胸廓、肺、胸背部肌肉、皮下脂肪等的发育程度的一个重要指标。一般 3 岁以下取卧位，3 岁以上取立位。

使用无伸缩性材料制成的软尺测量。测量时嘱被测儿童脱去上身多余衣物，穿单衣或暴露皮肤，两手自然平放或下垂，使其处于平静状态。测量者立于儿童前方或右方，用左手拇指将软尺零点固定于被测婴幼儿胸前右侧乳头下缘，右手拉软尺使其绕经右侧后背及两肩胛骨下角下缘，经左侧面回至零点，读取软尺与零点重合处的读数，以厘米为记录单位，误差不超过 0.1cm。

测量时注意保持软尺在儿童后背位置的准确性，必要时可由一名助手辅助固定后背部软尺的位置；各处软尺轻轻接触皮肤，皮下脂肪较厚的婴儿软尺可稍紧接触皮肤，取婴儿平静呼吸时的中间读数。

（六）上臂围

上臂围是指上臂中点绕上臂一周的围径，是骨骼、肌肉、皮肤和皮下组织的综合测量，与体重密切相关。5 岁以前儿童上臂围变化不大，7 岁以后上臂围随年龄增长而增加。儿童上臂围与身高、体重呈正相关，提示可以用上臂围来评价学龄前儿童生长发育状况，筛查营养不良或超重的儿童。在不具备身高和体重测量的条件下，可用来评估 5 岁以内儿童的营养状况。

测量上臂围使用无伸缩性材料制成的软尺。被测儿童取立位、坐位或仰卧位，双臂放松、自然下垂。测量者站在被测儿童的左侧，找到被测儿童左肩峰与尺骨鹰嘴连线的中点，然后用软尺测量此中点水平的上臂围径。测量时软尺形成的围径要与上臂垂直，并且不要把软尺拉得过紧，以免影响测量结果。测量结果精确到0.1cm，可测量3次，计算平均值作为最后的结果。

（七）指距

指距是指双上肢与躯干纵轴垂直伸展时中指间的距离，反映上肢长骨的生长。宜采用直脚规或无伸缩软尺测量。测量时被测儿童立位，两手向两侧平伸，手掌向前向两侧伸直，使双臂长轴既与地面保持平行，又与身体的矢切面保持垂直。被测儿童一手中指指尖顶住直脚规的固定脚，然后调节活动脚使其内侧紧靠另一只手的中指指尖，让两臂尽量向两侧伸直，记录活动脚所指的刻度即为指距；或用软尺测量上臂平伸后两指尖的距离，测量结果精确到0.1cm。

（八）腰围

婴儿期胸围与腹围相近，随年龄增长腹围一般小于胸围。腰围是反映人体脂肪总量和脂肪分布的指标，可以作为中心性肥胖的判定指标。

使用无伸缩性材料制成的软尺测量腰围。12岁以下儿童以脐上2cm为测量水平。被测量者取站立位，两眼平视前方，自然均匀呼吸，腹部放松，双臂自然下垂，双腿负重均匀，双足并拢。充分暴露肋弓下缘与髂前上棘之间的测量部位，在双侧腋中线肋弓下缘与髂前上棘连线中点做标记。将软尺轻贴皮肤，经过双侧标记点，围绕身体一周，在平静呼气末读数。测量两次，取两次测量的平均值，最终精确到0.1cm。

（九）皮褶厚度

皮褶厚度是衡量个体营养状况和肥胖程度的指标，主要表示皮下脂肪厚度，可间接评价人体肥胖与否。测量时使用专用皮褶厚度测量卡尺，分度值0.1cm，使用前需进行仪器校准。通过测量身体一定部位的皮褶厚度可以计算或表示体内脂肪量，经常测量的皮褶厚度包括肱三头肌皮褶厚度、肩胛下皮褶厚度和髂前上棘皮褶厚度。皮褶厚度测量以 mm 为单位，精确到 1mm，连续测量两次，如两次测量结果误差超过 2mm 则需测量第 3 次，取两次最接近的数值求平均值，为最终测量结果。测量时需注意把皮肤与皮下组织一起夹提起来，但不要把肌肉夹提起来。为避免因测量人员手法不同造成的误差，定期测量时需对测量人员进行相关培训，并尽可能保证前后测量人员的一致性。

1. 肱三头肌皮褶厚度测量方法

被测者站立位，双足并拢，双眼平视前方，充分裸露被测部位皮肤，肩部放松，两臂自然下垂于身体两侧，掌心向前。在被测量者右臂肱三头肌位置上，右上臂肩峰与尺骨鹰嘴（肘部骨性突起处）连线中点为测量点，用标记笔标记。测量者站在被测量者后方，在标记上方约 2cm 处，垂直于地面方向用左手拇指、食指、中指将皮肤和皮下组织夹提起来，形成的皮褶平行于上臂长轴。右手握皮褶计，钳夹部位距拇指 1cm 处，慢慢松开手柄后迅速读取读数。

2. 肱二头肌皮褶厚度测量方法

被测者站立位，双足并拢，双眼平视前方，充分裸露被测部位皮肤，肩部放松，两臂自然下垂于身体两侧，掌心向前。在被测者肱二头肌肌腹中点（肱三头肌对面，基本与乳头水平），即肩峰与肘鹰嘴连线中点上 1cm 处为测量点，用标记笔标记。测量者站在被测量者后方，用左手拇指、食指、中指将皮肤和皮下组织夹提起来，形成的皮褶平行于上臂长轴。右手握皮褶计，钳夹部位距拇指 1cm 处，慢慢松开手柄后迅速读取读数。

3. 肩胛下皮褶厚度测量方法

被测者站立位，双足并拢，双眼平视前方，充分裸露被测部位皮肤，肩部放松，两臂自然下垂于身体两侧，掌心向前。触摸到被测量者右肩胛下角，用标记笔标记。测量者站在被测量者后方，左手拇指、食指提捏起标记处皮肤及皮下组织，形成的皮褶延长线上方朝向脊柱，下方朝向肘部，之间形成45°夹角。右手握皮褶计，钳夹部位距拇指1cm处，慢慢松开手柄后迅速读取读数。

4. 髂前上棘皮褶厚度测量方法

被测者站立位，双足并拢，双眼平视前方，充分裸露被测部位皮肤，肩部放松，两臂自然下垂于身体两侧，掌心向前。触摸到被测量者右髂前上棘，用标记笔标记。测量者站在被测量者右前方，左手拇指、食指、中指轻轻提捏起标记处皮肤及皮下组织，形成的皮褶延长线与身体长轴成45°夹角。右手握皮褶计，钳夹部位距拇指1cm处，慢慢松开手柄后迅速读取读数。

二、儿童体格测量评价

评价儿童体格生长状况是儿童体质营养学中的重要内容之一。通过定期的体格测量并进行比较正确和客观的评价，可以及早发现儿童成长过程中的营养问题，并及时给予体质评估及调理和营养支持方面的指导和干预，从而保证儿童身心健康成长。

（一）评价内容

儿童体格生长评价内容一般包括生长水平、生长速度及生长匀称程度三方面。

1. 生长水平

将某一年龄时点所获得的某一项体格生长指标测量值（反映从受精到某个年龄阶段生长的总和）与标准值（参考人群值）比较，得到该小儿在同年龄同性别人群中所处的位置，即为此小儿该项体格生长指标在此年龄的现实生长水平，通常以等级表示其结果。生长水平包括所有单项体格生长指标，如体重、身高（长）、头围、胸围、上臂围等，能较准确地反映个体或群体小儿的体格生长水平，但不能对儿童的生长变化轨迹进行评价。早产儿体格生长有一允许的"落后"年龄范围，即此年龄后应"追上"正常足月儿的生长。

进行生长水平评价时应先矫正胎龄至 40 周胎龄（足月）后再评价，身长至 40 月龄、头围至 18 月龄、体重至 24 月龄后不再矫正。有些单项测量，如骨龄、齿龄等代表发育成熟度，也反映发育水平。同样，体格测量值也可以生长的年龄来代表发育水平或成熟度。

2. 生长速度

对某一单项体格生长指标进行定期连续测量（纵向观察），将获得的该项指标在某一年龄阶段的增长值与参照人群值比较，得到该小儿该项体格生长指标的生长速度。评价结果以正常、下降（增长不足）、缓慢、加速等表示；定期体检是生长速度评价的关键。小儿年龄小、生长较快，定期检查间隔时间不宜太长。这种动态纵向观察个体小儿生长规律的方法，可发现每个小儿有自己稳定的生长轨道，体现个体差异。因此，生长速度的评价较发育水平更能真实了解小儿生长状况。生长速度正常的小儿发育基本正常。

3. 生长匀称程度

生长匀称程度是使用多项生长指标进行的评价。包括体型匀称度和身材匀称度。

（1）体型匀称度　表示体型（形态）生长的比例关系。实际工作中常选用体重/身高与体质指数（BMI）表示一定身高的相应体重增长范围，间接反映身体的密度与充实度。将实际测量与参照人群值比较，结果常以等级表示。体型匀称度的评价结果可判断儿童的营养状况、体型。

（2）身材匀称度　以坐高（顶臀高）/身高（长）的比值反映下肢生长状况。按实际测量计算结果与参照人群值计算结果比较。结果以匀称、不匀称表示。身材匀称度的评价结果可帮助诊断内分泌及骨骼发育异常疾病。

（二）评价标准

由于进行儿童生长评价时涉及年龄、性别、种族、地区和遗传等多种因素，个体和群体儿童的评价不能同一而论，要综合考虑儿童先天及后天体质因素，才能确保儿童体格评价达到预期的目的。评价标准一般分为现况标准和理想标准两类。

1. 现况标准

现况标准一般选用一个国家或一个地区一般儿童的发育水平，而不是体格生长发育最良好儿童的水平；在发展中国家可随社会经济水平逐步提高，故通常每 5 年或 10 年制定一次。

2. 理想标准

理想标准则指生活在良好环境下，儿童潜力得到充分发展，体格发育状况较理想而高于一般儿童发育的水平。同时测试数据要精准，研究人群要足够大，具有一定的前瞻性；然而目前实际应用标准仍未能满足理想标准的所有条件。目前认为 2006 年世界卫生组织颁布的 5 岁以下儿童生长标准最接近理想标准。

作为营养状况评价标准，建议参照目前中国营养学会发布的儿童体格测定对比，从而更好地指导营养支持。

（三）常用标准值（参照值）统计学表示方法

1. 离差法

离差法又称标准差法，是评价儿童生长发育最常用的方法，适用于呈正态分布的数据，常用的指标是身高和体重，它以均值（x）为基准值，标准差为离散值，制定出五等级评价标准表。据此还可以绘制成等级评价图，使用时更加直观、简便。均值加减 1 个标准差包含 68.3% 的总体，加减 2 个标准差包含 95.4% 的总体，加减 3 个标准差包含 99.7% 的总体。以此为依据制定的离差法五等级评价以均值加减 1 个标准差为中等，均值减 1 个标准差至 2 个标准差为中下等，减 2 个标准差以下为下等，均值加 1 个标准差至 2 个标准差为中上等，加 2 个标准差以上为上等（表3-6）。评价为"中等""中上等""中下等"均为正常范围，评价为"上等"要与肥胖相区别，评价为"下等"要与遗传性的矮小相区别。这种评价可用于个体检查和集体检查。离差法的优点是简单易行；缺点是只能用于单项指标评价，不能对儿童体型作评价，也不能对生长发育动态进行评价。此评价方法易形成与同龄儿童比胖瘦、比高矮，而不能判断学前儿童是否正常健康。参考标准为世界卫生组织颁布的儿童生长参考值。

表3-6 体格生长等级评估表

	< M − 2SD	M − 2SD ~ M − 1SD	M ± 1SD	M + 1SD ~ ~ M + 2SD	> M + 2SD
五等级	下	中下	中	中上	上
三等级	下		中		上

2. 百分位数法

百分位数法是近年来世界上常用来评估体格生长的办法，适用于正态和非正态分布状况，百分位数法是将变量值（如体重、身高等）按从小到大的顺序进行排列，将最小值与最大值分为一百等份，每一等份为一个百分位。按从小到大的顺序确定的各百分位数值即为百分位数。当变量值不完全呈正态分布时，百分位数法能更准确地反映实际所测数值的分布情况。百分位数法一般采用第3、10、25、50、75、90、97百分位数制成表格或曲线以供使用，P_{50}即为中位数，与标准差法的均值接近、相当；一般以$P_3 \sim P_{97}$为正常范围。还可以根据需要算出更多更细的百分位数值，作为划分发育水平等级的标准。根据百分位数值可绘制成体格发育等级评价百分位曲线图，以供比较用。百分位数法可用于个体和集体的儿童生长发育评价。

离差法和百分位数法的关系：二者的相应数字非常接近，P_{50}相当于均值，$P_3 \sim P_{97}$相当于均值±2标准差；由于样本常呈不完全正态分布，两种方法计算出的相应数字时常略有差别。离差法和标准差法各有优缺点。离差法列表简单、计算方便，但对非正态分布数据尤其是±2SD以上的数据容易出现偏差；百分位数法适用于非正态分布数据，但计算复杂，所需表格较多。在大规模体格调查时，二者数据接近。

3. 中位数法

当样本变量呈正态分布时，中位数等于第 50 百分位数和均数；当样本变量呈偏态分布时，样本中少数变量分布在一端，用均数代表数据的集中分布情况代表性较差。因此选用中位数表示变量的平均水平较为妥当。

（四）体格生长评价方法

目前，我国常用的体格生长评价方法有单项分级评价法和综合评价法，具体包括均值标准差法、百分位数法、标准差记分法、曲线图法、指数法和骨龄评价等。在体格生长评价中，要根据评价目的及任务需要，选择合理的评价方法。一般认为，一个较为理想的评价方法，所采用的评价指标测定方法必须简单而精确，评价结果直观，使用方便。

1. 单项分级评价法

单项分级评价法利用均值加减标准差或直接用百分位数表进行分级。将所测数值与参考值进行比较，即可判定该个体或群体儿童的体格发育情况。

2. 生长曲线图法

通过定期、连续地对体重、身高、头围等体格生长指标进行测量，并将所得数值按百分位数法或标准差单位的等级画成曲线图，从而观察、分析儿童的生长发育情况。其优点是能直观、快速地了解儿童的生长状况，尤其是通过连续追踪调查可清楚看到儿童的生长趋势和变化，算出生长速度，并能及时发现儿童是否出现生长偏离情况，从而及早发现偏离原因并采取措施。此方法简单易得，适合临床及营养医师，同时也适合家长或监护人使用。但应注意：不了解曲线图的使用者在使用前需先进行培训并严格按照说明使用，否则极易出现误差；不熟悉曲线图的使用者最好标明测量值，以便出现误差时可以及时纠正。

3. 综合评价法

使用单项评价通常只能判定某个个体单项指标在体格生长中的位置，而不能综合评价一个孩子的生长发育情况。在进行体格生长及营养状态评价时，各形态指标之间的关系也不容忽视，因此综合评价法逐渐得到应用。各形态指标之间的关系即用于综合评价各项身体指数。

（1）身高别体重（weight-for-height Z-score，WHZ） 不区分年龄，以不同数值的身高计算体重，按标准差法或百分位法列表。此法可以用来评价儿童的营养状况，是判断儿童肥胖或营养不良最常用的指标之一。

（2）指数法 根据人体各部分之间的比例和相互关系，借助一定的数学公式将两项或两项以上的指标加以联系，从而判断儿童的营养状况、体型、体质。在临床和营养学当中，需要根据不同的目的和要求选择不同的指数进行评估。儿童常用指数为身高体重指数、BMI指数、身高胸围指数和坐高下身长指数。

a.身高体重指数：计算公式为［体重（kg）/身高（cm）］×1000，是以相对体重反映人体密度和充实度。一般用来了解儿童营养状况和生长发育的关系。

b.BMI指数（body mass index）：计算公式为体重（kg）/身高（m）^{2}，指单位面积的体重数，能灵敏地反映体型胖瘦程度，与皮褶厚度、上臂围等营养指标关系密切。可较好地判断青春期超重肥胖，因此是儿童期、青春期、成年期均可使用的指标，应用范围较广。

c.身高胸围指数：计算公式为胸围（cm）/身高（cm）×100，表示胸围与身高的比例，体型的纤细或粗壮程度。

d.坐高与下身长比例：反映人体上下身长的比例关系。对于儿童而言，随年龄增加，上身长所占比逐渐减小，下身长所占比逐渐增加。可用于参考判定儿童内分泌和骨骼异常。

（五）体格生长评价结果解释

体格测量数据较为客观，但在对个体和群体儿童的评价中，对测量结果的解释有所不同。对于群体儿童评价而言，测量结果主要偏向于公共卫生意义，反映一个国家或地区的综合营养水平，通过评价结果可找出根源，从而指导当地解决其儿童营养问题。对于个体儿童而言，正常儿童生长有明显的个体差异，因此生长参照标准的中位数或 P_{50} 不是儿童必须达到的目标，正常儿童各项生长指标评估应接近等级水平，不必完全相同，偏离明显则提示儿童可能有健康问题。要注意的是，体格测量评价是用以筛查儿童营养和生长状况的一种工具，不能简单、片面地将异常测量结果直接贴上"营养不良"或"生长异常"的标签，以免对儿童身心健康造成心理上的压力；出现异常结果时需结合症状、体征及实验室结果等进行综合判定，才能得出较准确的结论。

第三节　儿童膳食调查方法与评价

一、膳食调查

膳食是儿童获得营养的基本途径。膳食调查是了解儿童在一定时期内膳食摄入的情况，包括摄入食物的种类、数量、频次等，是全面了解儿童膳食状况与膳食结构的重要手段，也是了解儿童营养缺乏的根由问题从而加以解决的重要方法。经典的膳食摄入资料调查方法主要分为前瞻性和回顾性两类，前者包括称重法、记账法和化学分析法，后者包括询问法和食物频数法，询问法又分为 24 小时膳食回顾法和膳食史法。不同的膳食调查方法有不同的特点及适用范围，结合调查目的，根据被调查者的特点、生活条件，研究者可采用不同的膳食调查方法进行数据采集。儿童膳食摄入资料调查多采用 24 小时膳食回顾法、食物频数法及称重记录法。

（一）询问法

询问法是通过询问调查对象的膳食情况，对调查对象的膳食摄入量进行计算和评价的一种方法。询问法适用于个体膳食调查，包括膳食回顾法和膳食史法。询问法对被调查者的膳食习惯不会产生影响，可以得到较为准确的个体膳食营养素摄入状况。此外，询问法还具有费用低、样本量大、耗用人力少等优点。但询问法属于回顾性的膳食调查方法，受时间、被调查者理解能力及记忆力等因素的影响，会存在一定的误差，低估食物摄入量是询问法可能存在的主要问题。年龄较小的儿童由于不能完全自我回顾饮食情况，通过询问法进行膳食调查时，被调查者一般为儿童代理人，即为儿童制备食物或喂给儿童食物者，如父母家长等抚养人、幼儿园保育员和老师等。能自主表达的青少年可按成人膳食调查法进行。

1. 24 小时膳食回顾法

膳食回顾法是通过尽可能准确地回顾调查前一日至数日的食物消耗量从而进行膳食调查的一种方法。其中，回顾调查 24 小时（前一日的午夜至次日午夜）的食物消耗情况，称为 24 小时膳食回顾法。24 小时膳食回顾法更适合儿童膳食调查，其调查结果较为准确。应用 24 小时膳食回顾法进行调查时需要注意以下几点：①调查表的设计需合理，调查表的设计情况是影响调查质量的关键因素。②调查一般可连续多日进行，多采用连续三日 24 小时膳食回顾法，可包括工作日和休息日。③调查人员要充分培训，包括访谈技能及掌握好食物生熟比和体积之间的关系，即能够根据食物的体积估算其生熟比值，进而能较为准确地估算出实际摄入量。④被调查者要有良好的记忆与语言表达能力，重视调查活动，能积极主动地配合。⑤尽量进行面对面的调查，有条件的地区可进行电话询问或视频询问。⑥了解被调查儿童年龄阶段的饮食次数、习惯及当地饮食背景，以保证对儿童食物摄入量评估的准确性。表3-7 为 24 小时膳食回顾调查表举例。

表 3-7　24 小时膳食回顾调查表

餐次	食物名称	生（熟）重	时间	地点	原料名称	原料编码	可食用部位	原料重量
早餐	牛奶	200mL	早7时	家				
	面包	100g						
	火腿	50g						
午餐	米饭	熟重 150g	午 12 时	家				
	油菜	生重 200g						
	瘦猪肉	生重 75g						
	西红柿	生重 100g						
	鸡蛋	生重 60g						
	植物油	20g						
	食盐	3g						
晚餐	馒头	熟重 150g	晚 6 时	家				
	带鱼	生重 200g						
	白菜	生重 250g						
	植物油	15g						
	食盐	4g						
加餐	苹果	200g	上午 9 时					
	酸奶	250mL	下午 3 时					

2. 膳食史法

膳食史法是通过询问儿童目前或过去某段时间的所有摄入食物信息，更全面地了解被调查者的膳食摄入状况，从而评估儿童一个阶段的饮食习惯、膳食模式等。膳食史法主要用于研究过去长期的膳食状况，广泛应用于营养流行病学调查研究中。膳食史法对儿童群体而言，更多地应用于因母体孕期膳食营养导致的儿童健康问题或慢性营养不良、肿瘤、糖尿病等儿童慢性疾病研究。膳食史法应用时有一定的不足之处，如方法费时，且由于时间问题导致准确性不足，较为抽象；因此对被调查者的要求高，需要营养专家的指导。表 3-8 为膳食史调查表举例。

表 3-8　膳食史调查表

食物种类	摄入量			食物种类	摄入量		
	kg/月	kg/周	kg/日		kg/月	kg/周	kg/日
大米				禽肉			
面粉				畜肉			
全谷物				水产类			
薯类				蛋类			
杂豆				乳类及制品			
叶菜				坚果类			
茄瓜类菜				植物油			
根茎类菜				食盐			
水果				零食			

（二）食物频数法

食物频数法是以问卷形式，根据被调查者每日、每周甚至一年所食用各种食物的次数或食物的种类来评价被调查者膳食营养状况的方法，具体可分为定性、定量、半定量的食物频数法。其中食物频数法对食物份额量化的准确度不高，不能计算能量和各种营养素的摄入量，因此不用于计量调查。食物频数法经济方便，被调查者应答率高，可快速获得食物摄入种类及摄入量信息，主要被用于膳食结构与相关疾病的关系分析。食物频数法的问卷设计应包括食物名单和一定时期内所食食物的频数记录。食物名单的确定与调查目的相关，如进行综合性膳食摄入状况评价，食物名单则需包括被调查者常食用食物；如研究疾病与膳食摄入间的关系，食物名单需包括与相关疾病有关的食物或含有特殊营养素的食物。

（三）称重法

称重法需先称量每餐食物烹饪前的生重和烹饪后的熟重，计算出生熟比，然后再称量出个人所摄入的熟食重量，根据生熟比计算出个人摄入的食物生重，最后再根据食物成分表提供的数据，计算出个人一餐各种营养素的摄入量。由于每天所摄入的食物品种不同，为了得到比较准确的数据，称重法应连续调查 3 日至 1 周，具体调查天数可根据食品消费品种的变化而定。如果食品消费品种较少且变化不明显，可适当减少调查天数。称重法可用在集体儿童的膳食调查中，其优点是较为准确，常作为评价其他膳食调查方法准确性的标准；此外，还能准确地得出被调查者每日膳食变化及各餐次的食物分配，因此也是个体膳食摄入调查较理想的方法。采用称重法时，要注意膳食制作过程需单独进行，不可与其他个体食物混淆。称重法需要耗费较多的人力物力，对调查者的专业要求较高，也会给被调查者带来较多的麻烦，故更适合小样本调查。

（四）记账法

记账法通过记录一定时期内食物消耗总量及这一时期内的进餐总人次，进而计算出每人每日各种食物的平均摄入量。记账法是使用最早并且最常用的膳食调查方法，可以调查较长时间的膳食摄入情况。记账法省时省力，适用于学校等集体儿童所在的大样本的调查。记账法较少依赖调查者和被调查者的主观记忆，较为客观，能得到相对准确的调查结果。但记账法只针对被调查人群的人均摄入量，难以分析个体膳食摄入情况。

应用记账法进行膳食调查，需要掌握两个要点：首先，要准确记录食物消耗量，包括调查开始时集体食堂库存或家庭结存的食物、每日各种食物购入量、每日各种食物废弃量、调查结束时剩余食物量。调查阶段每种食物的摄入量等于库存量或结存量，加每日购入量，减去每日废弃量和剩余食物量。其次，要准确登记进餐人数，要记录每日每餐进食人数，然后计算总人日数，另外还要记录进餐儿童的性别、年龄、活动强度等人口学信息，以便对进餐儿童营养摄入情况进行综合评价。在实际应用中，称重法往往和记账法结合使用，以得到平均食物摄入量即营养素的摄入等信息。

（五）化学分析法

化学分析法是前瞻性记录法的一种，主要通过在实验室中测定调查对象24小时内全部熟食的营养成分，以准确获得调查对象一日内的各种营养素摄入量。准确的样品收集是应用化学分析法进行膳食调查的核心。样品收集方法主要有两种，即双份饭菜法和收集相同成分法，其中双份饭菜法是最为准确的一种方法。双份饭菜法即制作两份相同的饭菜，一份食用，另一份作为样品进行分析，作为样品分析的食物在数量和质量上需与实际食用的食物保持一致或完全相同，以确保调查的准确性。因此双份饭菜法对测试人员的要求比较高，彼此间需要密切配合。收集相同成分法较双份饭菜法更容易进行样品收集，即对整个研究期间消耗的各种未加工食物进行收集或购买相同食物作为样品，但这种方法收集到的样品与实际摄入的食物间存在一定差异，分析结果不够准确。化学分析法操作较为复杂，需要必要的设备和专业技术人员，因此仅适用于较小规模的膳食调查，一般与称重法等记录食物消耗量的方法结合使用，更能发现食物中营养素含量，从而指导调整膳食。

（六）即时性图像法

近年来随着科技水平的提高，即时性图像法在儿童膳食调查中应用并逐渐推广。因儿童就餐环节多，不能自行回忆，相比较24小时膳食回顾法及前瞻性记录法，即时性图像法更适合个体儿童膳食调查。

即时性图像法调查的方法：①需准备有网格线和粗框线的餐盘背景纸，网格线最好为1cm×1cm，背景纸材料最好为可重复利用的防水素材，如塑料、尼龙等；条件不足时可用纸张代替，纸张触水后不能重复使用。②准备图像解析度＞100万像素的数码相机或智能手机，需准备数据线以备导出图片文件。③进行样品收集时儿童需单独进餐。进餐前将盛有食物的陶瓷平盘置于铺置好的餐盘背景纸上，餐盘不可超出框线，记录餐盘内的食物名称及所有配料名称。记录结束后进行拍照,注意拍照时餐盘与背景纸框线均需进入摄像范围,如食物较多,可分批次拍摄,记录方法同上。进餐结束后将剩余食物图像按同样要求进行拍摄,拍摄时最好与进餐前角度保证一致。对于质地不均、外形不规则的食物,需从正上方和前、后侧偏45°角进行拍摄,条件允许可多角度进行拍摄,以助于尽量准确地估测食物信息。质地均匀、外形规则的食物只拍正上方图片即可。儿童多次就餐重复上述步骤。④结束后将影像文件按提前规定好的要求进行编号、收集,再通过远程传送方式(微信、QQ、电子邮件等)或U盘等存储设备将数据文件包括食物记录单传送给测评人员,由测评人员依据提前准备好的相关食物对比图谱,对照膳食影像及食物记录单将受试儿童的进餐食物摄入量进行估算并进行膳食评价。

即时性图像法的优缺点:即时性图像法可有效避免24小时膳食回顾法和膳食史法对记忆和描述能力的依赖,也可避免食物称重的繁琐环节;对于儿童阶段的多环节就餐,即时性图像法简便高效,可减少调查时间;对于上学儿童,调查时方便分别记录在学校和家庭中的就餐情况,有助于全面评估儿童膳食情况。缺点是对于形状不规则的食物,记录食物重量不如称重法精确,条件允许可结合称重法进行测量。要注意使用此方法需对儿童代理人进行简单摄像培训,以保证代理人拍摄的食物影像符合要求。

二、膳食调查结果评价

儿童膳食调查结果评价包括膳食能量摄入量计算评价、膳食营养素计算评价、膳食结构分析评价及膳食行为评价。膳食能量与营养素摄入量结果需与参考摄入量进行比照,从而进行营养评价。

(一)膳食能量和营养素摄入量评价

1. 膳食营养素参考摄入量

膳食营养素参考摄入量(dietary reference intakes,DRIs)是为了保证人体合理摄入营养素而设定的每日平均膳食营养素摄入量的一组参考值,是在推荐的营养素供给量上发展起来的。DRIs 主要包括平均需要量（estimated average requirement，EAR）、推荐摄入量（recommended nutrientintake，RNI）、适宜摄入量（adequate intake，AI）、可耐受最高摄入量（tolerable upper intake levels，UL）四个指标。EAR 是指某一特定性别、年龄及生理状况群体中所有个体对某种营养素需要量的平均值，根据个体需要量的资料计算得到。EAR 应能够满足该群体 50% 成员的需要。RNI 是指可以满足某一特定性别、年龄及生理状况群体中绝大多数个体需要量的某种营养素摄入水平。长期按 RNI 水平进行营养素摄入，可以满足机体对该营养素的需要，并可维持机体中有适当营养素的储备。AI 是通过观察或实验获得的健康群体中某种营养素的摄入量。当某种营养素的个体需要量研究资料不足时，不能通过计算 EAR 求得 RNI 时，可设定 AI 来代替 RNI。AI 的准确性远不如 RNI，可能明显高出 RNI，因此使用 AI 要比 RNI 小心。UL 是指营养素或食物成分的每日摄入量安全上限，是一个健康人群中几乎所有个体都不会产生毒副作用的最高摄入水平。对大多数营养素而言，摄入量超过 RNI 或 AI 水平并不会对人体产生益处，因此 UL 并不是一个建议摄入水平，只是一个建议的安全上限。

在膳食调查结果评价过程中，膳食营养素参考摄入量作为一个尺度，可以用来衡量儿童营养素实际摄入量是否合适；同时对于儿童的膳食指导而言，DRIs 可作为衡量营养状况是否达标的一个目标，调查者可根据这个目标设置膳食规划，从而确保营养目标的达成。

2. 营养素的分类及膳食来源

营养素在人体的功能主要是提供能量、促进生长及组织修复、调节生理功能。营养素可以分为七大类，即蛋白质、脂肪、碳水化合物、维生素、矿物质、膳食纤维、水。其中碳水化合物、脂类、蛋白质三大营养素在人体内作为主要的能量来源可经分解代谢释放化学能从而为生命活动提供能量，被称为产能营养素，又称宏量营养素。微量营养素是指人体内含量及需要量相对较少的营养素，主要指维生素和矿物质，其中又分为宏量元素和微量元素。

宏量元素是在人体内含量大于 0.01% 体重的矿物质，包括钾、钠、钙、镁、硫、磷、氯等，都是人体必需的微量营养素；微量元素在营养学上主要指铁、碘、锌、硒、铜、钼、铬、钴等人体所需元素。

（1）碳水化合物　按照聚合度，碳水化合物可分为糖、寡糖和多糖三类。①糖：又分为单糖、双糖和糖醇。其中，果糖、葡萄糖、半乳糖属于单糖；蔗糖、麦芽糖、乳糖、海藻糖为双糖；山梨醇、甘露醇、木糖醇为糖醇，是低热量的甜味剂。②寡糖：分为两类，即麦芽寡糖和其他寡糖。麦芽寡糖水解产生的所有糖分子都是葡萄糖；水解时产生不止一种单糖的称为杂寡糖，某些杂寡糖具有抑制肠道有害菌生长的作用，称为益生元。③多糖：包括淀粉和糖原，淀粉是植物细胞的储存多糖，糖原是动物细胞的贮存多糖。

碳水化合物在人体内具有多种重要的生理功能，供给能量是其最主要的生理功能，除此之外还包括构成机体组织、节约蛋白质、增强肠道功能。碳水化合物的膳食来源主要包括谷类和薯类，其中最主要的膳食来源是谷类。单糖和双糖主要来源是蔗糖、糖果、糕点、甜味水果等甜味饮食。

（2）蛋白质　蛋白质是一切生命活动的物质基础。在人体内的生理作用主要是构成和修补人体组织，调节各项生理功能，并为机体提供能量。氨基酸是蛋白质组成的基本单位，在营养学上根据氨基酸的必需性分为必需氨基酸、非必需氨基酸、条件必需氨基酸。必需氨基酸必须由食物供给，因此，根据食物蛋白质的氨基酸利用率区分，优质蛋白质是指多存在于肉、蛋、奶、豆类中的蛋白质，富含必需氨基酸，易于被人体吸收利用；非优质蛋白质是指多存在于谷薯类食物、蔬菜、水果中的蛋白质，必需氨基酸含量少，吸收利用率较低。故而日常膳食中应注意蛋白质的补充与搭配。

（3）脂类　脂类是脂肪和类脂的总称。脂肪由甘油三酯和脂肪酸构成，根据脂肪酸饱和程度，脂肪酸可分为饱和脂肪酸、单不饱和脂肪酸、多不饱和脂肪酸。必需脂肪酸是指必须从食物中摄取，不能由机体合成的脂肪酸，现在认为是亚油酸、亚麻酸两类。类脂主要有磷脂、糖脂、类固醇及固醇。

脂肪的主要生理作用是氧化供能、协助脂溶性维生素的吸收、维持体温的恒定及保护脏器。脂肪在胃中停留时间较长，多食富含脂肪的食物可增加饱腹感。类脂的功能主要是构成身体组织和一些重要生理活性物质。膳食脂肪主要来源于动物性食物、植物油及油料作物种子，动物脂肪及肉类含饱和脂肪酸及单不饱和脂肪酸较多，植物油含多不饱和脂肪酸较多。

（4）维生素 维生素分为脂溶性维生素和水溶性维生素两类，是维持人体正常生理功能所必需的一类有机化合物，在物质代谢中起重要作用。维生素在体内不能合成或合成量不足，必须由食物供给。脂溶性维生素包括维生素 A、D、E、K，因溶于脂肪及脂溶剂，摄入后大量储存在脂肪组织中，当脂类吸收不良时，机体容易出现脂溶性维生素缺乏。存在于胡萝卜、南瓜、芒果、木瓜、菠菜等植物体内的为胡萝卜素和类胡萝卜素，是维生素 A 的前体，被称为维生素 A 原。维生素 A 主要来源于包括动物肝脏、鱼肝油、乳制品、蛋黄等食物中。维生素 D 的主要生理功能是促进骨组织钙化，调节钙、磷代谢，富含维生素 D 的天然食物较少，海鱼等维生素 D_3 的含量较为丰富，而乳类、禽畜肉类、蛋类中维生素 D 含量较少。维生素 E 广泛分布于动植物组织中，良好的食物来源为麦胚油、棉籽油、大豆油等植物油中，但高温如油炸容易降低维生素 E 的活性；另外，绿莴笋叶及柑橘皮中维生素 E 的含量也很丰富。维生素 K 主要来源于绿叶蔬菜，因人体肠道的大肠杆菌、乳酸菌也能合成维生素 K，并通过肠壁吸收进入人体，所以维生素 K 不易缺乏。

水溶性维生素包括维生素 C 和 B 族维生素，水溶性维生素溶于水，满足机体生理需要后多余的随尿液排出体外，在体内贮存量少，因此缺乏时症状出现较快。维生素 C 具有抗氧化、提高免疫力的作用。维生素 C 主要来源于新鲜蔬菜与水果，在动物内脏中也含少量维生素 C。B 族维生素包括维生素 B_1、维生素 B_2、烟酸（维生素 B_3）、维生素 B_6、叶酸（维生素 B_9）、维生素 B_{12} 等，不同 B 族维生素在机体内分别发挥作用。维生素 B_1 的主要膳食来源为非精制谷类、豆类、肉类、内脏及坚果类，建议食用碾磨度低的谷物以

保证维生素 B_1 的含量。维生素 B_2 主要来源于动物内脏、蛋类、奶类及大豆和绿叶蔬菜。烟酸主要存在于植物中，烟酰胺主要存在于动物性食物，玉米中富含烟酸，但必须经过碱处理才能被人体吸收。维生素 B_6 的膳食来源较为广泛，谷薯类、肉类、水果、蔬菜、坚果等含量丰富。叶酸广泛存在于各种动、植物食品中，其中绿叶蔬菜、水果中的叶酸含量更为丰富，在动物性食品（肝脏、肾等）和酵母中也广泛存在。维生素 B_{12} 主要来源于肉类、乳类、蛋类、内脏类等动物性食物中。

（5）矿物质 矿物质不能在体内生成，但可以随汗、尿等排出体外，所以必须通过膳食摄入补充。我国人群较易缺乏的矿物质主要为钙、铁、锌三种，碘、硒的缺乏主要在特殊地理环境下出现。钙的主要膳食来源是乳类及乳制品，豆类、坚果、瓜子及海产品如虾和海带等钙含量也比较高，维生素 D 可有效促进钙吸收。动物肝脏、全血、瘦肉铁含量丰富，并且容易吸收，维生素 C 可促进铁的吸收；植物性食物中铁吸收率较低。牡蛎、生蚝、蛏子等贝壳类海产品及动物内脏、红肉一般含锌量高，并且锌的生物利用度较高，易于吸收；植物性食物精细加工容易导致大量锌丢失，利用率低。海带、紫菜等海产品中含碘丰富，是膳食碘的优质来源。食物中硒含量差别很大，海产品、内脏、肉类中富含硒，植物性食物的硒含量依赖于植物生长土地的硒含量，因此硒缺乏会呈现出地区性差异。

（6）膳食纤维 膳食纤维是既不能被胃肠道消化吸收，也不能产生能量的一种多糖。膳食纤维因其吸水性和黏滞特性及细菌发酵的作用而逐渐被人们所认知，近年被营养学界补充认定为第七类营养素。膳食纤维分为可溶性膳食纤维和不可溶性膳食纤维两种，可溶性膳食纤维主要包括果胶、树胶、部分半纤维素，不可溶性膳食纤维主要包括纤维素、木质素等。膳食纤维主要存在于谷物、薯类、豆类、蔬菜及水果中，同种蔬菜或者水果的边缘表皮或果皮中的含量高于中心部位。由于随着生活水平的提高，食物精细化程度越来越高，动物性食物所占比例增加，人体膳食纤维摄入量出现不足。针对超重和肥胖儿童，增加膳食纤维摄入量是一种安全、有效、方便的防治手段，但需要在临床医师和临床营养师的指导下进行干预治疗。

（7）水　水是构成身体的主要成分之一，也是维持生命活动正常进行的重要物质。正常情况下，水的摄入量和排出量处于动态平衡。机体摄入水的来源主要为饮水或饮料、食物中所含的水及内生水，婴幼儿体内水含量占体重的 70%～75%，年龄愈小，需水量相对愈多。一般婴幼儿每日每千克体重需水 120～150mL，3～7 岁为 90～110mL。

（二）膳食结构分析评价

1.膳食结构评价的方法

评价一个儿童的膳食结构是否合理，就要将这个儿童一段时间内调查获得的食物摄入量经过分类、折算后与权威组织推荐的各类食物适宜摄入量相对比，观测儿童各类食物摄入量是否达到相对平衡。

2.对食物进行正确的分组或分类

建议按照《中国居民膳食指南》的食物分类原则把食物分为谷薯类、水果类、蔬菜类、畜禽肉类、鱼虾贝类、乳和乳制品类、大豆类、坚果类、油、盐等十大类，以便于在饮食记录时进行归类、合并，使膳食调查内容更加清晰准确，同时也便于统计和计算。进行归类时需注意有些食物需折算后相加。

3.大豆与大豆制品的折算

豆制品是由大豆经过各种加工方法制作而成的，是日常膳食中非常重要的一部分，是膳食调查的重要内容。豆制品种类丰富，包括黄豆、豆浆、豆皮等多种食物。为了便于统计和计算，可以将食物与干豆进行折算。如可以计算 100g 干豆蛋白质的含量，再把同等重量的各类豆制品按此蛋白质含量折算出一个系数，与干豆进行换算。在进行膳食调查时，已知每种豆制品的具体摄入量，再根据折算系数，统一换算成干豆重量，最后再进行统计。这种方法也可用于鲜奶、奶粉、乳制品间的折算。

4. 食物生重与熟重之间的折算

生熟比例的折算也是膳食调查的一项重要内容，对于谷薯类、蔬菜、水产类这些生熟重差距较大的食物尤为重要，忽视生熟重的差异，会对膳食调查的结果产生较大影响。食物的生熟重也可以通过折算系数法进行计算，其他食物可以直接填写生重量，在采买时记录生重量，如不能一次吃完，可分为几份，计算好每份量及一次食用的份数，最后再进行统计。

5. 包装食品的调查应根据食物成分表进行

在膳食调查前应确保儿童抚养人学会查看食物成分表，即时性图像法可直接拍取食物成分表。在记录膳食时，可在所食用的罐头、熟食、零食等包装食品后注明食物成分，应包括能量、碳水化合物、脂肪、蛋白质、电解质等营养素，或根据不同调查需要，标注所需要的食物成分数据。

（三）进食行为评价

进食行为评价即通过对膳食调查结果的整理，分析总结出儿童的进餐时间、进餐次数、零食习惯、饮水量及进食环境等。通过对进食行为进行分析，发现儿童每日进食行为的不足之处，比如是否有挑食行为或是否有零食过量导致正餐不能正常进行，从而结合儿童体质更好地指导儿童饮食营养。

第四节　儿童营养状况评价

机体可由于生理或病理的原因，出现对某些营养素需求量增加或对某些营养素的消化吸收障碍，从而导致营养素或能量摄入不足；也可能由于外界环境影响或机体对营养素摄入异常，导致营养素或能量摄入过多等。儿童营养状况评价是指对儿童饮食摄入的营养物质与儿童的生理需求之间是否合适进行评价。通过营养评价能及时发现儿童身体及饮食摄入方面的问题，及时通过治疗或饮食调理加以纠正，使儿童获得适当的营养，保证生命活动及生长发育正常进行，从而达到保证儿童身心健康的目的。常用营养状况评价包括临床评价和实验室评估。

一、临床评价

儿童营养相关性体征的临床检查，包括营养素摄入过多或缺乏。临床评价主要针对营养素缺乏性疾病的各种临床表现和体征进行观察和检查，对儿童营养素缺乏的种类进行判定，从而指导儿童饮食调整以促进身心健康。根据中国营养学会颁布的《中国居民膳食营养素参考摄入量》分析，常见营养素可分为蛋白质、脂肪、碳水化合物、矿物质（分为常量元素和微量元素）、维生素（分为脂溶性维生素和水溶性维生素）、膳食纤维、水七大种类。营养缺乏可导致各种相关疾病，家长要观察儿童饮食营养摄入情况，定期进行营养评价，以便及早发现问题，及时就医。

（一）蛋白质 – 能量营养不良

蛋白质 – 能量营养不良（protein energy malnutrition，PEM），简称营养不良，多见于 3 岁以下婴幼儿，是造成儿童死亡的重要因素。原发性蛋白质 – 能量营养不良的发生主要与贫穷和饥饿有关，继发性蛋白质 – 能量营养不良多由疾病导致的吸收障碍或膳食结构不合理所致。国际上营养不良分类分为轻、中、重度，轻度和中度营养不良可由体格测量判定，长期营养不良临床常表现为体重下降，儿童生长缓慢或停滞，易疲劳、虚弱无力，容易感染及腹泻。重度营养不良又分为三种类型，即消瘦型、水肿型和混合型。消瘦型营养不良即 marasmus，主要以能量严重不足为主，主要表现为体重下降，皮下脂肪逐步减少，常不伴有水肿，皮肤松弛，失去弹性，表情淡漠或表现为焦虑，无明显的食欲下降，毛发稀疏、干枯、易脱落；病情加重后精神萎靡，反应迟钝，呈现"皮包骨"，可出现脂肪泻或便秘，腹壁薄可见肠蠕动，易感染。恶性营养不良即 kwashiorkor，主要以蛋白质摄入严重不足为主，主要表现为发病快，体重下降不明显，肌肉消耗明显但脂肪消耗不明显，多为腹部、腿部的水肿，可遍及全身，水肿情况取决于蛋白质缺乏程度及盐和水摄入的程度，表情淡漠，或表现为焦虑、易激惹、易悲伤，食欲下降，儿童生长发育迟缓或停滞，毛发变色、变脆、易脱落，虚弱，易感染其他疾病。

（二）维生素A缺乏和过多症

维生素A缺乏主要引起眼部和皮肤的症状。眼睛的暗适应能力下降是维生素A缺乏的早期表现，在弱光下视力减退，暗适应时间延长，最早被发现一般为夜盲症，持续数周后开始出现干眼症的表现，即结膜和角膜上皮组织变性，泪腺分泌减少，结膜失去光泽、干燥、浑浊，随后角膜软化、粗糙、糜烂、穿孔；结膜、角膜病变使患者出现眼睛干燥、畏光、流泪、疼痛的症状，严重可导致失明，是年幼儿童失明的重要原因。维生素A缺乏开始还会导致机体组织上皮干燥、增生及角化，随后出现皮肤干燥、毛囊周围过度角化、毛囊丘疹、毛发脱落、皮癣，以及指（趾）甲变脆易折、多纹等症状。维生素A缺乏还可导致儿童生长发育障碍，严重时可出现牙釉质剥落，牙齿无光泽，易发生龋齿。同时维生素A的缺乏可导致儿童免疫力低下，易感染和贫血。

长期维生素A摄入过多可发生维生素A中毒，主要表现为头痛和视物模糊及皮疹、瘙痒、脱皮和色素沉着等皮肤黏膜异常和神经系统反应。严重者可出现骨质疏松和骨骼畸形。婴幼儿急性维生素A中毒不能自主表达，检查可见前囟隆起和恶心呕吐，以及疲乏嗜睡或过度兴奋等。

（三）维生素D缺乏和过多

人体发生维生素D缺乏主要与膳食摄入不足和日光照射不足相关，早期新生儿体内维生素D含量也与母体营养及胎龄有关。儿童维生素D缺乏症主要表现为佝偻病和手足搐搦。佝偻病主要表现为脊柱弯曲、O型或X型腿、胸骨外突、肋骨串珠、囟门迟闭等骨骼畸形，以及出牙晚、恒牙稀疏、易发龋齿等骨发育不良的症状。重症佝偻病可出现消化和心肺功能障碍，并可影响行为发育和免疫功能。维生素缺乏性手足搐搦临床表现为惊厥、喉痉挛和手足搐搦，发病多与维生素 D 缺乏导致的甲状旁腺功能低下有关。

维生素 D 中毒多与维生素 D 摄入过多有关，临床症状主要继发于高钙血症。停用维生素 D 多数可恢复正常，婴幼儿每日维生素 D 补充量要按推荐剂量摄入，不可过量。

（四）维生素 B₁ 缺乏

维生素 B₁ 又称硫胺素，在体内贮存量极少，膳食中缺乏硫胺素 1～2 周后即会出现硫胺素浓度降低，如不能得到及时纠正，逐渐发展为硫胺素缺乏症。硫胺素缺乏症又称为脚气病，临床上可分为以下三种类型：①干型脚气病：以周围神经病变为主要表现，表现为指（趾）端麻木、肌肉酸痛和压痛、垂腕、垂足、肌肉萎缩、共济失调、异常步态，因胃肠神经受累，胃肠蠕动减慢，还可出现食欲下降、消化不良、便秘等症状。②湿型脚气病：以水肿和心脏症状为主，水肿可从下肢遍及全身，心脏症状主要表现为心动过速、心悸、气喘、心包积液、心界扩大、端坐呼吸、口唇发绀，严重者可导致心力衰竭。③混合型脚气病：即神经系统症状和心脏症状同时出现。此外，还有婴儿型脚气病，多见于新生儿，症状与年龄有关，表现为哭声无力、吮吸乏力、呕吐、焦躁不安。喂食含维生素 B₁ 的奶后症状消失。

（五）维生素 B₂ 缺乏

维生素 B₂ 又称为核黄素，广泛存在于植物和动物体内，维生素 B₂ 缺乏可导致很多病理改变，主要表现为唇、舌、口、外生殖器等皮肤黏膜病变。因多与 B 族维生素特别是烟酸同时存在，进而出现合并症状。口腔病变多见于年长儿，主要累及口角、唇部和舌部。口角炎多为对称性，初期口角有湿润、发白，随后逐渐糜烂、红肿、裂隙。年长儿逐渐变为慢性，溃疡与皮肤连接处常见深色色素沉着。唇炎一般表现为上下唇干燥，往往下唇较重，表现为红肿、纵裂纹加深、皲裂、色素沉着。舌炎先发生于舌尖，后可累及其他部位，表现为疼痛和味觉减退，可见蕈状乳头充血肥大，呈紫红色，严重时舌面可见裂痕。皮肤症状主要表现为脂溢性皮炎，皮炎多发生于鼻唇沟、眉间等皮脂分泌旺盛的部位，还会出现阴囊皮炎或会阴皮炎。皮炎分为红斑型、丘疹型、湿疹型三种类型，严重时伴有瘙痒、糜烂、渗液等症状。眼部症状较唇舌症状较为少见，为球结膜充血，角膜周围毛细血管增生，结膜与角膜联合处出现水疱，角膜浑浊，畏光、流泪、视物模糊，有灼热感或痒感，常见红肿及黏稠状分泌物。

（六）烟酸缺乏

烟酸又名尼克酸、维生素 B_3，烟酸缺乏又名癞皮病，曾广泛发生于以玉米为主食的地区，近年由于膳食多样化和饮食结构的合理化，癞皮病的发生已很少见。儿童饮食结构异常可出现癞皮病，其主要临床表现包括皮疹、消化系统症状和神经系统症状。皮炎易发生于肢体暴露部位和肢体受摩擦部位，受损皮肤可出现发红、瘙痒、粗糙增厚、脱皮、过度角化等，轻度容易漏诊。消化功能异常主要表现为食欲下降、恶心、呕吐、腹泻等症状。神经系统症状表现为焦虑、抑郁、健忘、失眠、嗜睡，严重者可出现神志异常、精神错乱、痴呆等。

（七）维生素 B_6 缺乏和依赖症

主要为因摄入不足或需要量增加而导致的维生素 B_6 缺乏，以及因体内酶结构异常而导致的维生素 B_6 超常量需求。维生素 B_6 缺乏的症状主要为生长速度减慢、神经兴奋性增强、周围神经炎、脂溢性皮炎、贫血等。维生素 B_6 依赖症主要表现为婴儿反复痉挛或惊厥、贫血、胱硫醚尿症、黄尿酸尿症，程度较重者可见智力低下。诊断时应注意与其他 B 族维生素症状相似时要结合实验室检查加以判断。

（八）维生素 B_{12} 缺乏

维生素 B_{12} 又称钴胺素，因其主要存在于动物性食物中，素食者及胃炎患者维生素 B_{12} 缺乏多见。维生素 B_{12} 缺乏主要表现为巨幼红细胞贫血、神经系统损害和胃肠症状。巨幼红细胞贫血症状为头晕、乏力、精神萎靡、唇甲苍白、食欲下降，出现症状时需与叶酸缺乏相鉴别。神经系统损害表现为斑状、渗出和进行性神经脱髓鞘，出现抑郁、记忆力下降、痴呆、四肢震颤等症状。胃肠症状可见食欲差、恶心呕吐、舌炎等，严重时可影响身体发育。

（九）叶酸缺乏

叶酸是 B 族维生素的一种，又称维生素 B_9，是一种极其重要的维生素，与一些出生缺陷性疾病有重要关联，因此在妇幼健康领域被极为关注。因叶酸在人体内参与多种物质的合成代谢过程，因此叶酸缺乏对机体的损害较为广泛，临床表现涉及多方面：①叶酸缺乏可导致巨幼红细胞贫血，患者表现为头晕、乏力、精神萎靡、面色苍白、食欲减退、腹胀腹泻、"牛肉舌"、血象异常。②孕妇叶酸缺乏可导致胎儿神经管畸形，表现为脊柱裂、脑膨出、无脑畸形等。③叶酸缺乏可导致高同型半胱氨酸血症，对于儿童而言，此症主要出现骨骼异常、晶状体脱位及引起青光眼和视网膜剥离、血栓、惊厥、行为障碍、智力发育落后等。④叶酸缺乏还与先天性心脏病、肿瘤等疾病的发生密切相关。要注意的是叶酸缺乏亚临床期无明显特异性表现，需结合血生化检查加以判断。

（十）维生素C缺乏

维生素 C 又被称为抗坏血酸，维生素 C 缺乏早期可无症状，严重缺乏时可引起坏血病，其主要表现为牙龈、皮肤甚至全身广泛性出血和骨骼变化。坏血病早期表现为疲劳、倦怠、食欲减退、呕吐腹泻等，时有低热，一般与出血性发热有关。年长儿可出现毛囊过度角化，这种体征多见于臀部和下肢；毛囊过度角化并伴有出血性晕轮是坏血病的一个特异性体征。出血是坏血病的典型症状，出血部位、程度不等，可有内脏出血，出血表现为点状出血、血肿或瘀斑。除出血外，坏血病还会出现小腿部肿痛及关节腔积液、多疑、抑郁等症状。此外，患者常因免疫力低下并发感染。

（十一）钙缺乏

钙缺乏症主要表现为骨骼的病变。儿童成长往往需要大量的钙来补充，因此儿童常见钙缺乏的情况。但对儿童而言，少量钙缺乏临床一般无明显症状和体征，多在中老年出现骨质疏松；骨质疏松症主要表现为骨矿物质含量和骨密度降低，骨脆性和骨折风险性增加。新生儿钙缺乏主要发生佝偻病，表现为生长发育迟缓、新骨结构异常、骨钙化不良、骨骼变形等。钙缺乏症往往伴有维生素 D 的缺乏等。

（十二）钾缺乏

钾缺乏一般与婴儿年龄有关。新生儿钾缺乏的原因包括钾合成和储存不足、胆汁淤积或母体使用抗癫痫药物，后期多为钾摄入不足。新生儿钾缺乏常见低凝血酶原血症和凝血异常，钾缺乏多表现为精神不振、反应迟钝、四肢无力等低钾血症症状，静脉补钾后消失。

（十三）铁缺乏

铁是儿童最容易缺乏的营养素之一，因机体铁需要量增加、摄入量减少或损失量增加所致。铁缺乏会导致缺铁性贫血的发生，缺铁性贫血分为三个阶段，即铁储存减少期、红细胞生成缺铁期、缺铁性贫血期。缺铁性贫血在任何年龄阶段都可发病，但多见于 6 个月至 2 岁的儿童。可见皮肤黏膜苍白，以口唇、甲床较为明显，年长儿可见乏力、头晕眼花、心慌气短、精力不集中，常伴有厌食或异食癖及免疫力低下，还可以出现躁动不安、生长发育迟缓、智力低下、行为障碍、学习能力下降等。

（十四）锌缺乏

膳食锌摄入不足、锌吸收障碍或丢失过多均可导致锌缺乏，儿童锌缺乏也可见于生长发育导致的锌需求增加和遗传缺陷。孕妇锌缺乏可见胎儿畸形，小儿锌缺乏主要影响神经精神发育、生长发育、免疫功能和食欲，具体表现为神经系统的共济失调、认知能力不良、精神萎靡、注意力缺陷多动等，体格方面见生长发育迟缓、矮小、瘦弱，严重者出现侏儒症，此外还有食欲下降、厌食偏食、异食癖，免疫功能下降、易感染。此外，严重锌缺乏还可出现皮肤黏膜异常，表现为皮肤干燥，各种皮疹、痤疮、皮炎、口角炎、舌炎、反复溃疡、脱发等；青春期儿童可见性发育及功能障碍，第二性征出现延迟。男性表现为睾丸及阴茎过小、性功能低下；女性表现为乳房发育及月经初潮较晚。一般补锌后症状减轻或消失。

（十五）碘缺乏和硒缺乏

碘缺乏症一般由自然环境中的碘缺乏引起，膳食中碘摄入不足通常由环境中碘缺乏导致。碘是合成甲状腺激素的重要原料，碘缺乏通常会导致甲状腺激素合成障碍，引起甲状腺功能低下。碘缺乏还会导致机体甲状腺摄碘能力增强，甲状腺滤泡上皮增厚，形成甲状腺肿。胎儿期缺碘可导致死胎、早产和先天性畸形，新生儿期主要表现为甲状腺功能低下、甲状腺肿，儿童和青春期主要表现为地方性甲状腺肿、甲状腺功能低下、智力损害、体格发育障碍、亚临床克汀病。

硒缺乏主要见于饮食缺硒的地区，儿童多见亚急型克山病，发病初期表现为精神萎靡、咳嗽、气急、食欲不振、面色灰暗和全身水肿。

二、营养状况评价的实验室指标

（一）蛋白质营养状况评价的实验室指标

1. 总蛋白

血清总蛋白包括白蛋白和球蛋白，正常值为 $60 \sim 80g/L$，标本来源为血样采集，检测方法简单，是监测机体蛋白质营养状态的指标之一，但其特异性较差，一般结合其他蛋白质检测结果进行综合分析。

2. 白蛋白

白蛋白是人体血液中最主要的蛋白质，血清浓度正常值为 $35 \sim 55g/L$，标本来源为血样采集，检测方法简易，是营养调查及评估时常用的指标。血清白蛋白生物半衰期长，灵敏度低，因此急性蛋白质丢失和短期蛋白质摄入不足时白蛋白可维持正常范围。白蛋白缺乏范围值：$28 \sim 34g/L$ 为轻度缺乏；$21 \sim 27g/L$ 为中度缺乏；$< 21g/L$ 为重度缺乏。当白蛋白低于 $28g/L$ 时会出

现水肿，需要静脉补充白蛋白以维持血浆渗透压。

3. 前白蛋白

肝脏合成的前白蛋白又称维生素 A 转运蛋白或甲状腺素结合蛋白，在电泳分离时常显示在白蛋白的前方，因此得名。标本采集及检测方法同上。前白蛋白体库很小，生物半衰期仅为 1.9 天，较为敏感，较之白蛋白能更好地反映急性蛋白缺乏、判断营养状况和反映肝脏疾病。血清浓度正常值 1 岁左右为 100mg/L，1～3 岁为 168～281mg/L，成人为 280～360mg/L。

4. 运铁蛋白

运铁蛋白又名转铁蛋白，是血液中最主要的含铁蛋白质，负责铁的转运。其血清浓度正常范围为 2500～3000mg/L，1500～2000mg/L 为轻度缺乏，1000～1500mg/L 为中度缺乏，＜1000mg/L 为重度缺乏。转铁蛋白能及时反映身体蛋白质缺乏的治疗效果，但其浓度会受到血清铁的影响，当机体蛋白质和铁的摄入量都降低时，运铁蛋白血浆浓度会出现代偿性升高。

5. 视黄醇结合蛋白

视黄醇结合蛋白由肝脏合成，广泛分布于血液、脑脊液、尿液等体液中，是血液中维生素的转运蛋白。视黄醇结合蛋白通过进行肾脏排泄，能早期发现肾小管功能损害，是肾功能、肝功能早期损害的监测指标。标本来源为血样和尿液采集，其浓度下降可能会导致机体出现维生素 A 缺乏、吸收不良综合征等疾病。

（二）脂类营养状况评价的实验室指标

脂类营养状况的评价指标主要包括甘油三酯、总胆固醇、高密度脂蛋白和低密度脂蛋白，可用于评价营养不良和营养过剩，是儿童营养学方面的重要指标。

1. 甘油三酯（TG）

人体内储存大量的甘油，其中主要为甘油三酯，又称脂肪或中性脂肪。血液中甘油三酯来源于外源性的食物摄取和内源性的体内合成；在血液中直接参与胆固醇和胆固醇酯的合成，为细胞提供能量。血清甘油三酯浓度处于动态变化中，一般空腹采集，正常范围为 0.45～1.69mmol/L。

2. 总胆固醇

总胆固醇是指血液中所有脂蛋白所含胆固醇之总和，包括游离胆固醇和胆固醇酯；可由外源性食物摄入，也可以在肝脏及肠壁细胞内合成。胆固醇是构成细胞膜的主要成分，是类固醇激素和维生素 D_3 的前体，在肝脏中转化为胆汁。儿童胆固醇的正常范围：新生儿 1.37～3.50mmol/L（52～135mg/dl）；婴儿 1.82～4.55mmol/L（70～175mg/dl）；儿童 3.12～5.20mmol/L（120～200mg/dl）；青年 3.12～5.46mmol/L（120～210mg/dl）。人体胆固醇来源广泛，一般不易缺乏，胆固醇过高是动脉粥样硬化、冠心病等疾病的危险因素，胆固醇过低考虑肝脏疾病和重症营养不良等。

3. 脂蛋白

脂蛋白是水溶性复合物，分别由蛋白质与甘油三酯、磷脂、胆固醇及胆固醇酯组合而成，对细胞外脂质代谢具有重要的调节作用，按密度从低到高分为乳糜微粒、极低密度脂蛋白、低密度脂蛋白和高密度脂蛋白。其中，高密度脂蛋白和低密度脂蛋白主要参与机体胆固醇代谢的调节。高密度脂蛋白可将肝外组织中的胆固醇转运到肝脏进行分解代谢，从而起到促进组织细胞内胆固醇清除的作用。低密度脂蛋白的主要作用是把胆固醇运载进入外周组织细胞，导致胆固醇在外周组织细胞中沉积。因此，血清高密度脂蛋白浓度升高会促进胆固醇代谢，而低密度脂蛋白浓度升高会影响胆固醇代谢，导致高胆固醇血症、动脉硬化等疾病的发生。标本来源为血样采集，检测方法简单。

4. 酮体

酮体是脂肪酸分解代谢的产物，是肝脏快速输出脂肪酸供能的一种形式。一般采集标本为尿液。正常情况下，尿中检查不到酮体，检测结果为阴性。当人体处于碳水化合物摄入不足时，脂肪分解增加，脂肪酸成为主要供能物质，血酮过多甚至出现酮尿，机体酸碱失衡，严重者可致酮症酸中毒。

（三）钙、磷营养状况评价的实验室指标

1. 血钙

血清中的钙以扩散钙和非扩散钙两种形式存在，其中非扩散钙与蛋白质结合形成蛋白结合钙，扩散钙主要是离子钙。常规情况下人体内血清总钙浓度比较恒定，在较窄的范围内波动。血清钙的指标：儿童一般为 2.25 ～ 2.27mmol/L（9 ～ 11mg/dl），血清离子钙为 1.13 ～ 1.35mmol/L。离子钙的主要作用是参与肌肉收缩及神经传导、维持心肌功能和参与凝血。甲状旁腺素通过加强肾对维生素 D 的羟化，使 $25-OH-D_3$ 转化为活性的 $1,25-(OH)2-D_3$，从而促进肠道钙的吸收。因此血清钙增高多见于维生素 D 增加或甲状旁腺功能亢进等引起的骨钙溶解及钙摄入过量；血钙降低可见维生素 D 缺乏和甲状旁腺功能减退等所造成的成骨作用增加。当怀疑有新生儿低钙血症时，应测定离子钙，如果继续出现并发症，更应该经常测定。

2. 血清碱性磷酸酶

碱性磷酸酶广泛分布于人体的骨骼、组织和体液中，大部分由骨细胞生成。儿童的正常范围为 5 ～ 15 菩氏单位。血清碱性磷酸酶是钙营养状况的评价指标之一，因骨组织中此酶很活跃，处于骨骼发育期的儿童、青少年，血清碱性磷酸酶会出现生理性升高。

3. 血清无机磷

血液包含有机磷化合物和无机磷。有机磷化合物主要贮存在骨骼中，血清无机磷水平与膳食磷摄入量具有显著相关性，因此血清无机磷成为磷营养状况的评价指标，儿童血清无机磷浓度范围为 1.45 ～ 1.78mmol/L，但由于血清无机磷只占机体磷含量的极少部分，因此具有一定的局限性，不能完全代表机体营养状况。

（四）锌、碘、钾营养状况评价的实验室指标

1. 血清锌、发锌

空腹血清锌正常最低值为 11.47μmol/L（75μg/dl）。不同部位的头发和不同洗涤方法均会影响发锌测定结果，因此发锌不能准确反映近期体内锌的营养状况。

2. 碘

尿碘浓度可评估人群碘营养状态，100～199μg/L 为正常范围。全血 TSH 可作为评价碘营养状态的间接指标，并用于筛查新生儿甲状腺功能减退症。

3. 血清钾

血清钾是了解机体钾储备的一个重要指标，正常血清钾浓度为 3.5～5.5mmol/L，3.0～3.5mmol/L 为轻度钾缺乏，严重者为低钾血症。新生儿钾缺乏常见低凝血酶原血症和凝血异常，可通过测定凝血酶原时间（PTT）及凝血因子加以检验。

（五）铁营养状况评价的实验室指标

1. 血红蛋白浓度

血红蛋白是红细胞内运输氧的特殊蛋白质，由珠蛋白和血红素组成，血红素中含有铁原子。由于铁质是血红蛋白的重要成分，膳食铁摄入不足或铁吸收障碍会引起血红蛋白合成不足，出现缺铁性贫血的症状，如乏力、气短、皮肤及黏膜苍白等。全血血红蛋白浓度与性别、年龄有关，儿童的正常范围为 120～140g/L（12～14g/dl），新生儿为 180～190g/L（18～19g/dl）。

2. 血清铁

饮食中所含的铁经小肠吸收进入血液，在血液中被氧化成为三价铁，然后与运铁蛋白结合，被转运至机体各组织和器官，最终被利用。这些与运铁蛋白结合的铁即为血清铁。血清铁正常范围为新生儿 18～45μmol/L，婴儿 7～18μmol/L，儿童 9～22μmol/L。当机体出现铁代谢异常时，血清铁浓度

降低，同时伴有总铁结合力升高和转铁蛋白饱和度下降。测定血清铁是诊断缺铁性贫血的检测方法。

3. 血清铁蛋白

血清铁蛋白是去铁蛋白和铁核心 Fe^{3+} 形成的复合物，是铁的贮存形式，它是判断机体是否缺铁或铁负荷过多的有效指标。血清铁蛋白浓度如低于 $14\mu g/L$，考虑铁缺乏。血清铁蛋白可较敏感地反映体内贮存铁的情况，是诊断缺铁性贫血铁减少期的敏感指标。

4. 红细胞比容

红细胞比容是指红细胞在全血中所占的容积百分比，它反映红细胞和血浆的比例，因白细胞和血小板在全血中所占的容积百分比不足 1%，因此，红细胞比容接近血细胞比容。测定红细胞比容有助于贫血的形态学分析。

5. 红细胞游离原卟啉

红细胞内的游离原卟啉与铁是合成血红素的重要原料。缺铁时，大量原卟啉不能与铁结合成血红素，以游离形式积聚在红细胞内，使游离原卟啉增高。因此，游离原卟啉浓度异常升高提示机体处于缺铁性贫血的红细胞生成缺铁期。

6. 红细胞平均体积

红细胞平均体积是指人体单个红细胞的平均体积，红细胞平均体积的正常值为 $80 \sim 90fL$，当出现缺铁性贫血时，平均红细胞体积会下降。此外，目前应用的电子血细胞分析仪可直接显示平均红细胞体积、平均红细胞血红蛋白量及平均红细胞血红蛋白浓度三种值，可对不同类型的贫血具有一定的鉴别作用。

（六）脂溶性维生素营养状况评价的实验室指标

1. 血清视黄醇

血清视黄醇与血清维生素 A 有较好的相关性，视黄醇与视黄醇结合蛋白按 1∶1 的比例由肝脏释放，以满足机体对维生素 A 的需求。一般情况下，血清视黄醇通过自我调节保持在一个较稳定的浓度范围内，反映了肝脏的维生素 A 贮存，因此血清视黄醇适用于评估人群维生素 A 的流行病学情况，不宜用于评估个人维生素 A 的水平。

2. 血清胡萝卜素

胡萝卜素是维生素 A 的前体，可在体内转化为维生素 A。机体对胡萝卜素的吸收与体内脂肪含量、维生素 A 的摄入量等因素相关。当机体出现肝脏病变或脂肪吸收不良时，血清胡萝卜素浓度会下降；当机体摄入含胡萝卜素的食物较多时，血清胡萝卜素浓度会升高。

3. 血浆 25-OH-D 和血清甲状旁腺激素

甲状旁腺素通过加强肾对维生素 D 的羟化，使 $25\text{-}OH\text{-}D_3$ 转化为活性的 $1,25\text{-}(OH)_2\text{-}D_3$，从而促进肠道钙的吸收。因此，血浆 25-OH-D 和血清甲状旁腺激素是反映维生素 D 营养状况的实验室指标，血浆 25-OH-D 低于 50nmol/L（20ng/mL）为维生素 D 不足。甲状旁腺功能为间接检测维生素 D 的功能生物标记物。

4. 血浆维生素 E

血浆维生素 E 含量测定是评价维生素 E 营养状况的指标，但血浆维生素 E 含量与血脂水平具有一定相关性，即血脂下降，维生素 E 含量也下降。因此，对机体维生素 E 营养状况进行评价时，要结合血脂水平进行综合评价，才能得出最终结果。

（七）水溶性维生素营养状况评价的实验室指标

水溶性维生素包括 B 族维生素和维生素 C，可通过血浆及尿液浓度检测进行营养状况评估。尿液浓度检测包括 24 小时尿液浓度检测和 4 小时负荷浓度检测，现已少用。因血样检测敏感度高，临床营养检查常用抽血检查。分光光度法、荧光法、色谱法、毛细管电泳法等是常用的检测方法。

第四章　儿童中医体质营养干预

科学喂养对儿童身心发育至关重要。将儿童膳食营养学与中医体质学相结合，可更好地指导儿童的饮食搭配，以达到合理膳食、调整体质偏颇、保证儿童健康成长的目的。本章分别介绍婴幼儿、学龄前期、学龄期、青少年期的常用食物性味，并根据不同年龄儿童的特点介绍各时期儿童的营养方案，以更好地指导不同体质儿童的饮食配置。

第一节　婴幼儿常用食物的性味及营养方案

婴幼儿生长发育分为几个阶段，各个阶段有着不同的生理变化。从胎儿出生到满 28 天之前，称为新生儿期；从胎儿娩出结扎脐带时开始到 1 周岁之前为婴儿期；从 1 周岁至满 3 周岁之前是幼儿期。新生儿的体质大多差别较小，在后期的成长发育过程中才慢慢显示出体质差异。

婴幼儿阶段初离母腹，脏腑娇嫩，有着独特的生理特点，其生机蓬勃，发育迅速，所需水谷精气之供养比起成人要求更高。此时是生长发育的高峰时期，体格、心理、智能均快速发育。在这个时期，孩子的饮食营养会对其生长发育及身体健康产生非常重要的影响。特别是 1 周岁以内处于断奶阶段的婴儿，应增加辅食，使营养成分均衡合理。饮食中如维生素不足，则容易发生营养缺乏病，如佝偻病、维生素 C 缺乏病等。营养对身体的抵抗力也很重要，特别是缺乏蛋白质的饮食，不仅使小儿生长发育落后，也会使机体抵抗力降低而容易患病。幼儿期正处于由乳类食物喂养为主转化到以辅助食物喂养为主的过程，从母体获得的免疫功能已消失。因此，对幼儿应注意加强营养，重视预防措施。另外，婴幼儿脾胃娇弱，如乳食不当，或过饥过饱，均会影响其脾胃功能而致生疾病。

婴幼儿营养的基本要求是满足生长发育、避免营养素缺乏。婴幼儿喂养，尤其是出生后最初 6 个月的纯母乳喂养，是儿童营养的重要基础。保护、支持和促进婴幼儿时期的合理喂养，是控制和降低营养不良的关键措施。婴幼儿时期喂养主要包括母乳喂养、辅助食品添加及辅食营养补充、特殊情况下的喂养指导等。WHO 推荐的婴幼儿最佳喂养方式为从出生到 6 月龄的纯母乳喂养，此后继续母乳喂养至 2 岁或 2 岁以上；同时自婴儿 6 月龄开始，及时、合理、适量且安全地添加辅食和进行辅食营养补充，以满足婴幼儿的营养需求。胎儿和婴幼儿时期的营养与健康状况关系到成人慢性病的发生发展，因此，对婴幼儿进行科学喂养将有助于顺利地过渡到进食成人食物阶段。

一、乳类和乳制品

乳类如人乳、牛羊乳等是一种营养丰富而又容易消化的食物。乳制品也称奶制品，指以生鲜牛（羊）乳及其制品为主要原料，经加工制成的产品。乳类及其制品所含营养成分齐全，组成比例适宜，容易消化吸收，是婴幼儿的理想食品。一般小儿在出生后的食物是以乳（母乳或牛乳）及乳制品为主，以后随着年龄的增长，逐渐增加辅助食品，乳类的摄入逐渐减少，约至 3 岁以后可完全吃成人饭。

乳类应是 0 ～ 12 月龄婴儿营养需要的主要来源，每日应保证足够的奶量，以保证婴儿正常体格和智力发育。如母乳不能满足婴儿需要时，可使用婴儿配方奶给予补充。无论选择何种乳类喂养，0 ～ 3 个月的婴儿应该按需哺乳，每天喂 8 次以上，每次喂奶的量可以不固定，一般足月正常体重的婴儿每天需要的奶量为 100 ～ 150mL/kg 体重。3 个月以后宝宝的吃奶间隔逐渐规律，4 ～ 6 个月的婴儿每 3 ～ 4 小时吃 1 次奶，每天 5 ～ 6 次，每天的总奶量应该在 600 ～ 800mL。4 个月后多数宝宝夜间可以睡整觉了，此时夜间可以不喂奶。规律吃奶及夜间不喂奶利于婴儿养成良好的饮食习惯和睡眠习惯，并为今后添加泥糊状食物做准备。这一习惯应逐渐培养，且有个体差异，不可强迫。

1 ～ 3 岁幼儿正处在快速生长发育的时期，对各种营养素的需求量相对较高；同时幼儿机体各项生理功能也在逐步发育完善，但是对外界不良刺激的防御能力仍然较差。因此，对于幼儿膳食安排，不能完全与成人相同，需要特别关照，可继续给予母乳喂养直到 2 岁（24 月龄）。我国 4 个月内基本纯母乳喂养率为 71.6%，6 个月时仍在吃母乳儿童比例为 84.3%，1 岁以后为 42.65%，2 岁以后 19.2%。过早添加辅食与添加不及时两种不合理情况同时存在。

（一）母乳

1. 母乳喂养的优点

母乳是婴儿最理想的天然食物，对婴儿健康的生长发育有不可替代的作用。健康、营养均衡的母亲的乳汁可提供足月儿正常生长至 6 个月所需要的全部营养。

母乳喂养对孩子有以下好处：①母乳中含有充足的能量和营养素，为孩子提供适量、合理的蛋白质、脂肪、乳糖、维生素、铁和其他矿物质、酶和水，而且母乳中这些营养素更容易消化吸收。它可以为 6 个月以下的孩子提供所需要的全部营养，为 6 ～ 12 个月的孩子提供一半的营养，为 12 ～ 24 个月的孩子提供 1/3 的营养。②母乳易为婴儿消化吸收，母乳中脂肪、蛋白质和乳糖比例适宜，有助于婴儿消化吸收，且不增加婴儿肾脏负担；母乳中钙磷比例适宜，有利于钙的吸收。③母乳中含有足够的水分，即使在非常干燥和炎热的气候下也可以满足孩子的需要。④母乳乳清蛋白中富含抗感染因子，具有增进婴儿免疫力的作用，可以保护儿童免受包括腹泻、肺炎和中耳炎在内的多种感染性疾病的影响。⑤母乳喂养的孩子不易患糖尿病、心脏病、湿疹、哮喘、类风湿关节炎和其他过敏性疾病，而且可以预防肥胖。⑥母乳含优质蛋白质、必需氨基酸及乳糖较多，可增强大脑发育、视觉发育和视力。母乳喂养的孩子已被证明具有较高的智商（IQ）、语言学习能力和数学／计算能力。⑦母乳喂养可增进孩子和母亲之间的情感联系，又便于观察小儿变化，随时照料护理。

母乳喂养对母亲有以下好处：①母乳喂养可以减少产后出血和贫血，产后哺乳可刺激子宫收缩早日恢复，促进产后尽快康复。②纯母乳喂养可以抑制排卵并延缓生育力的恢复，起到避孕效果。③母乳喂养可以降低乳腺癌和卵巢癌的发病风险。④母乳喂养有助于母亲恢复正常身材。

2. 母乳的营养成分

母乳是喂养婴儿的最佳食品，含有婴儿生存和健康生长所需的营养成分和生物活性物质，这些物质对婴儿的成长发育至关重要。已知的母乳成分超过 2000 种，其中 300 多种是婴儿生长发育必不可少的成分。母乳营养成分包括蛋白质、脂肪及碳水化合物三大含量较高的营养素和矿物质、维生素等含量较低的微量营养素。

既往的多项研究报道中指出，婴幼儿期的营养状况可开启并形成个体一生的代谢模式，影响其现在与成年后的健康状态。同时，婴幼儿时期的营养干预影响大、效益好、回报高。国外关于母乳成分的研究已有百余年历史，早在 1898 年 Carter AH 的文章即报道了母乳中固形物、水分、灰分、脂肪、蛋白质及碳水化合物含量。部分发达国家通过分析本国母乳成分的研究结果，作为婴幼儿膳食摄入标准，并开展针对本国婴幼儿的食品配方。

而中国国内针对母乳成分的研究从 20 世纪 80 年代起才逐渐起步，研究范围相对较小，样本量也相对较少。目前我国婴幼儿营养及健康指导主要还是参照国外的研究，已有报道发现母乳成分含量随着泌乳分期、个体及种族差异而不断变化，亦受母亲自身状况、环境、乳汁的体外加工处理等因素影响。

母乳中营养成分的含量呈现一定的规律性变化。母乳中蛋白质、矿物质、乳糖在初乳中含量最高，并随泌乳时间延长逐渐降低，最终在晚乳中含量最低；而母乳中脂肪、能量的含量在初乳中最低，此后随着泌乳时间的延长逐渐升高，在过渡乳中达到高峰，并于成熟乳、晚乳中维持恒定；母乳中水分的含量在初乳中较高，在过渡乳中降至最低，并于成熟乳、晚乳中逐渐升高。

（1）蛋白质 母乳中的蛋白质主要包括酪蛋白、乳清蛋白、免疫球蛋白三大类。其中乳清蛋白约占蛋白质总量的60%。α-乳白蛋白和乳铁蛋白是人乳中主要的乳清蛋白。乳铁蛋白是一种富含唾液酸（sialic acid，SA）的非血红素铁结合乳糖蛋白，相比于其他体液，其在乳汁中含量最高。牛乳中的乳铁蛋白浓度仅为人成熟乳的1/3，而人初乳中乳铁蛋白浓度更高，可达5g/L，所以母乳喂养可以为早产儿提供最丰富的乳铁蛋白。乳铁蛋白参与铁的转运，具有抗感染、神经保护及改善早期大脑神经发育和认知发育等生物功能。

人乳中没有β-乳球蛋白，β-乳球蛋白不易被蛋白酶消化，在婴儿体内不易分解，进而会造成婴儿过敏。IgA是人乳中占主导地位的免疫球蛋白，主要形式是分泌型IgA（SIgA），除SIgA外，还有其他两种免疫球蛋白：IgG和IgM。SIgA存在于母乳喂养的婴儿肠道内，可与肠道中的细菌毒素和毒素因子等病原微生物特异性结合，从而防止肠道被病原菌侵害，降低婴儿肠道疾病的发生率。

（2）脂肪 母乳中含有4%～4.5%的脂肪，其中包括98%的甘油三酯、1%的磷脂、0.5%的胆固醇和胆固醇酯。母乳中含有多种脂肪酸，其中大部分都是结构复杂的长链多不饱和脂肪酸，长链多不饱和脂肪酸是婴儿中枢神经系统结构如脑白质、灰质等的重要组成部分，可增加幼儿大脑的活动性和脑叶连通性，改善儿童时期学习和认知能力，促进大脑神经结构发育，减轻大脑神经损伤。婴儿 50% 左右的能量由母乳中的脂肪提供，棕榈酸是母乳中的最重要的饱和脂肪酸，约占脂肪酸总量的 27%，其中约 70% 是酯化到 Sn-2 位上的甘油三酯。

（3）碳水化合物 乳糖是母乳中的主要碳水化合物，是 6 个月以内婴儿的主要能量来源，含量为 65～70g/L。母乳中乳糖主要为 β-乳糖，可以促进肠道双歧杆菌的生长繁殖。

目前已经证明，人乳中有 200 多种低聚糖。母乳低聚糖是一类结构多样的非共轭糖基聚糖，是母乳中特有的、含量丰富的复合碳水化合物，质量浓度为 7～12g/L，初乳中含量更高。母乳低聚糖由一个半乳糖和一个 N-乙酰葡萄糖胺组成其核心结构，岩藻糖及唾液酸等其他糖单元通过不同的形式连接在周围，其中岩藻糖基化低聚糖和唾液酸低聚糖含量最多。母乳低聚糖不仅促进婴儿体格发育，在神经系统的发育和完善过程中也发挥着重要作用，可以影响大脑功能、减少脑炎症性损伤、促进脑结构与认知发育。

（4）矿物质 人乳与牛乳中的主要矿物质种类接近，含量普遍偏低。人乳中的低磷含量可能是由于酪蛋白含量低造成的，酪蛋白在其分子结构中含有大量的磷和钙。低矿物质含量可使母乳喂养的婴儿未成熟肾脏溶质负荷较低，对婴儿生长发育具有有益的生理意义。

（5）维生素 母乳中维生素 A 的主要存在形式是视黄醇，是构成婴儿视觉细胞内感光物质的重要成分，其含量受母亲膳食维生素 A 摄入量影响较大。人乳中维生素 E 的主要存在形式是 α-生育酚（83%），也有少量以 β、γ 和 δ-生育酚的形式存在，主要功能是抗氧化。维生素 K 又称抗出血维生素，在人乳中含量极低，因此美国儿科学会建议，婴儿出生时注射这种维生素以避免新生儿的出血性疾病。维生素 B_1 的主要存在形式是硫胺素，是婴儿能量代谢中不可缺少的成分；维生素 B_6 的主要存在形式是吡哆醇，有助于婴儿蛋白质的代谢；维生素 B_{12} 主要有助于红细胞的形成。维生素是人体重要营养素，婴儿在出生的时候即可获得除维生素 K 以外的足够量的维生素。

（6）其他　母乳中含有多种促生长因子，如胰岛素样生长因子（IGF–Ⅰ和 IGF–Ⅱ）和表皮生长因子（EGF）等，可以促进婴儿胃肠道发育。母乳中还含有丰富的巨噬细胞、中性粒细胞及淋巴细胞等，具有极强的杀菌活力。此外，人乳中还有许多酶，如淀粉酶、过氧化酶、碱性磷酸酶、酸性磷酸酶、脂肪酶等，易于乳汁的消化。

3. 母乳喂养的方法

（1）按需喂养　母乳喂养应由乳母细心观察婴儿的个体需要，以按需喂养为原则。一般说来，第 1～2 个月不需定时喂哺，可按婴儿需要随时喂；此后按照小儿睡眠规律可每 2～3 小时喂 1 次，逐渐延长到 3～4 小时 1 次，夜间逐渐停 1 次，一昼夜共 6～7 次；4～5 个月后可减至一昼夜 5 次。每次哺乳 15～20 分钟，可根据各个婴儿的不同情况，适当延长或缩短每次哺乳时间，以饱为度。

（2）产后应尽早开奶，初乳营养最好　在分娩后 5 天内，乳母分泌的乳汁呈淡黄色，质地黏稠，称之为初乳；之后的 6～10 天的乳汁称为过渡乳，11 天至 9 个月的乳汁为成熟乳。初乳对婴儿十分珍贵，其特点是蛋白质含量高，含有丰富的免疫活性物质，对婴儿防疫感染及初级免疫系统的建立十分重要。初乳中含有大量分泌型 IgA 及白细胞，可为婴儿提供被动免疫，提高婴儿的抗感染能力；初乳有助于婴儿胎便的排出，可预防病理性黄疸；初乳含有生长因子，有助于婴儿肠腔发育，预防婴儿发生过敏或不耐受；初乳富含维生素 A，可以减少婴儿发生严重感染的危险。因此，应尽早开始喂奶，产后 30 分钟即可喂奶。尽早开奶可避免婴儿生理性黄疸、生理性体重下降和低血糖的发生。

一般足月新生儿吸吮能力较强，吞咽功能基本完善。《育婴家秘·鞠养以慎其疾》曰："小儿在腹中，赖血以养之，及其生也，赖乳以养之。"早期开乳有利于促进母乳分泌，对哺乳成功可起重要作用，可以使新生儿早期获得乳汁滋养。开始 2 ～ 3 天乳汁分泌不多，但也可满足婴儿的需要；若婴儿有明显的饥饿表现或体重减轻过多，可在哺乳后补授适量糖水或配方乳，但切不可以糖水或牛奶取代母乳。

为了保证母乳喂养成功，必须坚持哺乳，代乳法不利于泌乳的建立。只有在无法由母亲喂养的情况下才用购置的配方乳喂养。最少坚持完全纯母乳喂养 6 个月，从 6 月龄开始添加辅食的同时，应继续给予母乳喂养，最好能到 2 岁。在 4 ～ 6 月龄以前，如果婴儿体重不能达到标准体重时，需要增加母乳喂养次数。

4. 母乳喂养注意事项

正确的喂奶姿势是成功进行母乳喂养的重要因素。母亲哺乳时抱婴儿的要点是：婴儿的头和身体呈一条直线，身体贴近母亲，头和颈得到支撑，婴儿贴近乳房、鼻子对着乳头，嘴和乳头处于同一水平位置。不要让婴儿扭着脑袋吸吮，这样才更容易吞咽。母乳喂养时要特别注意婴儿嘴和母亲乳房的含接，口张大、下唇朝外突出、下颌接触乳房。婴儿有效吸吮时可见慢而深的吸吮，并可闻及吞咽声。

母亲哺喂时可以采取不同的姿势和体位，侧位、仰卧位和坐位均可，以母婴感觉舒适、心情愉快、全身肌肉放松为原则。采取坐位时，母亲最好坐在有靠背的椅子上，椅子不宜太软，靠背不宜后倾，椅子高度以母亲坐在椅子上两脚能平放在地面为宜。喂奶一侧的脚下可放一小凳子，便于母亲抱婴儿，也可使母亲身体放松舒适，便于乳汁排出。用一手托住乳房，将拇指与其他四指分别放在乳房上、下方，托起整个乳房哺喂。

应让婴儿吸空一侧乳房再吸另一侧。若仅吸完一侧乳房的奶宝宝就吃饱了，就应将另一侧的奶挤出。这样做的目的是预防"胀奶"，"胀奶"不仅使母亲感到疼痛不适，还有可能导致乳腺炎，而且还会反射性地引起泌乳减少。

哺乳结束后不要马上将婴儿放在床上，而要把婴儿竖直抱起，让婴儿的头靠在母亲肩上，也可以让婴儿坐在母亲腿上，以一只手托住婴儿的枕部和颈背部，另一只手弯曲，在其背部轻拍，使吞入胃里的空气吐出，以防止溢奶。

若婴儿含着乳头睡着了或是母亲由于某些原因不得不中断吸吮时，母亲可将一个干净手指轻轻按压宝宝嘴角，使乳头从婴儿嘴中脱出，切不可用力把乳头硬拉出来，以免损伤乳头。

5. 如何观察母乳喂养是否良好

通常情况下，判断孩子母乳喂养是否良好，可以参考孩子的大小便情况和生长发育这两个客观指标。

（1）大便　如果婴儿喂养适当，则应在出生后约3日内排空胎便，并逐渐转为正常大便，这个过程与乳汁生成 II 期（即乳汁分泌增加期）的开始时间正好吻合。出生4日后，大多数婴儿每日排便3次或更多，且排便时间通常与哺乳时间同步。到出生后第5日，大便应为浅黄色并有颗粒物。胎便排出延迟表明乳汁生成延迟或无乳汁生成、哺乳管理不佳、乳汁排出不畅，罕见情况下可能有囊性纤维化相关的肠梗阻。

（2）小便　一般出生后第1个24小时中排尿1次，之后24小时中增加至2～3次，第3日和第4日为4～6次/日，第5日及之后为6～8次/日。排尿次数减少、尿液呈深黄或橙色，或尿布中有砖红色尿酸盐晶体时，通常表明婴儿的液体摄入量不足，如增加液体摄入量后这种状况仍不能得到改善，应及时就医。

（3）体重　婴儿出生后体重减轻是正常现象（生理性体重减轻），预计下降比例为出生体重的5%～7%。正常婴儿出生后5日左右随着吃奶量的增加会停止体重下降，出生后1～2周龄时体重通常会恢复至其出生时的水平。一般在3～4月龄时达到出生体重的2倍，1岁时一个母乳喂养并合理添加辅食的婴儿，体重应是出生体重的2.5～3倍。但是除了看当前的体重值之外，还要连续监测婴儿的体重变化，并将体重值标在生长发育曲线（建议用WHO 2006版）上，绘制婴儿"生长发育曲线"，通过生长变化趋势判定喂养状况是否合理。

6. 乳母膳食安排及喂奶期间的注意事项

（1）增加乳母进食量和液体摄入量

当母亲哺乳时，其身体会努力运转以产生乳汁，因此需要额外的能量。哺乳母亲需要比非哺乳母亲吃得更多。另外，哺乳母亲还需要确保自己饮入足量的液体，应有主动饮水的习惯，每日餐食中应有汤汁或稀粥，如鱼肉汤、蔬菜豆腐汤、小米粥等。如果母亲出现口干或深色尿液，可能需要饮入更多的液体。有些母亲的体会是哺乳前半小时喝汤或饮水，哺乳时随时喝汤或饮水，均会对增加奶量有所帮助。

（2）营养素补充　如果乳母的日常膳食能达到食物多样、平衡膳食、合理营养，通常不需要使用矿物质维生素补充剂。但是，膳食单一，缺少畜肉、鸡肉、鱼肉和奶制品的情况下，建议乳母常规服用多种矿物质维生素补充剂。如果在分娩后发生贫血，需要服用含铁的营养素补充剂。母亲还需要确保自己每日获得充足的钙和维生素 D，也可增饮奶量，多晒太阳，以保持骨骼强壮。

（3）避免某些食物　哺乳母亲应该避免食用某些含有大量汞的鱼类。汞是一种可通过乳汁进入孩子体内的重金属元素，对孩子的脑部和神经系统可造成不可逆的损伤。含有大量汞的鱼类包括鲨鱼、剑鱼、大鲭鱼 / 青花鱼、方头鱼等。有过敏史的乳母应回避有过敏风险的食物，如果孩子出现湿疹等过敏现象，要回避深海鱼虾类食品。

（4）避免使用某些药物　部分药物可影响母亲的乳汁生成量或对喂养儿造成伤害，例如某些激素类口服避孕药可使乳汁生成减少。乳母因病需要服药时，不可盲目服用，需要在医生指导下确认该药在母亲哺乳时使用安全。如果哺乳期妇女必须服用某些可能影响喂哺儿的药物时，需要考虑中止母乳喂养。

（5）远离烟酒　哺乳期妇女饮酒时，乙醇可通过母亲的乳汁进入孩子体内。饮入 1 标准杯（相当于含 17g 酒精，啤酒约 340g，11°红酒约 142g，40°白酒约 43g）的酒后，母亲的身体需要大约 2 个小时才能将乙醇清除。母亲在饮酒后，应等待 2 个小时后再哺乳。所有喂哺新生儿的母亲都应该戒烟，父母吸烟的孩子可出现呼吸问题、肺部感染或耳部感染；而且，吸烟可能影响泌乳量，使乳汁生成量降低。同时，乳母和婴儿的生活环境应避免被动吸烟。

（6）不喝或少喝含咖啡因的饮料　部分咖啡因可通过乳汁进入孩子体内。如果母亲每日喝咖啡超过 3 杯，孩子可因为咖啡因而出现烦躁或难以入睡。一些比较敏感的孩子对很微量的咖啡因即会出现反应，所以需要谨慎对待。

（二）乳制品

由于某种原因母亲没有奶，或母亲患有某些不宜哺乳的疾病，如急性肝炎、活动性肺结核等疾病，不适合哺乳时，可用代乳品喂养。牛乳是人类食用最为普遍的乳类，是非常有营养的饮品，不仅能提供丰富的优质蛋白，还是日常饮食中钙的重要来源之一。牛乳中含水分 87.5% ～ 89.0%，脂肪 3.0% ～ 5.0%，蛋白质 3.0% ～ 3.5%，乳糖 4.5% ～ 5.0%，矿物质 0.6% ～ 0.75%；另外，还含有丰富的维生素。

1. 液体乳类

（1）纯牛（羊）乳　牛乳所含营养成分与人乳有差别。牛乳所含蛋白质较多，但以酪蛋白为主，在胃内形成凝块较大，不易消化；含乳糖较少，故喂食时最好加 5% ～ 8% 的糖。婴儿每日约需加糖牛奶 110mL/kg，需水每日 150mL/kg。例如 3 个月婴儿，体重 5kg，每日需喂鲜牛奶 550mL，内加蔗糖 44g，另需加喂温开水、果汁 200mL。一般小儿全日鲜牛奶喂哺量以不超过 800mL 为宜，能量供给不足时可增补辅助食品。小于 5 个月的婴儿喂牛奶宜适当加水稀释，2 个月以内加 1/2 水，3 ～ 4 个月加 1/3 水。鲜羊乳成分近似于牛乳，使用方法可参照牛乳。

纯牛乳包括生鲜牛乳和杀菌乳。生鲜牛奶是新挤出的牛奶未经杀菌，在

4℃下可保存21~36小时。这种牛奶无需加热，不仅营养丰富，而且保留了牛奶中的一些生理活性成分，对儿童生长有益。目前市场上的牛奶大部分都属于杀菌乳，基本上分为两大类：①巴氏杀菌奶。现用的巴氏杀菌方法一般有两种：一种是加热到61.1～65.6℃之间，30分钟；另一种是加热到71.7℃，至少保持15秒。巴氏杀菌方法瞬间杀死致病微生物，属非无菌灌装，但其细菌含量不会对健康形成威胁。其在口感及风味上较接近原奶的水平，营养价值与鲜牛奶差异不大。B族维生素的损失仅为10%左右，一些生理活性物质可能会失活。适宜所有对牛奶不过敏的人。②超高温消毒乳，又称常温奶，是指在130～140℃下，进行4～15秒的瞬间灭菌处理，完全破坏其中可生长的微生物和芽孢，并在无菌状态下灌装。这种奶几乎不含细菌，且由于添加了化学合成的鲜奶香精或奶油等高脂肪类物质，一般味道比较浓厚。这种消毒方法不仅能破坏鲜奶中全部生物活性物质和大部分维生素，还会使易被人体吸收的钙离子与牛奶的酪蛋白结合，形成不易被人吸收的物质。适宜身体健康的中青年人饮用，正在生长发育的儿童和老年人需要补充足量的钙，所以尽量不饮此类奶。常温奶曾在一些国家流行过，但目前发达国家已禁止采用超高温工艺加工牛奶。

质量好的鲜牛奶呈乳白色或微黄，水牛奶颜色较白些，质地均匀，有适当黏度，无杂质、无沉淀、无凝块、无异味，煮沸时不出现结粒或凝块，有乳香，略带甜味。变质的牛奶有白色凝块，或乳清呈浅黄绿色，煮沸出现凝结粒状物。

牛乳的营养成分：

a.蛋白质。牛乳中的蛋白质主要有酪蛋白、乳清蛋白和脂肪球膜蛋白。酪蛋白含量最多，占乳蛋白的80%～82%。酪蛋白在pH4.6状态下沉淀，与钙结合为酪蛋白钙，进而与胶态磷酸钙生成酪蛋白和磷酸钙的复合物。此复合物也含有镁、柠檬酸等物质，在乳中以胶粒的形式存在，使乳具有不透明性。酪蛋白在凝乳酶、酯或乙醇的作用下会发生凝胶化，生成副酪蛋白，加入过量钙，即可形成胶块，为生产奶酪的主要工艺过程。牛乳中的酪蛋白酸沉淀后，保留于上面的清液称为乳清，含有乳白蛋白和乳球蛋白等。乳白蛋白属于热敏性蛋白质，对酪蛋白有保护作用，乳球蛋白与机体免疫力有密切关系，初乳中含量比常乳高。脂肪球膜蛋白含有磷脂蛋白和糖蛋白，是人体器官的组成部分，虽然含量少，但有重要的生理意义。牛乳中的酪蛋白与乳清蛋白的比例与人乳组成正好相反，因而在用牛乳生产婴儿配方奶粉时要加以调整。

牛奶中所含蛋白质的品质很好，其生物学价值为85，而谷蛋白介于50～65之间。牛奶中的蛋白质所含的20多种氨基酸中有人体必需的8种氨基酸，奶蛋白质是全价的蛋白质，它的消化率高达98%。其生物价和消化率均比禽畜肉的蛋白质高。牛乳中也含有谷类食品的限制性氨基酸，如赖氨酸、蛋氨酸。

b. 脂肪。牛乳脂肪以较小的微粒分散于乳液中，含量为3.5%～4.5%，约提供全乳能量的48%。乳脂肪中的脂肪酸种类很多：一些短链的脂肪酸还是乳的呈味物质，如乳乙酸、丁酸等，约占9%；棕榈酸和硬脂酸约占40%；低级饱和脂肪酸乳油酸约占30%；必须脂肪酸仅占3%。此外，乳脂肪中还含有少量的磷脂、脑磷脂和胆固醇等。

乳脂肪的消化性好，极易被人体消化吸收。乳脂肪在各种食用油脂中最容易消化，主要在于乳脂肪的熔点低于人的体温，同时它本身已具备了很好的乳化状态。乳脂肪不同于其他动植物性脂肪，它含有20多种脂肪酸（其他动植物脂肪只含有5～7种脂肪酸），而且低级挥发性脂肪酸多，约达14%左右，其中水溶性脂肪酸即达8%左右（其他油脂只有1%）。由于乳脂肪中含有在体温下呈液体状态存在的脂肪酸的比例高，所以乳脂肪是一种消化率很高的食用脂肪。

c. 碳水化合物。牛乳中所含碳水化合物主要是乳酸，其余为少量葡萄糖、果糖和半乳糖。乳糖是哺乳动物乳汁中所特有的糖，牛奶中的糖类99.8%为乳糖，其含量占牛奶成分的 4.6% ～ 4.8%，还有极微量的葡萄糖、果糖和半乳糖。乳糖的甜度很低，仅为蔗糖的 1/5，具备蔗糖、葡萄糖等所没有的特殊优点。

牛乳中糖的功能：乳糖促进钙、铁、锌等矿物质的吸收，提高它们的生物利用率。牛奶中的乳糖几乎全部呈溶解状态。乳糖具有调节胃酸的作用，促进胃肠蠕动和消化腺分泌，还可促进钙的吸收，有助于肠道菌群调节，可促进肠中双歧杆菌自行合成维生素 B_1、B_2、B_6、烟酸等，还有整肠、通便等作用。

d. 维生素。牛乳是各种维生素的优良来源。它含有几乎所有的脂溶性和水溶性维生素，可以提供相当数量的维生素 B_{12}、维生素 A、维生素 B_6 和泛酸。牛乳中的烟酸含量不高，但由于牛乳蛋白质中的色氨酸含量高，可以帮助人体合成烟酸。牛乳中还含有少量的维生素 C 和维生素 D。牛乳的淡黄色来自类胡萝卜素和核黄素，其中胡萝卜素的含量受饲料和季节的影响，青饲料多时含量增加。其中的维生素 A、维生素 D、维生素 E 含量也受季节的影响。水溶性维生素受季节的影响较小。由于现在市售消毒鲜奶普遍强化维生素 A 和维生素 D，它成为这两种维生素最方便廉价的膳食来源之一。

e. 矿物质。牛奶中无机盐的含量为 0.7% ～ 0.75%，且富含钙、磷、钾、镁等元素。其中，所含的钙质和胆碱具有促进胆固醇从肠道排泄、减少其吸收的作用；钙、钾等元素对防治冠心病、高血压有好处。此外，牛奶中还含多种微量元素，如铜、锌、碘、锰等。但是铁元素的含量较少，因此必须从其他食物中获取足够的铁。婴儿在出生 4 个月后需要补充铁以补充乳中铁的不足。

牛乳是动物性食品中唯一的碱性食品。牛乳中约 20% 的钙以酪蛋白酸钙复合物的形式存在，其他矿物质也主要是以与蛋白质结合的形式存在。牛乳中的钙、磷不仅含量高而且比例合适，并有维生素 D、乳糖等促进吸收因子，吸收利用效率高，特别有利于骨骼的形成。因此，牛乳是膳食中钙的最佳来源。如果不常食用乳类，每日膳食中的钙很难达到推荐膳食供给量。

（2）酸奶　通常，在母乳不足的情况下选择牛奶喂养是普遍的喂养方式。但有些孩子喝牛奶后会出现肚子胀、拉肚子，这不一定是牛奶过敏，而是乳糖不耐受的症状。乳糖是牛奶特有的糖类物质，水解后分解为半乳糖和葡萄糖，其不仅能够提供能量，而且还可以促进钙、磷、镁等无机离子被人体吸收。乳糖还具有调节胃酸促进胃肠蠕动和消化腺分泌的作用。

婴儿出生后，消化道内含有较多的乳糖酶，乳糖酶可以分解乳糖为葡萄糖和半乳糖供人体吸收利用。随着年龄的增长，婴儿对乳类食用量减少，乳糖酶的活性和含量也逐渐下降。食用乳及乳制品时，乳中的乳糖不能被人体分解成单糖，而被肠道细菌分解，转化为乳酸，伴有胀气、腹泻等症，称为乳糖不耐症。为避免发生乳糖不耐症，可采用事先加乳糖酶分解的方法降低乳及乳制品中乳糖的含量或饮用酸奶。

酸奶是由优质的牛奶经过乳酸菌发酵而成的，牛奶经过发酵，乳糖、蛋白质被分解成小分子（如半乳糖），使蛋白质结成细微的乳块，脂肪含量也比牛奶增加了2倍，更容易被消化吸收。因此，酸奶在促进生长、改善营养方面的作用更为优越，是母乳之外最为优质的一种营养食品。

同时，酸奶保存了鲜奶中所有的营养成分，而且因为发酵作用使营养素的消化率和吸收利用率均有所提高，促进生长、改善营养方面的作用优于牛奶。酸乳制品的成分一般为水分83.5%、蛋白质4.6%、脂肪2.1%、乳糖8.7%、矿物质1.1%。在牛奶发酵的过程中，乳酸菌分解了牛奶中的蛋白质和乳糖，人体不但易于消化吸收，而且还能有效地抑制肠道内的细菌繁殖，加强胃肠蠕动与机体的物质代谢，有助于儿童大脑和神经系统的发育。

酸乳中的许多高吸收率的钙、磷、铁等元素的乳酸盐，可预防婴儿佝偻病，防治老人骨质疏松症；酸乳中还富含B族维生素和叶酸等。乳酸具有多方面的保健作用，可以赋予产品爽口的滋味，使酪蛋白形成细嫩的凝乳，抑制有害微生物的繁殖，促进胃肠蠕动和消化液的分泌，还可提高多种矿物质的吸收率。此外，发酵使得某些 B 族维生素的含量也有所提升。理论上，加工合理的酸奶不仅能保留牛奶高品质的营养成分，而且还可有效避免乳糖不耐受的问题，不会增加腹泻发生的风险。

2. 乳粉类

由于种种原因，不能用纯母乳喂养婴儿时，如乳母患有传染性疾病、精神障碍、乳汁分泌不足或无乳汁分泌等，建议首选适合 0 ～ 6 月龄婴儿的配方奶粉喂养，不宜直接用普通液态奶、成人奶粉、蛋白粉等喂养婴儿。婴儿配方食品是随食品工业和营养学的发展而产生的，针对母乳成分、结构及功能等方面进行研究，以母乳为蓝本对动物乳进行改造，调整了其营养成分的构成和含量，添加了多种微量营养素，使其产品的性能、成分及含量基本接近母乳。奶粉由于加工所用的原料乳成分不同而有差异，有全脂奶粉、脱脂奶粉、婴儿奶粉、速溶奶粉等。1 ～ 3 岁幼儿每日给予不少于相当于 350mL 液体奶的幼儿配方奶粉。因条件所限，不能采用幼儿配方奶粉者，可将液态奶稀释，或与淀粉、蔗糖类食物调制。如果幼儿不能摄入适量的奶制品，需要通过其他途径补充优质的蛋白质和钙质。可用 100g 左右鸡蛋（约 2 枚）经适当加工来代替，如蒸蛋羹等。

（1）乳粉的分类

a. 全脂乳粉。全脂奶粉是鲜牛（羊）乳经过浓缩除去 70%、80% 水分后，再经干燥而成的，是蛋白质和钙的良好来源。甜奶粉中添加了 20% 左右的蔗糖，脱脂奶粉中除去了大部分乳脂肪。一般全脂奶粉所含成分：水分占 2.0% ～ 2.5%，脂肪占 26.5% ～ 27.0%，蛋白质占 25.9% ～ 26.5%，乳糖占 38.0% ～ 39.1%，矿物质占 6.0% ～ 6.05%。全脂奶粉便于保存，也较鲜牛奶易于消化。配制时，按容量计算可在 1 份奶粉中加入 4 份水，按重量计算为 1∶8，这样即可把全脂奶粉还原为纯牛奶。

b. 脱脂乳粉。脱脂乳粉指以不低于 80% 的生鲜牛（羊）乳或复原乳为主要原料，添加或不添加食品营养强化剂，经脱脂、浓缩、干燥制成的粉末状产品。对于老年人、消化不良的婴儿及及腹泻、胆囊疾患、高脂血症、慢性胰腺炎等患者有一定的益处。

脱脂奶粉的营养成分含量为蛋白质36%、脂肪1%、碳水化合物52%；每百克含钙1300mg、磷1030mg、维生素A（国际单位）40mg、硫胺素0.35mg、核黄素1.96mg、尼克酸1.1mg、抗坏血酸微量。

c. 调制乳粉。调制乳粉是20世纪50年代发展起来的一种乳制品。早期的调制乳粉是针对婴儿的营养需要，在乳或乳制品中添加某些必要的营养素经干燥而制成的一种乳制品。婴儿配方奶粉大多在牛奶的基础上，降低蛋白质总量，以利于减轻喂养儿的肾溶质负荷，并调整蛋白质的构成，如将乳清蛋白的比例增加至60%，同时减少酪蛋白至40%，以利于消化吸收和优化氨基酸比例，满足婴儿的需要。婴儿配方奶粉中的蛋白质，经过调整蛋白质构成，其与鲜牛乳中蛋白质应有所不同，调整的目的是在含量和蛋白质组分构成上向接近母乳的方向变化，但由于不同产品的配方、原料、生产工艺和质控水平差异，很难清晰地描述其蛋白质质量的状况。

（2）婴儿奶粉营养成分

a. 蛋白质的比例和含量。蛋白质比例非常重要，通常"一段"的婴儿奶粉中酪蛋白：乳清蛋白是4∶6，而在"二段"以上的奶粉里，酪蛋白的比例会慢慢变大。如果过早更换更高阶段的奶粉，可能造成便秘。

蛋白质含量非常重要。6个月前的婴儿每天摄入蛋白质大约10g就足够了，所以在选择婴儿奶粉的时候，不要选择蛋白质含量过高的。母乳中蛋白质含量比牛奶要低不少，优质的第一阶段婴儿奶粉蛋白质含量应接近母乳，在1.5g/100mL左右。

b. 铁。铁是天然牛奶里含量很少的矿物质，但是婴儿在6个月后体内储备的铁开始下降，所以额外补充铁是必须的，这也是为什么婴儿奶粉会分"段"的原因，本身就缺铁的妈妈尤其要留意识别婴儿奶粉的铁含量。

c.n-3 和 n-6 多不饱和脂肪酸。这两种不饱和脂肪酸作为最重要的指标之一，不仅直接影响宝宝脑部发育，而且是一般膳食都比较难补充的。因此，无论在婴幼儿任何时期，保持足够的多不饱和脂肪酸都极其重要。而且 n–3 和 n–6 的比例也非常重要，n–6 要比 n–3 脂肪含量高出 5~7 倍较为合理。

d. 牛磺酸。这也是对婴儿大脑发育非常重要的物质，而且在一般食物中较难摄取，所以必须添加在婴儿奶粉中。通常母乳中牛磺酸的含量比牛奶高很多，所以母乳喂养的婴儿不需要担心缺乏牛磺酸。

（3）婴儿奶粉选购误区

a. 误区一：洋奶粉的质量标准一定高于国标。许多国人认为国外奶粉的质量标准比国内高，国外奶粉符合中国标准是顺理成章的。其实国外的婴儿食品与国产的存在两大差异：首先是矿物质方面。中国奶粉国标对矿物质含量的要求不但有下限，还有上限，而欧洲则没有这样的标准。其次是蛋白质。在中国标准中二段奶粉蛋白质含量反而要比国外高。这是因为欧洲宝宝一岁后一般以肉食、鲜奶、奶酪等其他高蛋白食物为主，从其他食物中摄入的蛋白质高过咀嚼力相对较弱的中国宝宝，所以奶粉中一般蛋白质的含量就会低于国内奶粉。

总体来说，中国婴幼儿奶粉的营养标准可以说是世界上比较严格的，不仅蛋白质含量高，而且微量元素也不只设下限。因此一些欧洲奶粉很可能并不符合中国婴幼儿营养需求。

b. 误区二：奶粉价格越贵品质越好。奶粉价格和品质并不能画等号。从奶粉的配方角度来看，营养成分、含量配比基本是大同小异的，生产工艺也都基本相同。进口奶粉会贵一些，因为要额外分担销售、运输、异地开启市场等费用和关税，而国产奶粉是根据国情、人民生活水平与各类食品的比价，并延续以前国家统一的定价，所以价格相对就较低。怎样判断奶粉好坏？还是要综合考虑各项指标，并不能光看价格高低定品质。

c. 误区三：含钙量越高越好。目前市场上的配方奶粉，不管是国产的还是进口的，只要是 0～1 岁宝宝的，各种奶粉中含有的营养成分都大致与母乳接近。其实各厂家的配方奶粉原料牛奶本身的含钙量差别并不大，但有些厂家为了寻找卖点，在天然牛奶当中加进了化学钙，人为地提高了产品的含钙量，但过多的化学钙并不能被人体所吸收利用，反而会使大便变得坚硬，难以排出，久而久之还容易在人体中沉淀，甚至造成结石。

除了喝奶以外，6个月以上的婴儿还要吃辅食，许多营养成分在辅食中一样可以得到补充。由此可见，父母在选购时，不必为了某一两种营养成分而精挑细选，更重要的是为婴儿选择那些质量可靠的厂商生产的配方奶粉。

d.误区四：冲奶粉时泡泡越少奶粉质量越好。如果奶粉里有气泡，宝宝喝了以后，就容易吐奶或腹胀，尤其是对于肠胃功能尚未发育好的婴幼儿。但是如果冲奶粉时完全没有泡沫，有可能是奶粉中添加了消泡剂，反而影响宝宝的发育。其实冲奶粉有气泡，是一种比较正常的现象。至于起泡的原因，主要有：①由于奶粉的溶液表面张力与黏度的缘故，搅动或冲调时或多或少会产生泡沫。②奶粉中必不可缺的营养成分是蛋白质，蛋白质活性越强，就越容易产生泡泡。③奶粉冲调时，如果水的温度太高，盛装奶粉的容器不够光洁、形状不够规则，搅拌或摇晃的力度太大、方向不对，以及奶嘴孔过大等，也会产生气泡。

e.误区五：奶粉不如鲜奶好。鲜奶营养价值是比较高，但是不适合给小宝宝喝。因为宝宝的胃肠道、肾脏等系统发育尚不成熟，给婴儿喝鲜奶会产生很多问题。鲜奶中的钙磷比例跟奶粉不一样，磷含量较高，会影响宝宝对钙质的吸收；鲜奶中高含量的酪蛋白在遇到胃酸后容易凝结成块，也不容易被胃肠道吸收。此外，鲜奶中的矿物质会加重肾脏负担，使婴儿出现慢性脱水、大便干燥、上火等症状；鲜奶中的乳糖会抑制双歧杆菌，并促进大肠杆菌的生成，容易诱发婴儿发生胃肠道疾病；鲜奶中的脂肪主要是动物性饱和脂肪，会刺激婴儿柔弱的肠道，使肠道发生慢性隐性失血，引起贫血；鲜奶中还缺乏脑发育所需的多不饱和脂肪酸，不利于婴儿大脑的发育。

国家对婴儿奶粉有严格的标准，所以所有合格的婴幼儿奶粉都具有最低的营养保障。而在此之上选择婴儿奶粉的标准就是要选配方无限接近母乳的产品。千万不能盲目追求各种高单项指标，不要超阶段使用奶粉，否则会导致宝宝肾功能或者消化功能受损。

二、常用辅食和营养方案

辅食的定义是除母乳和配方奶以外的其他各种性状食物。母乳虽为婴儿最合适的食物，但仍有某些不足之处，如所含维生素 D 和铁不够小儿所需，维生素 A、B 族维生素、维生素 C 的量随乳母饮食而变化，也容易发生缺乏，再加上婴儿日益长大，消化吸收功能逐渐完善，需要的热能和营养物质也越来越多，而母乳分泌量却不能无限地增加，随着婴儿长大泌乳量反而会渐渐减少，所以婴儿到了一定年龄（一般 1 岁左右）都要断去母乳，改食粮食、菜、肉、蛋等混合食物。

（一）辅食添加的重要性

1. 满足婴幼儿对营养不断增长的需求

随着婴幼儿月龄增长到 6 个月，母乳所提供的营养，包括能量、蛋白质、维生素 A、铁和其他微量营养素已不能完全满足婴儿生长发育的需要，需要及时添加辅食。婴幼儿辅食添加不足是导致婴幼儿营养不良的重要原因。

2. 促进进食及消化能力的发育，培养良好的饮食习惯

适时添加辅食，使婴幼儿逐渐适应不同的食物，促进味觉发育，锻炼咀嚼、吞咽、消化能力，培养良好的饮食习惯，避免挑食、偏食等都有重要意义。同时，随着年龄的增长，适时添加多样化的食物，能帮助婴幼儿顺利实现从哺乳到家常饮食的过渡。

3. 促进婴幼儿心理行为发育

从被动的哺乳逐渐过渡到幼儿自主进食，也是幼儿心理和行为发育的重要过程。在这一过程中，辅食添加发挥了基础作用。同时，喂食、帮助婴幼儿自行进食及与家人同桌吃饭等过程都有利于亲子关系的建立，有利于婴幼

儿情感、认知、语言和交流能力的发育。

（二）辅食添加的最佳时机

婴儿 4～6 月龄是食物引入的关键期，因为在这个年龄段婴儿口腔的神经和肌肉发育趋向成熟，能较好地控制舌的运动，开始咀嚼活动和长出牙齿，肠道消化酶分泌增加，有较好的消化能力，味觉敏感，喜欢新的口感和味道。为了避免婴儿后期出现偏食挑食，可以在该阶段让婴儿尝试其他食物的味道。

添加辅食的具体做法：每天选择 1～2 次在喂奶前给婴儿尝试少许泥糊状食物（注意：仅仅是让婴儿尝试泥糊状食物的味道，不是添加食物，不能影响婴儿正常喝奶）。下列 3 种情况说明婴儿发育良好，已经具备添加其他食物的生理条件，可以根据生长发育情况综合考虑添加泥糊状食物。第一，进食时间规律，夜间不再喂奶；第二，体重超过 6.5～7.0kg，能很好地控制头转动的方向，如想吃时头转向食物，吃饱后把头转开；第三，看到碗里的食物时，头向前靠，流口水，甚至张开嘴巴。

半固体食物是婴儿第一阶段食物，常被称为过渡期食物、换乳食物，也称辅食或断乳食物。婴儿第一阶段食物为特别制作的婴儿产品或家庭自制的富含营养素、泥状（茸状）食物，多为植物性食物，包括强化铁的米粉、水果泥、根茎类或瓜豆类的蔬菜泥。

固体食物为婴儿第二阶段食物，食物的品种接近成人食物，食物的硬度或大小应适度增加，适应婴儿咀嚼、吞咽功能的发育，如末状、碎状、指状或条状软食，包括水果、蔬菜、鱼肉类、蛋类等。

（三）辅食添加的顺序

首先添加谷类食物（如婴儿营养米粉），其次添加蔬菜汁（蔬菜泥）和水果汁（水果泥），以及动物性食物如蛋羹、鱼、禽、畜肉泥（松）等。

米粉的添加应先从单一种类的铁强化婴儿营养米粉开始。试吃第一种米粉后，隔 3～5 天再添加另一种口味的米粉。每次为婴儿添加新口味的食物都应与上次相隔数天。第一次冲调米粉时，可在碗里用温奶或温开水冲调一汤匙米粉，并多用些水将米粉调成稀糊状，让食物容易流入婴儿口内，使婴儿更易吞咽。初次进食由一汤匙（10mL）婴儿米粉（调好的米粉）开始，当婴儿熟悉了吞咽固体食物的感觉时，可增加到 5 汤匙或更多米粉。

对婴儿来说，每次第一口尝试新食物都是全新的体验，可能不会马上吞下去，或扮个鬼脸，或吐出食物。这时家长可以等一会儿，仔细观察，这个阶段的婴儿需要时间学习进食的技巧。乳类很容易流到嘴巴后方，让婴儿吞下去；但固体食物则不同，婴儿必须学会运用舌头控制食物，将食物由舌尖带到嘴巴的后方再吞咽。婴儿学习这项新技巧需要一个过程，使食物不会从嘴里掉出来。此外，婴儿还需要学习爱上固体食物所带来的与母乳或配方奶截然不同的味道和口感。此时，家长要很有耐心，如果婴儿吐出食物，要继续尝试，有时可能要尝试很多次后，婴儿才学会吃和喜欢这些新鲜的口味。

婴儿在进食婴儿米粉一星期后，就可试吃蔬菜泥和水果泥。纯净细腻的蔬菜泥和水果泥含有丰富的维生素 A、维生素 C、膳食纤维和其他重要的营养素，是继米粉后应该给婴儿添加的食物，添加蔬菜泥更有助于婴儿养成良好的饮食习惯。因此，尽量给婴儿每餐都安排蔬菜泥，甚至将蔬菜泥当成点心给婴儿吃。添加蔬菜泥或水果泥的方式与米粉相同，首先采用根茎类或瓜豆类食物做成的蔬菜泥，每次只添加一种，隔几天再添加另一种。同时注意婴儿是否对食物过敏。

首先给婴儿吃单一种类的食物，然后再添加其他口味。待婴儿吃辅食的能力逐渐提高后，便可增加这些食物的喂养量。从营养的角度分析，进食蔬菜泥或水果泥的次序并不重要，但由于水果较甜，婴儿会较喜欢，一旦婴儿养成对水果的偏爱之后，就很难再对蔬菜感兴趣。因此，最好先添加蔬菜泥，再添加水果泥。

婴儿对米粉、蔬菜泥适应后，可以逐渐添加蛋黄和各种肉泥。进食份量由少到多，初次进食从 1 汤勺开始，随着时间的推移，逐步增加婴儿的食用量。建议动物性食物添加的顺序为蛋黄泥→鱼泥（剔净骨和刺）→全蛋（如蒸蛋羹）→肉末。随月龄的不同添加的辅食也不一样，一般 4～6 个月添加菜汤、奶糕、鸡蛋黄、烂粥、菜泥、水果泥、鱼肉泥、动物血等，7～9 个月添加蒸蛋羹、豆腐、肝泥、肉末、软面条、饼干、碎菜、鱼、烤馒头等，10～12 个月添加厚粥、软饭、挂面、馒头、面包、碎肉、豆制品。

（四）辅食添加的原则

每次添加一种新食物，由少到多、由稀到稠、由细到粗循环渐进；逐渐增加辅食种类，由泥糊状食物逐渐过渡到固体食物。建议从 6 月龄开始添加泥糊状食物（如米粉、菜泥、果泥、蛋黄泥、鱼泥等）；7～9 月龄由泥糊状食物逐渐过渡到咀嚼的软固体食物（如软面条、碎菜、全蛋、肉末）；10～12 月龄时，大多数婴儿可逐渐转为以进食固体食物为主的膳食。

（五）辅食添加的时间建议

婴儿在 4 月龄后先从晚餐开始，先加辅食后喂奶，根据孩子情况，一般 1 个月后，晚餐可完全由辅食代替。6～7 月龄，晚餐逐渐由辅食代替，从午餐开始，逐渐添加辅食，到第 9 个月，中餐、晚餐均可由普通食物代替母乳或牛奶，早餐也可增加辅食，孩子可由 5 次喂奶改为 3 次喂奶，早晨 5：00～6：00 喂 1 次，中午 13：00～14：00 喂 1 次，晚上 21：00～22：00 再喂 1 次即可。1～2 岁的孩子，乳齿逐渐长出，咀嚼能力和消化能力也渐渐地增强，基本过渡到粮食、乳、蛋、鱼、肉、蔬菜、豆制品、水果相结合的混合饮食。

婴幼儿期乳类仍是孩子饮食中的重要成分，每日应保证供应 500mL，但根据孩子年龄不同每日供给奶量也有不同。4 月龄的婴儿，每日奶量要达到 1000mL，添加辅食的时候也要保持到 800～900mL；6 月龄以前，每日吃奶 6 次，每次 150～180mL；7～9 个月，每日的奶量为 600～700mL；10～12 个月，每日的奶量为 500～600mL，如果多于 800mL 会影响正餐的摄入；1～2 岁，每日奶量维持在 400～500mL。

当幼儿 2 周岁后，可逐渐停止母乳喂养，但是每日应继续提供幼儿配方奶粉或其他的乳制品。同时，应根据幼儿的牙齿发育情况，适时增加细、软、碎、烂的膳食，种类不断丰富，数量不断增加，逐渐向食物多样化过渡。幼儿食物的选择应依据营养全面、丰富、易消化的原则，应充分考虑满足能量需要，增加优质蛋白质的摄入，以保证幼儿生长发育的需要；增加铁质的供应，以避免铁缺乏和缺铁性贫血的发生。鱼类脂肪有利于儿童的神经系统发育，可适当多选用鱼虾类食物，尤其是海鱼类。对于 1～3 岁幼儿，应每月选用猪肝 75g（1 两半），或鸡肝 50g（1 两），或羊肝 25g（半两），做成肝泥，分次食用，以增加维生素 A 的摄入量。不宜给幼儿直接食用坚硬的食物、易误吸入气管的带硬壳的干果类（如花生）、腌腊食品和油炸食品。

幼儿 3 岁以后，每日供应奶量可以在 250～500mL。蛋白质应尽量选择较好的动物食品或大豆及其制品，以满足幼儿生长发育的需要。脂肪要采用适量的植物油。糖类要增加种类，如米、面搭配，细粮和粗粮（小米、玉米粉、麦片粉）搭配，以提供足够的热能。每日还应有足量绿叶蔬菜和水果，以保证维生素和矿物质的摄入量。此外，还要经常吃些动物瘦肉和内脏，以增加铁质，防止贫血。

（六）幼儿膳食应单独加工

幼儿膳食应专门单独加工、烹制，并选用适合的烹调方式和加工方法。应将食物切碎煮烂，易于幼儿咀嚼、吞咽和消化，特别注意要完全去除皮、骨、刺、核等；大豆、花生等硬果类食物，应先磨碎，制成泥糊状态进食。烹调方式上，宜采用蒸、煮、炖、煨等烹调方式，不宜采用油炸、烤、烙等方式。口味以清淡为好，不应过咸，更不宜食辛辣刺激性食物，尽可能少用或不用含味精或鸡精、色素、糖精的调味品。要注重花样品种的交替更换，以利于幼儿保持对进食的兴趣。幼儿饮食要一日 5～6 餐，即一日进主餐 3 次，上下午两主餐之间各安排以奶类、水果和其他稀软面食为主的加餐，晚饭后也可加餐或零食，但睡前应忌食甜食，以预防龋齿。

此外，还要重视幼儿饮食习惯的培养。饮食安排上要逐渐做到定时、适量，有规律地进餐，不随意改变幼儿的进餐时间和进餐量；鼓励和安排较大幼儿与全家人一同进餐，以利于幼儿日后能更好地接受家庭膳食；培养孩子集中精力进食，进食时暂停其他活动；家长应以身作则，用良好的饮食习惯影响幼儿，使幼儿避免出现偏食、挑食的不良习惯。

（七）一些辅食的制作方法

果汁：选择新鲜的水果洗净切半，将果汁挤出后以纱布过滤，原汁加等量白开水即可喂食。

菜汁：将一碗水（约 250mL）在锅中煮开，洗净的完整的青菜叶切碎约一碗，加入沸水中煮沸 1～2 分钟。将锅离火，用汤匙挤压菜叶，使菜汁流入水中，倒出上部清液即为菜汁。

米糊、麦糊：将米粉或麦粉置于碗中，加开水调和成糊状。

果泥：选择熟软、纤维少、肉多的水果，洗净去皮，以汤匙刮取果肉，碾压成泥。

菜泥：将绿色蔬菜洗净切碎，加盖煮熟或加在蛋液内、粥里煮熟即可；胡萝卜、马铃薯、豌豆等可洗净后用少量的水煮熟，用汤匙刮取或切碎、压碎成泥即可。婴儿 6 月龄可开始喂食，每次只给一种蔬菜泥，从 1 茶匙开始逐渐增加到 6～8 汤匙。可将菜泥加在粥里喂食。

蛋黄泥：将新鲜鸡蛋整只放入沸水中煮熟，取出蛋黄以汤匙压碎成泥。

肉泥：里脊肉洗净用汤匙刮成泥，加入少许水搅拌均匀，置于碗中蒸熟。

鱼肉泥：将鲜鱼洗净、去鳞、去除内脏后放在锅里蒸熟，然后去皮、去刺，将鱼肉挑放在碗里，用汤匙挤压成泥状后即可。也可将鱼肉泥加入粥或面条中喂给婴幼儿。

豆腐泥：将豆腐放入锅内，添加适量鸡汤、肉汤或鱼汤，边煮边用勺研碎，等煮好后放入碗内。喂食时要再用小勺将豆腐颗粒研碎。

稀饭：米洗净后浸泡在 10 倍水里 30 分钟，以大火烧开后改成小火煮 50分钟，熄火后焖 10 分钟，以汤匙捣碎后喂食。

蔬菜粥：煮好的饭加 5 倍水再煮 15 ～ 20 分钟，熄火后焖 10 分钟，将烫过的青菜嫩叶捣碎，加入稀饭中搅匀。

碎肉粥：煮好的饭加 5 倍水煮 15 ～ 20 分钟，熄火后焖 10 分钟，将肉泥加入稀饭搅匀即可食用。

细碎的蔬菜：将菜叶洗净后切碎，放入锅中加少量水煮熟，煮软后即可喂食。

蒸全蛋：蛋打入碗中，加水或汤汁至 8 分满，放少许盐搅匀后，置于锅中蒸熟。

（八）幼儿对水分的需求

1 ～ 3 岁幼儿每日每千克体重约需水 125mL，全日总需水量为 1250 ～ 2000mL。幼儿需要的水除了来自营养素在体内代谢生成的水和膳食食物所含的水分（特别是奶类、汤汁类食物含水较多）外，大约有一半的水需要通过直接饮水来满足，为 600 ～ 1000mL。幼儿的最好饮料是白开水。目前市场上许多含糖饮料和碳酸饮料含有葡萄糖、碳酸、磷酸、咖啡因等物质，过多地饮用这些饮料，不仅会影响孩子的食欲，使儿童容易发生龋齿，而且还会造成过多能量摄入，从而导致肥胖或营养不良等问题，不利于儿童的生长发育，应该严格控制摄入。幼儿活泼好动，出汗较多，另外，肾脏功能还不是非常完善，容易出现缺水，幼儿缺水可使食欲受到明显抑制。因此，应特别注意让幼儿每日均匀地足量饮水，天气炎热时可适当增加饮用凉白开水的次数，以补充水分。

（九）断奶要逐步渐进

断奶是一个逐渐过渡的过程，要让小儿先习惯吃其他食物才能慢慢减少哺乳次数，直至完全断去母乳。无论母乳量多少，无论是母乳喂养、人工喂养或混合喂养的孩子，都应该在 4 ～ 6 月龄时开始添加辅食，使孩子适应各类食物，慢慢过渡到年长儿和成人饮食。应让婴儿逐渐开始尝试和熟悉多种多样的食物，特别是蔬菜类，可逐渐过渡到除奶类外由其他食物组成的单独餐。随着月龄的增长，应根据婴儿需要，增加食物品种和数量，调整进餐次数，可逐渐增加到每日三餐（不包括乳品进餐次数）。即使断奶后的 1～2 岁小儿，乳制品仍是重要的食物，每日饮 250～500mL 牛奶有利于健康。

断奶后，幼儿膳食安排的原则是保证足够的营养和从以奶为主的饮食过渡到成人膳食。为幼儿选择的食物必须含有丰富的营养素，要重视动物蛋白和豆类的补充。特别应补充一定量的牛奶，以保证优质蛋白质的供应。还应吃各种蔬菜和水果，以保证维生素和矿物质的需要。同时需注意总热量的供给，如果热量供应不足，则进食的蛋白质不能很好地利用。食物应做得软、烂、碎、细，这样易于消化；烹调要科学化，以最大限度地保存食物中的营养素。

三、婴幼儿饮食宜忌

（一）注意营养均衡

在我国，目前 1～3 岁幼儿膳食以家庭喂养为主，受传统饮食习惯、生活观念、食物充裕程度及家庭文化层次的影响，幼儿喂养中存在着各种各样的不合理因素。所以，一定要合理安排幼儿膳食，保持幼儿膳食营养的 3 种重要平衡。

1. 热能平衡

幼儿热能除满足基础代谢、食物特殊动力作用、肌肉活动消耗外，还需满足身体的增长需要和排泄损失，其相对需要量高于成人。在幼儿喂养中，有些家长经常以满足小儿的嗜好为主，而且有喂养次数过多、摄食过多的现象，小儿胃肠始终保持食物的充盈状态，对小儿健康不利，因此在膳食喂养中须注意纠正。

2. 蛋白质平衡

幼儿处于生长发育期，当膳食中蛋白质供给不足时，会出现生长速度减慢或停止，食物消化吸收障碍及腹胀、水肿、贫血等现象。而过多摄入蛋白质对机体同样有害，长期过量摄入蛋白质会引起便秘、肠胃疾病、口臭、舌苔增厚等现象，增加体内氨类毒副产物，加重肝肾负担，使钙的排出增加，影响幼儿生长。幼儿对蛋白质的需要量相对较高，蛋白质的转换率也相对比成人高，而且幼儿对蛋白质的需要不仅表现在数量上，也表现在质量上。一般婴幼儿的供给量标准为每人每日每千克体重 2～4g，2 岁幼儿每日 40g，而且动物性、豆类蛋白质要在 1/3 以上，以满足对优质蛋白和必需氨基酸的需要。针对 2 岁幼儿的调查结果显示，蛋白质每日摄入量 44.4g，占供给量标准的 110.8%，优质蛋白质占 42.8%，热能占 14.7%，表明蛋白质的供给能满足生长需要。

3. 钙平衡

钙长期缺乏，会使小儿发育迟缓，出牙迟，出现抽搐、枕秃、钙圈、易烦躁、哭闹等现象，严重时会出现软骨病。我国 2 岁幼儿钙的供给量标准为每日 600mg，如能保证幼儿牛奶、豆制品、绿叶菜的供给，则应能满足钙的需要。出现缺钙的原因可能是总能量摄入过高，生长发育过快，而使钙相对供给滞后和不足；另一方面，蛋白质摄入过多，增加了钙的丢失；此外，幼儿服用鱼肝油，增加了维生素 D 的摄入，在促进钙吸收的同时增加了维生素 A 的摄入，从而更促进了幼儿的生长，钙供给及骨发育仍相对滞后。所以，不能单靠补充钙剂或促钙吸收因子来增加幼儿钙的吸收，必须依靠整个膳食的平衡。

（二）食物营养要丰富

1～2 岁的幼儿身体发育迅速，需要吸取许多营养物质，但是他们的胃肠还不够成熟，消化力不强，故应增加餐次。供给富有营养的食物，食物的加工要细又不占太多空间。要注意供给蛋和蛋制品、半肥瘦的禽畜肉、肝类、加工好的豆类及切细的蔬菜类。有条件的每周给孩子吃一些海产品类食物。家长应注意限制孩子果汁的摄入量或避免提供低营养价值的饮料，以免影响进餐量。要引导和教育孩子自己进食，每日 4～5 餐，进餐应该有规律。

（三）调味品应少放

制作辅食时应尽可能少糖、无盐、不加调味品，但可添加少量食用油；婴儿食品中少放糖可预防龋齿。中国营养学会发布的《中国 7 ~ 24 月龄婴幼儿喂养指南》中建议，婴儿 1 岁以内不需要吃含食盐的食物，而应吃原味食物。对于 6 ~ 12 月龄婴儿来说，每天需要 350mg 的钠，奶类及其他辅食中含有人体所需要的钠，一般情况下，正常进食的婴儿完全能够摄入足够的钠来满足生理需要。婴儿的味觉习惯正处于发育中，对调味品的刺激比较敏感，加调味品还容易造成宝宝拒绝吃没有味道的原味食物。

1 ~ 3 岁的幼儿应尽量少吃盐甚至不吃盐（每天盐摄入量不应超过 2g），也不要随意添加其他调味料，让宝宝养成清淡饮食的好习惯。3 岁之前不添加钠盐，可以让宝宝更好地体味天然食物的味道，且淡口味食物有利于提高婴幼儿对不同天然食物口味的接受度，减少偏食挑食的风险。淡口味食物也可减少婴幼儿盐和糖的摄入量，降低儿童期及成人期患上肥胖、糖尿病、高血压、心血管疾病的风险。除食盐以外的其他调味料，如糖、味精等要少用，甚至不用。

（四）注意食品安全

婴幼儿食物的制备与保存过程需保证食物、食具、水的清洁卫生，这是减少婴儿感染的关键。在准备食物和喂食前孩子和看护人均应洗手，尽量给孩子喂食新鲜的食物。用干净的餐具准备及盛放食物，用干净的碗和杯子喂孩子。保证食物（无论生熟）远离携带病菌的苍蝇和昆虫。

食物制作后马上食用，避免放置时间过长，尤其是在室温下。婴儿吃剩的任何食物都应及时处理掉，因为食物上已经沾了口水，很容易变质。

剩余食物应该放入冰箱保存，以减缓细菌的繁殖速度。放入冰箱的婴儿食物应该加盖封藏。

肉类、鱼、海鲜、家禽等食品应确保煮熟，以杀灭有害细菌。

剩余食物再食时宜加热避免污染。重新加热固体和液体食物应彻底，固体食物应加热到食物的中心，液体食物应煮沸。

严格按说明冲调配方奶液，避免冲水过多稀释奶液或奶粉过多致奶液过浓，造成婴儿营养不良或肾脏损害。

（五）营养过剩危害更大

不要给孩子吃补品。不能认为市场上价格高的东西一定营养好，正常发育的孩子其生理功能都处在上升时期，不存在气血不足和精力衰退的问题。正常的食物是孩子生长发育最可靠的物质基础。而人工合成的营养品往往偏于某一方面的功效，给孩子吃了很容易导致营养素摄入不均衡，产生不良反应。蛋白质是人体需要的营养素之一，儿童每日每千克体重只需 2g 蛋白质即可，过量食用易在体内形成酸性物质（脂类过量食用亦如此）；钙过多可引起孩子骨质过早成熟；维生素 A 过多会引起蓄积中毒。

（六）克服不良饮食习惯

笑食：小儿一边吃东西，一边嬉笑、打闹，容易发生呛咳。食物进入气管如果咳不出，常引起吸入性肺炎，甚则引起气管异物，导致窒息而危及生命。

走食：边走边吃，这样做很不卫生，因为走时尘土随空气飞扬，致病微生物易污染食物，进入人体，一旦人体抵抗力降低就会引起疾病。同时，走食也容易引起胃下垂。

视食：视食危害很大，因为边吃饭，边看电视或画册等，可造成两种负担：一是大脑活动要供应大量的血液，使消化器官受到影响而导致自主神经功能紊乱，可引起胃肠道疾病；二是特别易患近视眼。

蹲食：胃肠道是人体的消化器官，其功能是消化吸收食物。如果蹲着吃，腹部受到挤压，会产生压迫感受，影响消化系统正常工作。患有心脏疾病的儿童更应注意。

玩食：边玩边吃，分散了吃饭的注意力，影响消化液的分泌和食物的消化吸收，日久就会导致疾病。

快食：快食导致咀嚼不充分，加重胃的负担，不利于食物的消化及吸收。

零食：零食会破坏规律性的胃肠蠕动，使食欲下降，引起消化不良。

骂食：做父母的要十分注意，有不顺心的事情，不要在饭桌上训骂孩子。若在吃饭时训骂孩子，往往会使之产生惊、恐、忧、伤等不良情绪，久之导致中枢神经对内脏的调节失调，使胃酸分泌减少，胃黏膜变白或充血，食欲减退，易引起胃肠疾病和营养不良等疾病。

暴食：暴饮暴食是引起胃肠功能紊乱的诱因。由于小孩消化系统发育尚不健全，吃得过饱，使胃负担过重，功能较差，易引起积食、消化不良，有时还会出现胃扩张等疾病。

（七）巧克力不是儿童食品

因为巧克力的主要成分是脂肪、糖、咖啡因，其中婴幼儿生长发育十分需要的蛋白质含量很少。婴幼儿吃了巧克力，第一会感觉很饱，影响胃口不想吃饭；第二，巧克力中的糖会引起龋齿（虫牙），降低小孩子的咀嚼能力，加重肠负担，造成营养不良；第三，巧克力中的咖啡因有提神作用，会使儿童过度兴奋，不想睡觉。希望家长要打破滋补食品、强化食品、人工复合食品的迷信，让孩子一日三餐高高兴兴地吃得又饱又好，这才是最好最合理的营养。

（八）忌食生冷，饮食清淡

不要让孩子吃过多的生冷食物，尤其不要空着肚子吃生冷食物，否则会刺激胃肠，长久下去会影响食欲，造成胃肠疾病。饮食宜清淡，不要吃过于油腻和不易消化的食物，如猪油年糕、油炒花生米等。

（九）辅食添加不宜过早

传统观念认为，越早添加辅食对婴幼儿的生长发育越好，这与 WHO 的指南相悖。WHO 公布的婴幼儿喂养指南重点说明婴幼儿适宜单纯母乳至 6 月龄，并能促进其后期的生长发育。食物转换在婴幼儿喂养时期非常重要，监测数据显示，我国婴幼儿的生长曲线在 6 月龄前接近或超过 WHO 标准生长曲线，6 月龄后却出现明显下降，主要原因是 4 月龄之前添加了水或其他食物喂养，阻碍了母乳的建立和持续，导致母乳效果降低。由于饮食文化的影响，蛋黄在婴幼儿食物引入中占有重要地位，但过早摄入鸡蛋等物质会增加蛋白质过敏等情况发生的可能性。6 月龄后需要添加矿物质等营养物质，以满足婴幼儿机体生长需求，但 6 月龄以下儿童不适于添加，因为其消化系统发育尚未完善，过早添加反而会影响发育。

（十）多留意孩子的身体状况

孩子的食量并不是固定不变的。因为孩子往往是春夏期间长身高、秋冬期间长体重，长身高和长体重不一定是同时进行的。如不注意这一特点，一年四季都是一个食量，孩子就会得消化不良症。如发现孩子体重一直不增加、脸色不好、没精打采、有低热，这是一种病态，要及时送医院检查。在孩子食欲差或无食欲时，经常可以看到情绪不安或患感冒、轻微胃肠病或患其他疾病的前兆，或吃了什么不易消化的食物或吃零食过多，做家长的一定要了解清楚，找出原因，然后采取相应的办法。

第二节　学龄前期儿童常用食物的性味及营养方案

一、学龄前期儿童常用食物及营养成分

学龄前期儿童为维持生命、促进生长发育及进行活动，必须每天从食物中获取充足的能量满足机体需要。学龄前期儿童基础代谢率高，生长发育迅速，活动量比较大，所消耗的热能比较多。3 ～ 6 岁儿童基础代谢耗能每日每千克体重约为 104kJ（44kcal），基础代谢能量消耗约为总能量消耗的 60%。学龄前期儿童较婴儿期生长减缓，能量需要相对减少，每日 21 ～ 36kJ（5 ～ 15kcal）/kg，好动儿童的能量需要比安静儿童要高 3 ～ 4 倍，可达每日

84 ～ 126kJ（20 ～ 30kcal）/kg。

早在《素问·脏气法时论》就有"五谷为养，五果为助，五畜为益，五菜为充，气味合而服之，以补精益气"的记载，为合理饮食搭配提供了借鉴思路。食物营养价值的高低，取决于食物中所含营养素的种类是否齐全、数量的多少、之间比例是否适宜、是否易于被人体消化吸收和利用。自然界的食物各具特色，营养价值亦各不相同。即使是同一种食物，也会因不同的品系、部位、产地和成熟程度等而不同。此外，食物的营养价值在很大程度上还受加工、储藏和烹调方法的影响。因此，在日常生活中，我们应当根据不同食物的营养价值全面衡量、合理选择、合理利用，才能保持营养平衡，满足人体正常需要。

学龄前期儿童正处于快速生长发育期，该阶段的儿童已经由逐步减少饮奶过渡到完全参与成年人饮食的阶段。"脾常不足"是该时期儿童重要的生理特点。脾为后天之本，儿童生长发育依赖于脾的运化功能。在为这个阶段的儿童选择食物时，应注意避免食物性味过于偏颇，烹饪手法以蒸、煮、炖、炒等温和方式为主，尽量养护儿童脾胃。

这个阶段的儿童开始进一步呈现出不同体质的相应表现，家长可以结合医师判断与自评表，对儿童进行初步的体质判定，并根据儿童体质的特点选择相应的食物。如气虚质儿童以益气健脾为主；阴虚质儿童以滋阴润燥为主，同时养护脾胃；阳虚质儿童以性温食物为主，同时应避免空腹食用水果，或一次性食用太多水果；痰湿质儿童以燥湿化痰为主；湿热质儿童可适当食用清热之品；气郁质儿童可食用理气食物；特禀质儿童应在生活中注意致敏食物，同时提高免疫力；平和质儿童避免饮食偏颇即可。

人体所需要的能量和营养素主要靠从食物中摄取。自然界可供人类食用的食物种类繁多，根据其来源可以将食物大致分为三大类：①植物性食物，包括粮谷类、硬果类、薯类、豆类、含油种子类、蔬菜、水果等，主要提供能量、蛋白质、碳水化合物、脂类，以及大部分维生素和矿物质。②动物性食物，包括畜禽肉类、脏腑类、奶类、蛋类、水产品类等，主要提供优质蛋白质、脂肪、脂溶性维生素、矿物质等。③其他食物，如糖、酒、油、罐头、糕点等各类食品制品。

（一）谷薯类

谷薯类食物大多归脾经，具有益气健脾的功效。脾胃是人体的"后天之本"，主运化，可布散水谷精微。脾功能的强弱，直接关系到人体生命的盛衰。脾胃功能良好，则气血旺、体格壮；脾胃虚弱则百病丛生。学龄前期儿童正处于生长发育阶段，应固护脾胃，以保证身体正常的生长发育。

谷类食物包括稻米、小麦、玉米、高粱、小米等。在我国居民的膳食结构中，谷类食物是能量和蛋白质的主要来源；另外，谷类还是 B 族维生素和一些无机盐的主要来源。

薯类食物包括马铃薯、甘薯、木薯等，是我国膳食的重要组成部分。薯类除了提供丰富的碳水化合物外，还有较多的膳食纤维、矿物质和维生素，兼有谷物和蔬菜的双重作用。

1. 谷类食物

（1）小麦 小麦味甘，性平。归心、脾、肾经。可以养心健脾益肾，除热止渴。《名医别录》言其"主除热，止燥渴、咽干，利小便，养肝气，止漏血唾血。以作曲：温，消谷，止痢；以作面：温，不能消热，止烦"。《本草拾遗》中提到"小麦面，补虚，实人肤体，厚肠胃，强气力"。《本草再新》记载其"养心，益肾，和血，健脾"。小麦中碳水化合物和脂肪的含量与大米相近，蛋白质含量高于大米，尤其是钙的含量尤为突出。其麦麸中所含丰富的 B 族维生素，对于防治脚气病具有重要意义。小麦适合各种体质儿童食用。

（2）稻米 稻米又分为粳米、籼米和糯米等不同的品种。其中的粳米味甘，性平。归脾、胃、肺经。可以补气健脾，除烦渴，止泻痢。《名医别录》记载粳米"主益气，止烦，止泻"。《备急千金要方》言其"平胃气，长肌肉"。《食物本草会纂》指出，粳米"止泻痢，壮筋骨，通血脉，和五脏，补脾气，止烦闷。小儿煮粥如乳，开胃助神；合芡实煮粥，食之益精强志"。宜制为粥、米饭、米糕等。粳米的营养成分以碳水化合物为主，也含有一定量的蛋白质、B族维生素及钙、磷等矿物质。稻米适合各类体质儿童食用。

（3）燕麦　燕麦味甘，性平。归脾、肝、大肠经。可以和脾益肝，滑肠催产，止汗。《本草纲目》记载其"甘平，无毒，滑肠";《本草逢原》言其"益肝和脾"。燕麦含有的钙、磷、铁、锌等矿物质有预防骨质疏松、促进伤口愈合、防止贫血的功效，是补钙佳品。燕麦适合各类体质儿童食用。

（4）薏米　薏米味甘淡，性微寒。归脾、肺、肾经。可以利湿健脾，舒筋除痹，清热排脓。《本草纲目》言其"健脾益胃，补肺清热，去风胜湿。炊饭食，治冷气，煎饮，利小便热淋。"经常食用薏米食品对慢性肠炎、消化不良等症也有效果。薏米特别适合湿热体质儿童食用。

（5）芡实　芡实味甘、涩，性平。归脾、肾、心、胃、肝经。可以固肾涩精，补脾止泻。《食疗本草》记载芡实"补中焦"。《本草纲目》言其"止渴益肾。治小便不禁、遗精、白浊、带下"。《本草从新》言其"补脾固肾，助气涩精。治梦遗滑精……疗带浊泄泻，小便不禁"。现代研究发现芡实含有丰富的淀粉，可为人体提供热能，并含有多种维生素和矿物质，能保证体内营养所需成分。芡实特别适合气虚体质、阳虚体质儿童食用。

2. 薯类食物

（1）甘薯　甘薯味甘，性平。归脾、肾经。可以补中和血，益气生津，宽肠胃，通便秘。《本草纲目》言其"补虚乏，益气力，健脾胃，强肾阴，功同薯蓣"。甘薯中含有丰富的维生素，尤其是胡萝卜素和维生素C的含量很高，同时含有较多的蛋白质、B族维生素。甘薯中膳食纤维的含量较面粉和大米高，可促进胃肠蠕动，预防便秘。甘薯特别适合气虚体质儿童食用。

（2）马铃薯　马铃薯又名土豆，味甘，性平。归胃、大肠经。可以益气健脾，调中和胃。马铃薯含有大量淀粉及蛋白质、B族维生素、维生素C等，能促进脾胃的消化功能；且含有人体必需的 8 种氨基酸，尤其是谷类作物中缺乏的赖氨酸和色氨酸含量丰富，是植物性蛋白质的良好补充；脂肪含量低于 1%。马铃薯特别适合气虚体质儿童食用。

（3）山药　山药味甘，性平。归脾、肺、肾经。有补脾养胃、生津益肺、补肾涩精的功效。《神农本草经》记载山药"主伤中，补虚，除寒热邪气，补中益气力，长肌肉，久服耳目聪明"。《伤寒蕴要》言其"补不足，清虚热"。山药含有淀粉酶、多酚氧化酶等物质，有利于脾胃消化吸收功能，是一味平补脾胃的药食两用之品，不论脾阳亏或胃阴虚皆可食用。山药特别适合气虚体质儿童食用。

（二）豆类及含油种子类

豆类是指豆科植物中供人们食用的食物，古代统称之为"菽"。《辞海》释曰："菽，本谓大豆，引申为豆类的总称。"豆类食物性味多甘平，多具有健脾益气、利水消肿或清热的功效，可用治气血亏虚、脾虚水肿、小便不利、疮疡肿毒等证。豆类食物主要含有蛋白质、维生素、微量元素等营养物质。大豆还富含不饱和脂肪酸，其他杂豆类富含碳水化合物。

豆制品指以大豆等加工而成的各种制品或半成品。豆制品分为发酵豆制品和未发酵豆制品。发酵豆制品包括豆瓣酱、豆豉、黄酱、腐乳等，蛋白质被部分分解，游离氨基酸增加，味道鲜美，且维生素 B_2、维生素 B_{12}、烟酸增加。未发酵豆制品包括豆浆、豆腐等，加工减少了抗营养因子和不溶性膳食纤维，提高了蛋白质消化率，但部分 B 族维生素因溶于水而损失掉。豆腐的蛋白质含量丰富，约为 8%，其制品（豆腐干、卷、丝等）蛋白质含量可达 17% ～ 45%。且豆腐蛋白质的消化吸收率高，可达 92% ～ 96%。钙的含量极为丰富，约为 164mg/100g，是人体获得钙的良好来源，尤其是儿童、老人和孕妇的良好的膳食选择。

豆芽一般是以大豆和绿豆为原料制作的，蛋白质在发芽过程中分解成氨基酸或多肽，同时抗胰蛋白酶因子被破坏，提高了蛋白质的生物利用率。豆类淀粉在发芽后转化为单糖，使糖更易于消化吸收。在发芽过程中，由于酶的作用使维生素含量倍增，尤其是维生素 C，发芽前几乎为零，发芽后可达 6～8mg/100g。所以在蔬菜淡季，豆芽可作为维生素 C 的重要来源之一。

含油种子类主要指的是含油的作物种子，除上述大豆外，还包括花生、芝麻、葵花子等。豆类及含油种子类均含有丰富的脂肪和蛋白质，是重要的榨油原料，同时也是人体优质蛋白质的重要来源。

1. 豆类食物

（1）黄豆　黄豆又称大豆，味甘，性平。归脾、胃、大肠经。能宽中导滞，健脾利水，解毒消肿。《名医别录》记载黄豆"逐水胀，除胃中热痹、伤中、淋露，下瘀血，散五脏结积、内寒"。《本草纲目》言其"治肾病，利水下气，制诸风热，活血，解诸毒"。《日用本草》记载其"宽中下气，利大肠，消水肿，治肿毒"。黄豆含有丰富的蛋白质和多种人体必需的氨基酸，可以提高人体免疫力。黄豆也含有丰富的脂肪，以不饱和脂肪酸居多；碳水化合物较少；还含有多种维生素和矿物质等营养成分。大豆的钙含量丰富，达 191mg/100g，是儿童膳食中钙元素的极好来源。黄豆的加工品有豆腐、豆浆、豆腐皮、豆腐乳、黄豆芽、豆油等，都可以烹饪食用。豆浆蛋白质含量近似牛奶，其中必需氨基酸种类较齐全，且富含铁，但因水分增多，其他营养素含量（脂肪、糖、蛋氨酸、钙、维生素 B_2、维生素 A 和维生素 D）相对较少。黄豆特别适合气虚体质儿童食用。

（2）豌豆　豌豆味甘，性平。归脾、胃经。可以和中下气，通乳利水，解毒。《绍兴校定证类本草》记载豌豆"调顺营卫，益中平气"。《随息居饮食谱》言其"煮食，和中生津，止渴下气，通乳消胀"。豌豆含有较多的碳水化合物和蛋白质，以及多种维生素和微量元素等营养物质，其中的优质蛋白质可以提高机体的抗病能力和康复能力。豌豆中富含不溶性膳食纤维，能促进大肠蠕动，保持大便通畅，起到清洁大肠的作用。豌豆特别适合气虚体质儿童食用。

2. 含油种子类食物

（1）花生　花生味甘，性平。归脾、肺经。可以健脾养胃，润肺化痰。《滇南本草图说》记载花生"补中益气，盐水煮食养肺"。《本草备要》言其"补脾润肺"。《本草纲目拾遗》认为其"多食治反胃"。花生中含有较多的脂肪、蛋白质、微量元素及少量的碳水化合物、维生素等营养成分。花生中所含多为不饱和脂肪酸，具有降低胆固醇和甘油三酯、软化血管、抗癌、抗辐射、促进记忆等作用。花生中的必需氨基酸种类齐全，其中赖氨酸丰富，利用率可达 90% 以上，还含有较高的谷氨酸和天冬氨酸，对促进儿童脑的发育起重要作用，常被誉为"健脑食品"。此外，花生衣具有止血的作用，可用治血小板减少性紫癜等。花生适宜各种体质儿童食用。

（2）核桃仁　核桃仁味甘、涩，性温。归肾、肝、肺经。可以补肾益精，温肺定喘，润肠通便。《食疗本草》记载其"除风，令人能食……通经脉，润血脉，黑鬓发……常服，骨肉细腻光润，能养一切老痔疮"。《玉楸药解》言其"止嗽定喘，利水下食"。核桃仁含不饱和脂肪酸、蛋白质、碳水化合物及多种微量元素。其中的蛋白质和不饱和脂肪酸都是大脑组织细胞代谢的重要物质，能滋养脑细胞，增强脑功能。核桃仁适宜各种体质儿童食用。

（3）黑芝麻　黑芝麻味甘，性平。归肝、脾、肾经。可以补益肝肾，养血益精，润肠通便。《神农本草经》记载黑芝麻"主伤中虚羸。补五内，益气力，长肌肉，填脑髓。久服轻身不老"。《日华子本草》言其"补中益气，养五脏，治劳气、产后羸困……细研涂发令长"。《玉楸药解》认为其"补益精液，润肝脏，养血舒筋。疗语謇、步迟、皮燥发枯、髓涸肉减、乳少、经阻诸证"。黑芝麻主要含不饱和脂肪酸、蛋白质、碳水化合物、多种维生素及微量元素，具有补肾填精的作用。学龄前期儿童食用，可补肾填精，但应注意炒熟后食用。芝麻适宜各种体质儿童食用。

（4）松子　松子味甘，性平。入肝、肺、大肠经。松子中所含大量矿物质如钙、铁、磷、钾等，能给机体组织提供丰富的营养成分，强壮筋骨，消除疲劳，适用于病后体弱、虚羸少气等。松子中的磷和锰含量丰富，对大脑和神经有补益作用，是脑力劳动者的健脑佳品。松子特别适合气虚体质、阴虚体质儿童食用。凡脾虚便溏、肾亏遗精、湿痰甚者均不宜多食。

（5）栗子　栗子味甘、微咸，性平。归脾、肾经。可以益气健脾，补肾强筋，活血消肿，止血。《名医别录》记载栗子"主益气，厚肠胃，补肾气，令人耐饥"。《备急千金要方·食治方》曰："生食之，甚治腰脚不遂。"《滇南本草》言其"治山岚瘴气，疟疾，或水泻不止，或红白痢疾。用火煅为末。每服三钱，姜汤下……生吃，止吐血、衄血、便血，一切血症"。栗子中含有较丰富的碳水化合物，还含有一定量的蛋白质、脂肪、钙、磷、铁、钾等矿物质及多种维生素等营养成分。栗子特别适合气虚体质、阳虚体质儿童食用。

（三）蔬菜及水果类

蔬菜和水果是儿童维生素和矿物质的重要来源。由于其中还含有较多的膳食纤维、果胶和有机酸，能刺激胃肠道蠕动和消化液的分泌，对增强食欲和促进食物消化吸收起着重要的作用。又因其种类繁多，可使饮食多样化。蔬菜、水果中含有多种有机酸，如番茄中有柠檬酸和少量苹果酸、琥珀酸等，一方面能刺激胃肠蠕动和消化液的分泌，有促进食欲和帮助消化的作用；另一方面使食物保持一定的酸度，有利于维生素C的稳定。蔬菜、水果中还有一些酶类、杀菌物质和具有特殊功能的生理活性物质成分，如萝卜中的淀粉酶在生食时可帮助消化；大蒜中的植物杀菌素和含硫化合物具有抗菌消炎、降低血清胆固醇的作用；洋葱、甘蓝、西红柿中含有生物类黄酮，是天然抗氧化剂，能维持微血管的正常功能，保护维生素C、维生素A、维生素E等不被氧化破坏。

蔬菜是供人们佐餐食用的植物类食物的总称。汉代许慎所撰《说文解字》云："蔬，菜也。"《尔雅·释天》记载郭璞注曰："凡草菜可食者通名为蔬。"《辞海》将菜释为"蔬类植物的总称"。根据不同结构和食用部位，蔬菜主要可分为叶菜类、根茎类、瓜类与茄果类、荚果类、菌类，不同种类的蔬菜所含的营养元素也各有侧重。叶菜类食品主要提供胡萝卜素、维生素C、矿物质（钾、钙、磷、铁）及膳食纤维，并有较多的叶酸和胆碱；根茎类食品可与主食搭配或混合，为学龄前儿童提供碳水化合物；瓜果类食品水分含量高，富含膳食纤维；荚果类食品蛋白质含量相对较高，为2%～14%，平均4%左右，能与谷类蛋白质起到互补作用；菌藻类食品富含蛋白质、膳食纤维、碳水化合物、维生素和微量元素，并含有多种生物活性物质。经过加工，蔬菜中的营养素尤其是维生素均有不同程度的损失，而且某些蔬菜如腌菜中的亚硝酸盐的含量也会增加，所以在学龄前儿童的饮食选择中，尽量选用新鲜蔬菜，少吃蔬菜的腌制品。

水果，是指多汁且主要味觉为甜味和酸味，可食用的植物果实。不同的水果因其生长环境等不同，具有不同的性味和食疗作用。新鲜水果的水分含量很高，营养素含量相对较低。蛋白质、脂肪含量均不超过1%，碳水化合物含量差异较大，低者为6%，高者可达28%，主要以双糖或单糖形式存在，所以食之甘甜。新鲜水果是维生素C的主要来源，酸枣含维生素C最多，其次为柠檬、草莓、橙、柑、柿、柚、山楂等。胡萝卜素含量丰富的水果有橘、海棠、杏、山楂、枇杷和芒果，其中以芒果含量最丰富。水果所含的无机盐和微量元素种类多、含量高（如钾、钠、钙、铁、铜、镁等），有利于维持体液的酸碱平衡。水果中的有机酸、果胶和纤维素，可促进胃肠道消化液的分泌，刺激胃肠蠕动，有利于食物的消化吸收和排泄。

1. 蔬菜类食物

（1）白菜 白菜味甘，性凉。归胃、大肠、膀胱经。可以解热除烦，生津止渴，通利肠胃。《名医别录》记载白菜"主通利肠胃，除胸中烦，解酒渴"。《食物宜忌》言其"滑，利窍"。《本草省常》指出其"利肠胃，安五脏，除烦热，解酒毒，消食下气，止嗽和中，久食令人肥健"。白菜含有多种维生素、微量元素、水分及膳食纤维等成分，是我国北方人民喜食的蔬菜之一，特别是冬季常食。白菜含有丰富的粗纤维，不但能起到润肠、促进排毒的作用，又具有刺激肠胃蠕动，促进大便排泄，帮助消化的功能。白菜适合各类体质儿童食用。

（2）菠菜　菠菜味甘，性平。归肝、大肠、胃、小肠经。可以养血止血，平肝润燥。《食疗本草》记载菠菜"利五脏，通肠胃热，解酒毒"。《本草纲目》言其"甘冷、滑、无毒。通血脉，开胸膈，下气调中，止渴润燥，根尤良"。《全国中草药汇编》曰：菠菜"滋阴平肝，止渴润肠，治高血压、头痛、目眩、风火赤眼、糖尿病、便秘"。菠菜中所含的胡萝卜素，在人体内转变成维生素 A，能维护正常视力和上皮细胞的健康，增加预防传染病的能力，促进儿童生长发育。菠菜中含有丰富的胡萝卜素、维生素 C、钙、磷及一定量的铁、维生素 E 等有益成分，能供给人体多种营养物质。菠菜特别适合湿热体质、血瘀体质、特禀体质儿童食用。

（3）黄瓜　黄瓜味甘，性凉。归肺、脾、胃经。可以清热，利水，解毒。《日用本草》记载黄瓜"除胸中热，解烦渴，利水道"。《滇南本草》言其"解疮癣热毒，消烦渴"。《本经逢原》认为其"清热利水，善解火毒"。现代研究认为黄瓜中含有水分较多，碳水化合物相对量少，肥胖者、糖尿病患者可多食。黄瓜中的黄瓜酶有很强的生物活性，能有效地促进机体的新陈代谢。黄瓜特别适合湿热体质儿童食用。

（4）番茄　番茄味甘、酸，性微寒。归脾、胃、肝经。可以生津止渴，健胃消食。《陆川本草》记载其"生津止渴，健胃消食，治口渴、食欲不振"。《食物中药与便方》言其"清热解毒，凉血平肝"。番茄含有水分、多种矿物质和维生素 A、维生素 C、核黄素，其中胡萝卜素含量较多；还含有微量元素（铜、锰、硒）；含有的番茄红素有一定的抗肿瘤、保护心血管的作用。番茄特别适合湿热体质、阴虚体质儿童食用。

（5）南瓜　南瓜味甘，性平。归脾、胃、肺经。可以补益脾胃，解毒消肿。《滇南本草》记载南瓜"补中气而宽利"。《医林纂要·药性》言其"益心，敛肺"。《中国药用植物图鉴》认为南瓜"治干性肋膜炎、肋间神经痛，有消炎止痛作用"。南瓜中含有碳水化合物、胡萝卜素及矿物质等营养成分，尤其是胡萝卜素含量较高。南瓜特别适合气虚体质、阳虚体质儿童食用。

（6）胡萝卜　胡萝卜味甘，性平。入肺、脾经。有健脾、化滞的功效。《日用本草》记载胡萝卜"宽中下气，散胃中邪滞"。《医林纂要》言其"润肾命，壮元阳，暖下部，除寒湿"。胡萝卜含有大量胡萝卜素，有补肝明目的作用，其中含有的维生素 A 是骨骼正常生长发育的必需物质，有助于细胞增殖与生长，对促进婴幼儿的生长发育具有重要意义。胡萝卜特别适合痰湿体质、特禀体质儿童食用。

（7）茄子　茄子味甘，性凉。归脾、胃、大肠经。可以清热解毒，消肿。《本草拾遗》记载茄子"醋摩敷痈肿，亦主瘕"。《滇南本草》言其"散血，止乳疼，消肿宽肠。烧灰米汤饮，治肠风下血不止及痔疮"。《医林纂要·药性》认为其"宽中，散血，止渴"。茄子中含有一定量的微量元素、维生素及碳水化合物等营养成分。此外，茄子皮具有抗癌作用。茄子特别适合湿热体质、血瘀体质儿童食用。

（8）莴苣　莴苣味苦、甘，性凉。归胃、小肠经。有利尿、通乳、清热解毒的功效。主小便不利、尿血、乳汁不通、虫蛇咬伤、肿毒。《本草拾遗》记载莴苣"利五脏，通经脉，开胸膈"。《日用本草》言其"利五脏，补筋骨，开膈热，通经脉，去口气，白齿牙，明眼目"。《滇南本草》认为其"治冷积虫积，痰火凝结，气滞不通"。《本草纲目》指出，莴苣"通乳汁，利小便，杀虫蛇毒"。莴苣富含钾离子，食用可增进食欲，促进消化液的分泌及肠胃蠕动，因而极其适合慢性便秘儿童食用。它含有的铁元素易被吸收，能预防缺铁性贫血。莴苣特别适合湿热体质、气郁体质儿童食用。

（9）竹笋　竹笋味甘、性寒。归肺、脾、肝、大肠经。有化痰、消胀、透疹的功效。主食积腹胀、痘疹不出。汪颖《食物本草》记载竹笋"治小儿痘疹不出，煮粥食之，解毒"。《食物宜忌》言其"消痰，滑肠，透毒，解醒，发痘疹"。《本草纲目拾遗》认为竹笋"利九窍，通血脉，化痰涎，消食胀"。

在日常保健方面，竹笋具有低脂肪、低糖、高纤维素等特点，能促进肠道蠕动，帮助消化。竹笋的有效成分能够增强机体的免疫功能，提高防病抗病能力，对消化道肿瘤及乳腺癌有一定的预防作用。竹笋特别适合湿热体质、痰湿体质儿童食用。

（10）紫甘蓝　紫甘蓝味甘，性平。归脾、胃经。有补骨髓、润脏腑、益心力、壮筋骨的功效。紫甘蓝中含有丰富的维生素C和较多的维生素E和B族维生素，以及丰富的花青素苷和纤维素。紫甘蓝适合各种体质儿童食用。

（11）甘薯叶　甘薯叶味甘，性平。归大肠经。有生津润燥、健脾宽肠、养血止血、通乳的功效。测定发现，甘薯叶与菠菜、韭菜等14种常食蔬菜相比，蛋白质、胡萝卜素、钙、磷、铁、维生素C等含量均占首位。红薯叶所含的维生素 B_1、维生素 B_2、维生素 B_6、钙、铁均为菠菜的2倍多，而所含草酸仅为菠菜的一半。因而甘薯叶为学龄前期儿童补充营养、促进消化的首选。甘薯叶适合各种体质儿童食用。

（12）紫苏叶　紫苏叶味辛，性温。归肺、脾经。有解表散寒、行气和胃的功效。《日华子本草》记载紫苏叶"补中益气。治心腹胀满，止霍乱转筋，开胃下食，并（治）一切冷气，止脚气"。《本草图经》言其"通心经，益脾胃"。鲜紫苏叶在南方较为多见，常与海鲜一起烹饪，减少海鲜的寒性；也可用于风寒感冒初期食疗。紫苏叶特别适合气郁体质儿童食用。

2. 水果类食物

（1）桃　桃味甘、酸，性温。归肺、大肠经。可以生津润肠，活血消积。《日华子本草》记载桃可以"益色"。《滇南本草》曰："大黄桃……食之神清气爽，延年乌须。"《随息居饮食谱》认为其"补心活血，解渴充饥。水蜜桃生津涤热"。桃中含碳水化合物、蛋白质、脂肪、维生素及微量元素等，其中钾含量较多。前人有"桃养人"之谚语，古代本草将桃列为"上品"。桃特别适合阴虚体质、平和体质儿童食用。

（2）苹果　苹果味甘、酸，性凉。归脾、胃、大肠经。可以益胃生津，除烦醒酒。《备急千金要方·食治方》记载苹果"耐饥，益心气"。《饮膳正要》言其"止渴生津"。《滇南本草》认为苹果"主治脾虚火盛，补中益气"。苹果是世界各国人民喜食的水果之一，含有多种营养素及有机酸、果胶等成分。果糖含量较高，具有美容、降压、通便等作用。苹果特别适合平和体质、阴虚体质、气虚体质儿童食用。

（3）樱桃　樱桃味甘微酸，性温。入脾、肝经。具有补中益气、祛风除湿、润肤等功效。《名医别录》记载樱桃"主调中，益脾气"。《吴普本草》言其"主调中，益脾气，令人好颜色"。《食疗本草》言其"补中益气，主水谷痢，止泄精"。《本草省常》认为樱桃"坚志固肾"。樱桃含有丰富的糖、蛋白质、维生素C、胡萝卜素、钙、磷、铁、钾等营养成分。含铁量高，位于各种水果之首，常食樱桃可补充体内对铁元素量的需求，促进血红蛋白再生，既可防治缺铁性贫血，又可增强体质，健脑益智。但其性温，故阴虚体质人群宜慎食，或搭配凉性食物少量食用。樱桃特别适宜阳虚体质、气虚体质儿童食用。

（4）大枣　大枣味甘，性温。归脾、胃、心经。具有补中益气、养血安神的功效。《吴普本草》记载大枣"主调中益脾气，令人好颜色，美志气"。《食疗本草》言其"和百药毒，通九窍，补不足气"。《本草汇言》认为大枣"补中益气，壮心神，助脾胃，养肝血，保肺气，调营卫，生津之药也"。大枣含糖类、黄酮类、生物碱类、三萜苷类、有机酸、维生素类及微量元素等化合物质，具有促进消化液分泌、保肝护肠、抗变态反应、抗突变、抗癌等多种作用。大枣特别适合阴虚体质、气虚体质儿童食用。

在为学龄前儿童选择水果时，尽量选择甜度较低、性平的水果，且应注意适量。因为这个时期的儿童大多爱吃甜食。甜度太高、数量太多的水果会导致儿童偏食、不爱吃正餐。如果儿童体质没有偏颇的情况，不建议食用太多凉性水果，阳虚质儿童应尽量避免食用寒性水果。另外，过食甜食会伤及脾胃功能，影响儿童的生长发育。

3. 注意事项

为学龄前期儿童选择蔬菜及水果类食物时应当注意以下几点：

（1）根据儿童体质类型选择适宜的蔬菜水果　阳虚体质儿童应尽量避免食用性味过于寒凉的蔬菜水果，如梨、西瓜、黄瓜、苦瓜等；气虚体质儿童不宜食用生萝卜、空心菜等具有耗气作用的蔬菜；阴虚和湿热体质儿童不宜食用桂圆、荔枝等温热性水果；过敏体质儿童不宜食用桃、菠萝、芒果等容易诱发过敏的水果。蔬菜含丰富的水溶性维生素。除维生素 C 外，一般叶部含量比根茎部高，新鲜叶比枯叶高，深色的菜叶比浅色的高。因此应多选择新鲜、色泽深的蔬菜给儿童食用。

（2）合理加工与烹调　任何烹调加工方式都会造成蔬菜中营养素的损失，所以对于番茄和黄瓜等能生吃的蔬菜，可尽量采用生吃和凉拌的方式。水溶性维生素如维生素 C 和 B 族维生素及无机盐易溶于水，所以蔬菜宜先洗后切，避免损失。洗好后的蔬菜，放置时间也不宜过长，以避免维生素被氧化破坏，尤其要避免将切碎的蔬菜长时间浸泡在水中。烹调时，应急火快炒，否则加热时间越长，维生素损失越多。有研究证明，蔬菜煮 3 分钟其中的维生素 C 损失 5%，煮 10 分钟损失达 30%。为了减少维生素的损失，烹调时可加入少量醋和淀粉，可以保护维生素 C 不被破坏。有些蔬菜如菠菜等，为减少草酸对钙吸收的影响，在烹调时可先将蔬菜放在开水中焯或烫一下后捞出，使其中的草酸大部分溶留在水中。

有些蔬菜本身含有有毒物质，如某些四季豆含有皂素，鲜黄花菜含秋水仙碱，食用后都可以引起中毒。所以，四季豆要完全炒熟煮透才可食用，黄花菜最好选用干黄花菜，新鲜黄花菜一次不要多吃，烹调前先开水焯过，并用清水充分浸泡以除去秋水仙碱。

（3）不宜长时间保存　长时间保存的蔬菜一方面维生素容易损失，如菠菜在 20℃时放置 1 天，维生素 C 损失就会达到 84%，但低温保存（5～7℃）维生素损失会少一些。另一方面，长时间保存的蔬菜尤其是白菜中含有大量的硝酸盐，腐烂后经细菌作用，可转变成亚硝酸盐。亚硝酸盐不仅能使血液中的低铁血红蛋白变成高铁血红蛋白，使血液失去载氧能力而引起食物中毒，同时还能与胺形成致癌物质亚硝胺。

（4）注意蔬菜水果的卫生　不要食用开始腐烂的蔬菜水果，以及无防尘、防蝇设备又没彻底洗净消毒的果品，如草莓、桑椹、剖片的西瓜等，食后容易发生痢疾、伤寒、急性胃肠炎等消化道传染病。

（5）有些水果不宜空腹食用　酸性过强的水果如橘子、山楂、柠檬等，以及具有收涩作用的水果如柿子、香蕉等，不宜空腹食用。食后可刺激胃酸分泌过多，引起胃部不适；或与消化液凝结成不易消化的物质，引发胃结石等病症。

（四）畜禽肉类

禽肉一般味甘咸，性平，或温或凉，功效以补益居多。可用于气血不足、肝肾亏虚所致的虚损赢瘦、阴虚消渴等证。畜肉一般味甘，性质各异，猪肉性平，羊肉、狗肉偏于温热，大都能补益气血、滋补脾肾，多用于虚损劳倦、气血亏虚所致的赢瘦、体倦乏力、纳差泄泻等。畜禽肉及水产动物都包括在动物性食品范围之内。动物性食品具有丰富的营养价值，其营养种类涵盖多个方面，包括大量的优质蛋白质、脂类、脂溶性维生素、B族维生素、矿物质和部分微量元素。另外，在口感、消化及吸收过程也有着自身的特点和优势。

1. 鸡肉

鸡肉味甘，性温。归脾、胃经。可以温中益气，补精填髓。《神农本草经》记载："丹雄鸡：主女人崩中漏下，赤白沃，补虚温中，止血……杀毒……黑雌鸡：主风寒湿痹，安胎。"《名医别录》曰："丹雄鸡：主久伤乏疮。白雄鸡：主下气，疗狂邪，安五脏，伤中，消渴。黄雌鸡：主伤中，消渴，小便数不禁，肠澼泄利，补益五脏，续绝伤，疗劳，益气力。乌雄鸡：主补中止痛。"鸡肉含丰富的蛋白质及一定量的脂肪，还含烟酸等维生素及钙、磷、铁等矿物质，是良好的滋补品。鸡肉特别适合气虚体质儿童食用。

2. 猪肉

猪肉味甘、咸，性微寒。归脾、胃、肾经。有补肾滋阴、养血润燥、益气、消肿的功效。《备急千金要方·食治方》记载猪肉"宜肾，补肾气虚竭。头肉，补虚乏气力，去惊痫、寒热、五癃"。《本经逢原》言其"精者补肝益血"。猪肉富含脂肪和热量，能维持蛋白质的正常代谢，溶解并促进维生素A、D、E、P的吸收和利用，获得丰富的卵磷脂和胆固醇，从而消除精力不足、易疲劳、消瘦、肌肉萎缩和贫血的现象，预防营养不良性水肿，增加抵抗疾病的能力。猪肉特别适合阴虚体质儿童食用。

3. 牛肉

牛肉味甘，水牛肉性凉，黄牛肉性温。归脾、胃经。有补脾胃、益气血、强筋骨的功效。《名医别录》记载牛肉"主消渴，止泄，安中益气，养脾胃"。《备急千金要方·食治方》言其"止唾涎出"。《本草拾遗》认为牛肉有"消水肿，除湿气，补虚，令人强筋骨、壮健"之功。《滇南本草》曰："水牛肉，能安胎补血。"《韩氏医通》认为"黄牛肉，补气，与绵黄芪同功"。牛肉含有丰富的蛋白质，其氨基酸组成比猪肉更接近人体需要，能提高机体抗病能力，对生长发育期的儿童较为适宜。牛肉特别适宜气虚体质、阳虚体质儿童食用。

（五）水产类

水产类食物以味甘咸居多，多具有滋气血、和脾胃、利水湿、软坚散结的功效，可用于气血不足、脾虚水湿、瘿瘤等病证。水产动物种类繁多，营养价值很高，是人体所需的高生物价蛋白、脂肪和脂溶性维生素的重要来源，在人类的营养领域具有重要作用。水产品含有丰富的钙和磷，有助于人体骨骼和大脑的发育，对防治佝偻病、骨质疏松症有良好的效果。部分水产品中含铁量较高，是婴幼儿和贫血者的补血佳品。水产动物包括淡水和海水鱼、虾、贝类、软体动物等。

根据鱼类的生活区域和环境，通常分为海水鱼（如凤尾鱼、鳕鱼、金枪鱼、沙丁鱼、秋刀鱼等）和淡水鱼（如鲤鱼、草鱼、鲶鱼、鲫鱼等）。另外，还有部分鱼类属于洄游类，在海水和淡水间往来生活。根据生活的海水深度，海水鱼又可以分为深水鱼和浅水鱼两大类。鱼类所含有的营养价值丰富，富含多种蛋白和维生素，且胆固醇含量较低。

学龄前期儿童不宜大量食用蟹类等较寒的水产品，容易妨碍脾胃运化。可以选择营养丰富的深海鱼，在食用时要注意挑净鱼刺，防止鱼刺卡喉咙。

1. 鲤鱼

鲤鱼味甘，性平。归脾、肾、胃、胆经。具有健脾和胃、利水下气、通乳、安胎的功效。《名医别录》记载鲤鱼"主咳逆上气，黄疸，止渴；生者主水肿脚满，下气"。《药性论》言其"烧灰。末，糯米煮粥（调服），治咳嗽"。鲤鱼的蛋白质不但含量高，而且质量也佳，人体消化吸收率可达96%，并能供给人体必需的氨基酸、矿物质、维生素A和维生素D。鲤鱼特别适宜痰湿体质儿童食用。

2. 泥鳅

泥鳅味甘，性平。归脾、肝、肾经。有补益脾肾、利水、解毒之效。《医学入门》记载泥鳅"补中，止泄"。《四川中药志》言其"利小便，治皮肤瘙痒、疥疮发痒"。研究表明，泥鳅的蛋白质含量较高，B族维生素的含量比鲫鱼、黄鱼高3～4倍。临床研究证实，泥鳅可用于肝炎，能明显地促使黄疸消退及转氨酶下降，尤其对急性黄疸型肝炎的疗效更为显著。泥鳅特别适宜痰湿体质儿童食用。

3. 鲫鱼

鲫鱼味甘，性平。入脾、胃、大肠经。有健脾和胃、利水消肿、通血脉的功效。《名医别录》记载鲫鱼"主诸疮，烧，以酱汁和敷之，或取猪脂煎用；又主肠痈"。《新修本草》中提到其"合莼作羹，主胃弱不下食；作鲙，主久赤白痢"。鲫鱼所含的蛋白质质优、齐全、易于消化吸收，有很好的滋补作用，适合病后虚弱的儿童食用。鲫鱼特别适宜气虚体质儿童食用。

4. 银鱼

银鱼，味甘，性平。归脾、胃、肺经。有补虚、润肺、健胃的功效。《日用本草》记载银鱼"宽中健胃，合生姜作羹佳"。姚可成《食物本草》言其"利水，润肺，止咳"。《医林纂要》中提到银鱼"补肺清金，滋阴，补虚劳"。《本草纲目》认为银鱼"宽中健胃……滋阴火，补虚劳"。银鱼是极富钙质、高蛋白、低脂肪的鱼类，肉质细腻，无骨无肠，无鳞无刺，可做宝宝辅食。银鱼特别适宜气虚体质儿童食用。

5. 海参

海参，味甘、咸，性平。可归肾、肺经。有补肾益精、养血润燥、止血的功效。《药性考》记载海参"降火滋肾，通肠润燥，除劳怯症"。《食物宜忌》言其"补肾经，益精髓，消痰涎，摄小便，壮阳疗痿，杀疮虫"。《纲目拾遗》指出其"生百脉血，治休息痢"。海参中的海参皂苷具有提高免疫力、抗肿瘤、抗菌、抗癌等多种生物活性。海参特别适宜阴虚体质儿童食用。

6. 鲈鱼

鲈鱼，味甘，性平。可归肝、脾、肾经。有益脾胃、补肝肾的功效。《本草经疏》云："鲈鱼，味甘淡、气平，与脾胃相宜。"《食经》载其"主风痹，面疱。补中，安五脏"。《食疗本草》言其"安胎补中"。《嘉祐本草》指出鲈鱼能"补五脏，益筋骨，和肠胃，治水气"。鲈鱼含蛋白质、脂肪、钙、磷、铁、铜、维生素 A、维生素 B_1、维生素 B_2 和烟酸等成分。食用鲈鱼可补脑，尤其对儿童成长期的脑部发育有很大帮助。鲈鱼适宜各种体质儿童食用。

7. 虾

虾，味甘，性温。可归肝、肺经。有托里解毒、下乳汁、壮阳道的功效。对于阴疽、恶核，寒性脓疡（包括骨结核）流脓、流水、久不收口等病证有调治作用。《本草拾遗》记载虾"主五野鸡病"。《本草纲目》言其"作羹，治鳖瘕，托痘疮，下乳汁。法制壮阳道，煮汁吐风痰，捣膏敷虫疽"。《食物宜忌》中提到虾"治疣去癣"。虾中含有丰富的镁，镁对心脏活动具有重要的调节作用，能保护心血管系统，减少血液中胆固醇含量，防止动脉硬化，同时还能扩张冠状动脉，有利于预防高血压及心肌梗死。虾特别适宜阳虚体质儿童食用。

8. 鱿鱼

鱿鱼，味甘、咸，性平。归肝、肾经。有祛风除湿、滋补、通淋的功效。鱿鱼富含钙、磷、铁元素，利于骨骼发育和造血，能有效治疗贫血。除富含蛋白质和人体所需的氨基酸外，鱿鱼还含有大量的牛磺酸，可抑制血液中的胆固醇含量，缓解疲劳，恢复视力，改善肝脏功能。鱿鱼适宜各种体质儿童食用。

9. 紫菜

紫菜，味甘，性咸、寒。可归肺、脾、膀胱经。有化痰软坚、利咽、止咳、养心除烦、利水除湿的功效。对于瘿瘤、脚气、水肿、咽喉肿痛、咳嗽、烦躁失眠、小便淋痛、泻痢等病证有调治作用。《食疗本草》言紫菜"下热气，若热气塞咽者，汁饮之"。《本草纲目》中记载"病瘿瘤脚气者宜食之"。《随息居饮食谱》认为紫菜"和血养心，清烦涤热，治不寐，利咽喉，除脚气、瘿瘤，主时行泻痢，析醒开胃"。紫菜多糖和藻胆蛋白具有抗衰老、抗凝血和降血脂作用。紫菜特别适宜痰湿体质儿童食用。

（六）奶蛋类

奶蛋类食物一般味甘性平，作用和缓，多具有补益作用，适合长期调补之用。该类食物大都可滋阴益气、养血润燥，多用于阴血亏虚、脾肾不足所致的消渴、燥咳、呃逆等证。从营养价值和结构方面来讲，各种蛋的差别并不是很明显。在我国食用最为普遍、销量最大的蛋类非鸡蛋莫属。由于营养价值丰富，食用方便，价格适宜，鸡蛋在我国居民的膳食构成中所占比例达到 1.4%，是日常生活中不可或缺的重要食品。

奶类也称为乳类，是指动物的乳汁和以此为原料制成的乳制品。奶类经浓缩、发酵等工艺可制成奶制品，如奶粉、酸奶、炼乳等。奶类食品具有众多的优点。首先，奶类是营养价值最高的食品之一，非常容易为人体所吸收。奶类还具有其他食品无法比拟的优势，是所有哺乳动物在出生后的一段时间内唯一可以食用的食品，而且营养丰富。由于奶类食品拥有丰富的营养，可以提供人类生长发育所需的各种营养物质，所以需要国家和地区重视奶类食品的消费，即使在成年之后，许多国家的居民仍然大量消费乳和乳制品，并且提出鼓励甚至强制食用奶类的要求。奶为水包油的乳状液，水分含量为86%～90%，其成分十分复杂，主要包括水分、蛋白质、脂肪、碳水化合物、各种矿物质、维生素等，各种成分种类有上百种以上。

在为学龄前儿童选择蛋奶类食品时，应注意为乳糖不耐的儿童选择脱脂牛奶、豆奶等作为替代；另外，阳虚体质儿童不宜过量饮用牛奶。

1. 牛奶

牛奶，味甘，性微寒。可归心、肺、胃经。有补虚损、益肺胃、养血、生津润燥、解毒的功效。《名医别录》记载牛奶能"补虚羸，止渴下气"。《备急千金要方·食治方》言其"入生姜、葱白，止小儿吐乳。补劳"。《本草拾遗》指出："黄牛乳，生服利人，下热气，冷补，润肌止渴。"《滇南本草》曰："水牛乳，补虚弱，止渴，养心血，治反胃而利大肠。"《本草纲目》认为牛奶"治反胃热哕，补益劳损，润大肠，治气痢，除疸黄，老人煮粥甚宜。"奶类中含有天然的碳水化合物，主要以乳糖的形式存在，在各种奶类中含量有所差别，其中牛奶中乳糖含量为4.6%，人乳为7.0%。其中含有的乳糖具有促进钙等矿物质吸收和满足儿童肠道内双歧杆菌生长必需的作用。牛奶中的蛋白质主要以酪蛋白和乳清蛋白的形式存在，比例约为80%和20%，牛奶中的蛋白质生物价高达85%，作为流体食物非常容易被人体消化吸收。此外，当牛奶与谷类膳食搭配食用时，还可以弥补谷物中氨基酸的不足，形成合理的膳食结构，营养互补。牛奶特别适宜气虚体质儿童食用。

2. 鸡蛋

鸡蛋，味甘，性平。归肺、脾、胃经。可以滋阴润燥，养血安胎。《食疗本草》记载："治大人及小儿发热，可取卵三颗，白蜜一合，相和服之。"《本草拾遗》言鸡蛋"益气，多食令人有声。一枚以浊水搅，煮两沸，合水服之，主产后痢。和蜡作煎饼，与小儿食之，止痢"。鸡蛋几乎含有人体所需要的全部营养物质，如优质蛋白、磷脂、脂溶性维生素、铁、锌等。近年国内外对鸡蛋的营养价值和保健功能有了新的评说，认为它能健脑益智、保护肝脏、预防癌症、延缓衰老。鸡蛋特别适宜阴虚体质儿童食用。

3. 鹌鹑蛋

鹌鹑蛋，味甘、淡，性平。归脾、肾经。可以补虚、健胃、健脑。《常见动物药》记载鹌鹑蛋"补虚健胃"。《中国动物药》中提到其"治失眠"。鹌鹑蛋富含蛋白质、B 族维生素、铁、卵磷脂等营养成分。鹌鹑蛋个头小、营养丰富、做法多样，是学龄前期儿童补充营养的佳品。鹌鹑蛋特别适宜气虚体质儿童食用。

（七）食用菌类

食用菌是指真菌类中无毒副作用的新鲜或干燥真菌的子实体。食用菌含有多种维生素，如维生素 A、维生素 B、维生素 C、维生素 D、维生素 E、泛酸、吡哆醇、叶酸、烟酸和生物素等。也是人类膳食所需矿物质的很好来源，其中含量最大的矿物质是钾，占总成分的 45% 左右，其次是磷、硫、钠、钙，还有人体必需的铜、铁、锌等。平菇含铜量居食用菌之首，每 100克可食部铜的含量是猪肉的 100 多倍、面粉的 40 多倍、大米的 90 多倍。

1. 香菇

香菇，味甘，性平。归肝、胃经。有扶正补虚、健脾开胃、祛风透疹、化痰理气、解毒的功效。《本草求真》记载："香蕈……性极滞濡，中虚服之有益，中寒与滞，食之不无滋害。"香菇含丰富的维生素 D 原，18 种氨基酸，人体必需的 8 种氨基酸香菇中就占了 7 种，并且多属 L 型氨基酸，活性高，易被人体吸收，消化率高达 80%。香菇里含有大量谷氨酸和通常食物里罕见的伞菌氨酸、口蘑氨酸和鹅氨酸等，所以风味尤其鲜美。香菇还含有 30 多种酶，可作为人体酶缺乏症和补充氨基酸的首选食品。香菇中所含的多糖类物质，可以提高人体的免疫力，有增强机体抗癌能力的作用。香菇富含生物碱——香菇嘌呤，具有降低血液中胆固醇的作用，能有效预防动脉血管硬化。香菇中含有麦角固醇，经人体吸收后可转化为维生素 D，可以防治佝偻病、软骨病和骨质疏松症，有利于儿童骨骼和牙齿的发育。香菇特别适宜气虚体质儿童食用。

2. 草菇

草菇，味甘，性寒。有清热解暑、补益气血、降压的功效。草菇肉质细腻，营养丰富。草菇富含蛋白质，且脂肪含量低，每 100g 草菇含铜量达60mg，草菇中还含有 18 种氨基酸，其中人体必需的 8 种氨基酸含量都很高，占氨基酸总量的 38.2%，其中赖氨酸含量几乎是平菇的 2 倍和香菇的 3 倍。赖氨酸是人体生长发育不可缺少的物质，在膳食中适当添加草菇，对少年儿童生长发育大有益处。草菇特别适宜湿热体质儿童食用。

3. 平菇

平菇，味辛、甘，性温。归肝、肾经。有追风散寒、舒筋活络、补肾壮阳的功效。平菇肉质肥厚，风味独特，营养丰富。平菇中含有 8 种人体必需的氨基酸，在非必需氨基酸中，含有较多的谷氨酸、天门冬氨酸、丙氨酸。平菇中的蛋白多糖对癌细胞具有很强的抑制作用和免疫性。平菇中的甘露醇、激素等成分，具有改善人体新陈代谢、增强体质、调节自主神经功能等作用。平菇特别适宜阳虚体质儿童食用。

4. 黑木耳

黑木耳，味甘，性平。归胃、大肠经。有补气血、润肺、止血的功效。《随息居饮食谱》记载黑木耳"补气耐饥，活血，治跌仆伤。凡崩淋血痢，痔患肠风，常食可瘳"。黑木耳营养价值很高，除含有大量蛋白质、糖类、钙、铁、钾、钠、少量脂肪、粗纤维、B 族维生素、维生素 C、胡萝卜素等营养成分外，还含有卵磷脂、脑磷脂、鞘磷脂及麦角固醇等营养素。黑木耳里的多糖，能提高人体免疫力，具有抗癌作用。各种磷脂成分对脑细胞和神经细胞具有营养作用，是青少年和脑力劳动者的补脑佳品。黑木耳中还含有丰富的胶质，可以将残留在人体消化系统内的灰尘杂质吸附聚集，排出体外，起到清理肠胃的作用。黑木耳特别适宜湿热体质、阴虚体质、血瘀体质儿童食用。

5. 金针菇

金针菇，味甘、咸，性寒。有补肝、益肠胃、抗癌的功效。金针菇中的蛋白质含有 8 种人体必需氨基酸，其中精氨酸和赖氨酸含量特别丰富，锌含量也很高。据测定，金针菇氨基酸的含量非常丰富，高于一般菇类，尤其是赖氨酸的含量特别高。经常食用金针菇可防治溃疡病。金针菇特别适宜湿热体质儿童食用。

二、学龄前期儿童饮食及营养方案

（一）学龄前期儿童饮食原则

经过 7～24 月龄膳食模式的过渡和转变，满 2 岁后儿童的膳食结构和食物多样性已与成人无异，应尽可能进入家庭膳食。但与成人相比，其对各种营养素的需要量仍较高，消化系统尚未完全成熟，咀嚼能力仍较差，因此其食物的加工烹调应与成人有一定的差异。2～6 岁儿童生活自理能力有所提高，自主性、好奇心、学习能力和模仿能力增强，但注意力易分散，进食不专注，这一时期也是避免出现不良生活方式的重要阶段。此外，这个阶段的生长发育状况也直接关系到青少年和成年期发生肥胖的风险。

为使学龄前期儿童养成良好的饮食进餐习惯，需要注意以下几点：

1. 合理安排学龄前期儿童膳食，规律进食

学龄前期儿童每天应安排早、中、晚三次正餐；在此基础上还至少有两次加餐，一般分别安排在上、下午各一次；晚餐时间比较早时，可在睡前 2 小时安排一次加餐。加餐以奶类、水果为主，配以少量松软面点。晚间加餐不宜安排甜食，以预防龋齿。

2. 引导儿童规律就餐、专注进食

应做到：①尽可能给儿童提供固定的就餐座位，定时定量；②避免追着喂、边吃边玩、边吃边看电视等行为；③吃饭细嚼慢咽但不拖延，最好在 30 分钟内吃完；④让孩子自己使用筷、匙进食，养成自主进餐的习惯，既可增加儿童进食兴趣，又可培养其自信心和独立能力。

3. 避免儿童挑食偏食

家长应以身作则、言传身教，一起进食，鼓励选择多种食物、健康食物。对于不喜欢的食物，变换烹调方法或盛放容器（如将蔬菜切碎，将瘦肉剁碎，将多种食物制作成包子或饺子等），也可重复小份量供应，鼓励尝试并及时给予表扬，不可强迫喂食。

4. 积极引导学龄前期儿童参与食物选择与制作，增进对食物的认知与兴趣

家长或幼儿园老师可带儿童去市场选购食物，辨识应季蔬果，尝试自主选购蔬菜。在节假日，带儿童去农田认识农作物，实践简单的农业生产过程，参与植物的种植，观察植物的生长过程，介绍蔬菜的生长方式、营养成分及对身体的好处，并亲自动手采摘蔬菜，激发孩子对食物的兴趣，享受劳动成果。

5. 学龄前期儿童的食物应合理烹调，易于消化，少调料、少油炸

从小培养清淡口味，终生形成健康的饮食习惯。不应过咸、油腻和辛辣，尽可能少用或不用味精或鸡精、色素、糖精等调味品，控制食盐用量，少选含盐高的腌制食品或调味品。选用天然、新鲜香料（如葱、蒜、洋葱、柠檬、醋、香草等）和新鲜蔬果汁（如番茄汁、南瓜汁、菠菜汁等）进行调味。

6. 培养和巩固儿童饮奶习惯

学龄前期儿童应每天饮奶，足量饮水。儿童摄入充足的钙对增加骨量积累、促进骨骼生长发育，预防成年后骨质软化有重要意义。目前，我国儿童钙摄入量普遍偏低，对于快速生长发育的儿童，应鼓励多饮奶，建议每日饮奶 300 ～ 400mL 或相当量的奶制品。儿童新陈代谢旺盛，活动量大，水分需要量相对较多，建议 2 ～ 6 岁儿童每日饮水 1000 ～ 1500mL，以白开水为主，少量多次饮用。

7. 正确选择零食

零食对学龄前期儿童是必要的，对补充所需营养有帮助。零食应尽可能与加餐相结合，以不影响正餐为前提，多选用营养密度高的食物如奶制品、水果、蛋类及坚果类等，不宜选用能量密度高的食品如油炸食品、膨化食品。

应该限制学龄前期儿童食用的零食：高糖、高盐、高脂肪类，如棉花糖、奶糖、糖豆、软糖、水果糖、话梅糖、炸鸡块、炸鸡翅、炸鸡翅根、膨化食品、巧克力派、奶油夹心饼干、方便面、奶油蛋糕、罐头食品、蜜枣脯、胡萝卜脯、苹果脯、炼乳、炸薯片、可乐、雪糕、冰激凌等。每周不超过 1 次。

适合学龄前期儿童适当食用的零食：中等量的脂肪、盐、糖类，如黑巧克力、牛肉片、松花蛋、火腿肠、酱鸭翅、肉脯、卤蛋、鱼片、蛋糕、月饼、怪味蚕豆、卤豆干、海苔片、苹果干、葡萄干、奶酪、奶片、琥珀核桃仁、花生蘸、盐焗腰果、甘薯球、地瓜干；果汁含量超过 30% 的果（蔬）饮料，如山楂饮料、杏仁露、乳酸饮料、鲜奶冰激凌、水果冰激凌。每周 1 次～ 2 次。

8. 正确认识"益智食物"

儿童在成长过程中，提高智能是非常重要的，而很多食物也的确有益于开发小儿智力。所谓"益智食物"并不是指某一种食品，也不是指某一种营养成分，而是一种平衡的营养状态，是需要父母认真加以选取，并给予合理组合的。

有效的益智方法应是摄入对大脑有益的、含有不同营养成分的食物，并对其进行合理搭配，这样才能促进大脑的功能，使大脑的灵敏度和记忆力增强，并能清除影响脑功能正常发挥的不良因素。那些认为只吃某种食物，便

可增强脑力的想法是不正确的。所以益智饮食至少应包括以下几个要素:

(1)适量糖类食物的摄入 人体消耗的能量,主要由膳食中的糖、脂肪和蛋白质提供。人脑在利用能源物质上与其他器官不同,主要依靠血液中的葡萄糖(血糖)氧化来供给能量。大脑对血糖极为敏感,人脑每天需用116~145g葡萄糖,当血糖浓度降低时,脑的耗氧量也下降,轻者会感到头昏、疲倦,严重时会发生昏迷。因此,保持一定量的血糖浓度,对于保证人脑能够完成其复杂功能,是十分重要的。富含碳水化合物的益智食物有大米、面粉、小米、玉米、红枣、桂圆、蜂蜜等。

(2)足量的优质蛋白摄入 食物中优质蛋白质含量的适度增加,能调节大脑皮层的兴奋和抑制作用,而且蛋白质中的合氨酸,还能组合、利用脑细胞在代谢过程中所产生的氨,从而消除其毒性,以保护脑细胞。富含优质蛋白质的益智食物为蛋类、乳类、鱼类、禽类、瘦肉及大豆类。

(3)多不饱和脂肪酸和磷脂的摄入 不饱和脂肪酸可以提高脑细胞的活性,增强记忆力和思维能力。而磷脂是构成细胞膜的重要成分,还具有促进脂肪代谢、降低血清胆固醇、改善血液循环的作用,可以使工作和学习持久力增强,对神经衰弱者也有较好的防治功效。富含不饱和脂肪酸的益智食物是植物油、葵花子、南瓜子、花生、西瓜子、核桃、鱼、虾等;富含脑磷脂的益智食物有猪脑、羊脑、鸡脑等;富含卵磷脂的益智食物是鸡蛋黄、鸭蛋黄、鹌鹑蛋黄、大豆及其制品。

(4)富含维生素和微量元素的食物 富含维生素A的益智食物有动物肝脏、乳类、蛋类及胡萝卜、韭菜、海带和木耳;富含B族维生素的益智食物为谷类、豆类、花生、核桃、芝麻、香菇、蔬菜、蛋类、奶类、瘦猪肉、动物脏腑类、酵母、鳝鱼等;富含维生素C的益智食物如鲜枣、猕猴桃、柑橘、柠檬、柚子、菜花、绿叶蔬菜、辣椒、西红柿等。

各类益智食品,在对大脑功能调节方面又各有所倚重,根据不同作用可以归纳为以下类别。

①能激发创造力的食物：如生姜，含有姜辣素和挥发油，能使人体内的血液得到稀释，血液流动更加畅通，从而向大脑提供更多的营养物质和氧气，有助于激发人的想象力和创造力。

②能增强记忆力的食物：如黄豆，含有丰富的卵磷脂，能在人体内释放乙酰胆碱，是脑神经细胞间传递信息的桥梁，对增强记忆力有益。又如常吃胡萝卜，有助于加强大脑的新陈代谢；菠萝含有很多的维生素 C 和微量元素，且热量小，有助于提高记忆力。

③能提高灵敏度的食物：如核桃，含有较多的优质蛋白质和脂肪酸，对脑细胞的生长有益；栗子含有丰富的卵磷脂、蛋白质和锌，有助于提高思维的灵敏性。

④能使人集中精力的食物：如洋葱，能稀释血液，改善大脑的血液供应，从而消除心理疲劳和过度紧张。每天吃半个洋葱可收到良好的效果。

⑤能提高分析能力的食物：如花生，含有人体所必需的氨基酸，可防止过早衰老，并能提高智力，促进脑细胞的新陈代谢，保护血管，防止脑功能衰退。

⑥能促进睡眠的食物：如小米，有显著的催眠效果，若睡前半小时适量进食小米粥，可帮助入睡。

⑦能提高效率的食物：血糖能顺利地通过大脑的各道屏障进入脑组织而被吸收，血糖氧化释放能量，可以提高人脑的学习和工作效率。

（二）不同体质学龄前期儿童的营养方案

1. 平和体质

（1）四米粥

［原料］稻米 15g，粳米 15g，胚芽米 15g，黑米 15g。

［做法］四米淘洗，加水煮熟即可。

［食方分析］稻米味甘，性平；可补中益气、健脾养胃、益精强志、和五脏、通血脉、聪耳明目、止烦、止渴、止泻。粳米味甘，性平；可补气健

脾、除烦渴、止泻痢。胚芽米味甘，性平；可健脾养胃、补中益气、调和五脏。黑米味甘，性平；可开胃益中、健脾活血、明目。四米性味甘平，共同扶助正气。本品适合平和体质儿童食用。

（2）荠菜炒碎肉

［原料］荠菜300g，猪里脊肉100g剁碎，生抽、生粉、料酒、盐适量。

［做法］荠菜浸泡半小时，把泥浸出，摘去黄叶老叶，盆中加水和小苏打再浸泡荠菜半小时，用清水冲洗干净，切段；里脊肉碎肉用生抽、料酒、盐、生粉腌制15分钟；锅里热油，加里脊肉翻炒至变色，加荠菜翻炒；加盐调味即可。

［食方分析］荠菜含有丰富的维生素C和胡萝卜素，并含有大量的粗纤维，食用后可增强大肠蠕动，促进粪便排泄，从而促进新陈代谢；猪肉富含蛋白质、脂肪和热量，能保证蛋白质和能量的摄入，还可促进脂溶性维生素（维生素A、D、E、K等）的吸收和利用，获得丰富的卵磷脂和胆固醇，增加抵抗疾病的能力。本品适合平和体质儿童食用。

（3）营养小肉丸

［原料］猪肉馅500g，鸡蛋2个，木耳50g，玉米粒50g，胡萝卜粒50g，盐、香油、淀粉、酱油适量。

［做法］木耳泡发、洗净、控干水分后切成小粒，放入猪肉馅、鸡蛋、玉米粒、胡萝卜粒，少许香油，盐；加入少量的淀粉，顺着一个方向将肉馅搅拌均匀上劲儿；锅烧热后放入植物油，油温5成时，放入小丸子，用中小火慢慢煎；加入清水和少许酱油，炖几分钟即可。

［食方分析］黑木耳味甘，性平；能益气强身、滋肾养胃、润肺补脑、清涤胃肠。胡萝卜性微温，味甘，入肺、脾经；可补脾消食、养肝明目、通利肠道。玉米味甘，性平；可调中开胃、益肺宁心、利小便除湿。本品适合平和体质儿童食用。

2. 气虚体质

（1）马铃薯牛肉汤

［原料］牛肉 500g，马铃薯 300g，党参 6g，百合 6g，精盐，味精适量。

［做法］牛肉洗净后清水浸泡 1 小时，出血水，放入开水锅中煮沸，撇去血沫，继续煮 2 个小时后取出牛肉，改刀后继续文火炖煮；土豆去皮，切滚刀块，下入牛肉汤锅，将牛肉煮至酥烂，加盐调味即可。

［食方分析］牛肉性平，味甘；可补中益气。党参味甘，性平；可健脾益肺、养血生津、气血双补，为补中益气的良药。党参有与人参类似的补益脾肺之气的作用而药力较弱，常以本品替代古方中的人参，适宜儿童食用。马铃薯调中和胃、健脾益气。百合养阴润肺、清心安神。因此，本品既能补气健脾，又能养阴益肺，适宜气虚体质儿童食用。

（2）山药鸡蛋饼

［原料］鸡蛋 2 颗，山药 100g，糯米粉 200g，香油、盐适量。

［做法］山药洗净削皮，蒸熟做成山药泥；糯米粉、山药泥放入碗内，边加水边搅拌，搅成糊状；打 2 颗鸡蛋进去，放入适量盐，搅拌均匀，放一边醒几分钟；锅烧热，加少许油，改小火，盛少许的面糊，倒入锅中，用铲子铲平，边缘翘起的时候，用铲子把鸡蛋饼转动一下，翻过来，过半分钟盛出切块即可。

［食方分析］山药营养丰富，能养胃健脾、生津益肺、滋养健体、促消化，特别适合脾胃虚的小儿食用。加鸡蛋及糯米，鸡蛋养阴补虚，糯米粉补中益气、健脾养胃、止虚汗。本品适合气虚体质的儿童食用。

（3）龙眼粳米粥

［原料］龙眼 3 枚，粳米 200g，山药 30g，水适量。

［做法］龙眼和粳米洗净，山药切片洗净，一起入锅加清水煮熟即成。

［食方分析］龙眼具有补心脾、益气血、安神等功效，性温而味甘，受到孩子们的喜爱。粳米和五脏，具有补中益气、健脾养胃、养阴生津、除烦

止渴之功。《本草纲目》云：五谷之中"惟此谷（粳米）得天地中和之气，同造化生育之功，故非他物可比"。山药口味甘甜，性质滋润平和，能补益脾胃、生津益肺，对于平素脾胃虚弱、肺脾不足或脾肾两虚的体质虚弱儿童及患儿病后调养非常适宜。山药营养价值也很高，含有人体需要的多种氨基酸、维生素 C 和黏液质，对人体有很好的滋养补益强壮作用；所含的淀粉酶可帮助消化，增进食欲。本品以龙眼、山药、粳米配伍，适合气虚体质儿童食用。

3. 阳虚体质

（1）羊脊骨粥

［原料］羊连尾脊骨 1 条，粳米 60g，葱、姜、盐适量。

［做法］将羊脊骨砸碎，用水 2500mL，煎取汁液 1000mL，入粳米煮粥，粥欲熟时，加入姜丝、盐等调料，粥熟后搅匀，空腹食之。

［食方分析］羊脊骨性味甘温，功能温肾补虚、强健筋骨，可用于肾阳虚冷、腰膝酸软、体衰羸瘦等。《饮膳正要》曰："（羊）尾骨，益肾明目，补下焦虚冷。"《本草纲目》谓其"补肾虚，通督脉，治腰痛"。粳米健脾养胃。本品适合阳虚体质儿童食用。

（2）白萝卜炖羊肉

［原料］羊肉（瘦）400g，白萝卜 300g，香菜 10g，酱油 2g，盐 3g，色拉油 15g，大葱 10g。

［做法］羊肉洗净切片，用酱油浸入味；萝卜洗净去皮切片，香菜切碎；用油将葱、羊肉炒一下，加入适量清水，加萝卜，中火 40 分钟，最后下香菜调味。

［食方分析］白萝卜性平，味甘、辛，归肺、脾经；具有下气、消食、除痰润肺、解毒生津、利尿通便的功效，对消化和养胃有很好的作用，亦可减轻食积腹胀、消化不良、胃纳欠佳。羊肉甘、温，归脾、肾经；既能御风寒，又可补身体，对一般风寒咳嗽、虚寒哮喘、腹部冷痛、体虚怕冷、面黄肌瘦、气血两亏、病后身体虚亏等均有治疗和补益效果。本品适合阳虚体质

患儿食用。

（3）凉拌茴香

[原料]嫩茴香300g，生抽、香油、花椒油、盐适量。

[做法]嫩茴香用加盐的开水焯烫一下，过凉沥干，切段；加生抽、香油、花椒油拌匀即可。

[食方分析]中医学认为，茴香能温肾散寒、和胃理气，适合阳虚体质儿童食用。

4.阴虚体质

（1）西红柿烧豆腐

[原料]西红柿3个，鸡蛋1个，豆腐3个，酱油、蚝油、鸡精适量。

[做法]鸡蛋打散成蛋液，西红柿切块，豆腐切方块再对角切成三角备用；豆腐放进蛋液里，粘满蛋液再下锅双面煎至金黄，盛出备用；另起锅倒油，下西红柿翻炒，炒至软了以后下煎好的豆腐块，下酱油、蚝油、鸡精，下水烧开再大火收汁即可。

[食方分析]豆腐为补益、清热养生食品，常食之，可补中益气、清热润燥、生津止渴、清洁肠胃；西红柿可生津止渴、健胃消食、凉血平肝、清热解毒；鸡蛋可补气益血、滋阴润燥。三者搭配，适合阴虚体质儿童食用。

（2）黑枣酸奶

[原料]黑枣10颗，酸奶适量。

[做法]黑枣洗净去核，入蒸锅蒸15分钟后取出晾凉，放入料理机中搅打成蓉；与酸奶混合即可。

[食方分析]黑枣是传统补肾食品"黑五类"之一，具有丰富的营养价值，如碳水化合物、膳食纤维、脂肪、果胶和蛋白质等；同时还含有丰富的维生素和矿物质，有极强的滋补肝肾、增强免疫力的作用。酸奶营养丰富、易消化，有润燥生津的作用。本品适合阴虚体质儿童食用。

（3）小米红枣粥

［原料］小米 150g，麦冬 8g，百合 6g，山药 20g，大枣 3 枚，冰糖适量。

［做法］将小米淘洗干净，山药去皮切块，用冷水浸泡约 30 分钟，捞起，沥干水分。将小米和山药放入锅内加入约 1000mL 冷水，先用旺火烧沸，然后转小火熬煮；麦冬、百合洗净，至小米变软时放入红枣、百合和麦冬，加入适量冰糖，煮至小米软烂后即可食用。

［食方分析］山药滋补肝肾；小米补益脾肾之气，含丰富的 B 族维生素，有清热解渴、健胃除湿、和胃安眠等功效，是滋补的常用食材；搭配麦冬、百合，滋阴润肺，益胃生津，又能补充矿物质和蛋白质。本品适合阴虚体质儿童食用。

5. 痰湿体质

（1）茯苓红豆粥

［原料］茯苓 5g，红豆 3g，芡实米 50g。

［做法］红豆洗净，用水浸泡 3 ～ 4 小时；茯苓磨粉，芡实米淘洗；加水，煮熟即可。

［食方分析］茯苓健脾利湿；红豆增强茯苓利水渗湿之力；芡实米味甘、涩，性平，可补脾止泻、益肾固精、祛湿止带。三者合用，健脾利湿，适合痰湿体质儿童食用。

（2）海带黄豆炖牛肉

［原料］海带 200g，黄豆 50g，神户牛肉 200g，葱末、姜片、醋、酱油、精盐、食用油适量。

［做法］黄豆浸泡一夜使之泡发，海带洗净切成丝，牛肉洗净切块焯水；起锅热油，下入蒜碎、姜片爆香；加牛肉翻炒，加入黄豆和海带翻炒，加适量精盐及酱油翻炒均匀，再放适量清水，小火炖 1 个小时；出锅前淋少量的醋即可。

［食方分析］黄豆健脾、补气、利水；海带消痰软坚利水；牛肉含有丰富的蛋白质和其他营养物质。三者配合，既可消痰健脾利水，又能保证充足的营养供给。本品适合痰湿体质儿童食用。

（3）豆芽小菜

［原料］绿豆芽200g，葱花、白芝麻、生抽、醋、白糖、盐适量。

［做法］豆芽洗净，焯水，捞出，过冷水，将豆芽头的皮去除，沥干备用；适量葱花、白芝麻、生抽、醋、白糖、盐拌匀；锅中倒油，油热之后把油浇在调料里；所有食材混合拌匀即可。

［食方分析］《本草纲目》记载，绿豆芽"解酒毒、热毒，利三焦"。本品适合痰湿体质儿童食用。

6. 湿热体质

（1）茯薏荷叶糕

［原料］薏苡仁10g，茯苓8g，荷叶5g，面粉300g，蜂蜜、酵母粉、鸡蛋适量。

［做法］薏苡仁、茯苓，荷叶磨粉，均匀混入面粉中；酵母粉加入温水中搅拌至融化；另取温热水加入蜂蜜，搅拌至完全融化；在蜂蜜水中直接敲入鸡蛋，加面粉混合物，加酵母水，用搅拌棒高速搅打一下，直到无明显颗粒；模具底部、侧面抹油，倒入面糊，加盖发酵；发酵完成后，冷水上锅，等上汽后蒸30分钟，关火闷5分钟出炉即可。

［食方分析］薏苡仁利水渗湿，健脾清热；茯苓加强薏苡仁利水健脾之力；荷叶清热解暑。三者搭配，适合湿热体质者儿童食用。

（2）赤小豆薏仁粥

［原料］赤小豆50g，薏苡仁50g，粳米100g，冰糖适量。

［做法］赤小豆、薏苡仁洗净，放入汤锅中。锅中加入适量水，以大火煮开，再转小火续煮约30分钟，待豆仁煮烂开花，加入冰糖煮融即可食用。

［食方分析］赤小豆性平，味甘酸，有健脾止泻、利水消肿之功效；薏

苡仁与赤小豆搭配效果更佳，有祛湿利尿消肿的作用，还可助排便。本品适宜湿热体质儿童食用。

（3）竹笋马蹄

[原料] 竹笋 200g，马蹄 200g，盐、味精。

[做法] 竹笋洗净切片，马蹄去皮切片；锅里热油，加竹笋、马蹄下锅翻炒，加盐、味精调味即可。

[食方分析] 竹笋具有清热化痰、开胸利膈、除烦解渴的功效，《本草纲目拾遗》言其"利九窍，通血脉，化痰涎，消食胀"。马蹄味甘性寒，入肺、胃经，具有清热止渴、利湿化痰的作用，《本草再新》言其"清心降火，补肺凉肝，消食化痰，破积滞，利藏血"。两者搭配，适合湿热体质儿童食用。

7. 气郁体质

（1）薄荷炒蛋

[原料] 薄荷 100g，鸡蛋 3 个，盐适量。

[做法] 薄荷洗净切刀；打蛋液，把切好的薄荷也放进去，搅匀；加入适量的盐；热锅，倒入花生油，待油飘出香味放进薄荷、鸡蛋，翻炒至熟即可。

[食方分析] 薄荷味辛，性凉，归肺、肝经，能疏散风热、清利头目、疏肝行气；佐以鸡蛋滋阴润燥。本品适合气郁体质儿童食用。

（2）玫瑰百合白米粥

[原料] 大米 200g，百合 6g，玫瑰 6g。

[做法] 玫瑰花煮水去渣，大米和百合洗净泡好；玫瑰水放入锅中，接着加入大米和百合，大火煮开后转小火慢熬，米烂粥成即可。

[食方分析] 玫瑰甘、微苦，性温，花香芬芳，可行气解郁、和血、止痛。《本草正义》曰："玫瑰花，香气最浓，清而不浊，和而不猛，柔肝醒胃，流气活血，宣通窒滞而绝无辛温刚燥之弊，断推气分药之中，最有捷效而最为驯良者，芳香诸品，殆无其匹。"大米味甘性平，具有补中益气、健脾养

胃、益精强志、和五脏、通血脉、聪耳明目、止烦、止渴、止泻的功效。佐以百合滋阴安神。本品适合气郁体质儿童食用。

（3）陈皮香橼饼

［原料］陈皮10g，香橼8g，糯米粉50g，黏米粉150g，玉米油、蜂蜜适量。

［做法］陈皮、香橼熬水，晾凉；糯米粉、黏米粉混匀；陈皮香橼水、糯米粉、黏米粉揉成面团，拌入蜂蜜，醒发片刻；倒入模具，水烧开后，放上锅大火蒸20分钟，用硅胶铲划拉四周脱模，切块即可。

【食疗功效】陈皮味辛、苦，性温，能理气健脾、燥湿化痰；香橼味辛、苦、酸，性温，能疏肝理气、和中化痰。本品适合气郁体质儿童食用。

8. 血瘀体质

（1）清炒西兰花

［原料］西兰花200g，胡萝卜1根，盐、鸡精适量。

［做法］西兰花洗净，把根切掉，用手掰成小朵；胡萝卜洗净，去皮切片；锅中烧水，水开加点盐，倒入西兰花过一下水，水再次开的时候倒入胡萝卜，过水一分钟捞起；锅中底油，油热倒入西兰花和胡萝卜，大火翻炒2分钟，然后加少许盐、鸡精，翻炒即可起锅。

［食方分析］西兰花是含有类黄酮最多的食物之一，类黄酮除了可以防止感染，还是很好的血管清理剂。本品适合血瘀体质儿童食用。

（2）桃仁黑米粥

［原料］黑米50g，桃仁5g，山楂3g。

［做法］桃仁磨粉，山楂洗净，黑米淘洗，加水煮熟即可。

［食方分析］黑米味甘，性平，归脾、胃经，可开胃益中、健脾活血、明目；搭配桃仁、山楂活血行气散瘀。本品适合血瘀体质儿童食用。

（3）洋葱木耳炒蛋

［原料］洋葱半颗，黑木耳50g，鸡蛋2颗，盐、生抽、食用油适量。

[做法]洋葱洗干净,切成块;木耳提前泡发好,撕成小朵并入开水中焯烫1分钟,捞出沥干水分;鸡蛋2个打散,锅中倒入少许油,倒入蛋液炒散,盛出备用;热锅凉油,倒入洋葱快速翻炒,炒至软身后倒入焯好的黑木耳,炒匀;淋入少许生抽,调入盐,倒入炒好的鸡蛋,炒匀出锅即可。

[食方分析]洋葱味辛、甘,性温,归肝、脾、肺经,能润肠、理气和胃,还有很强的杀菌作用;黑木耳含有丰富的蛋白质,能抗血凝、抗血栓、降血脂,具有很强的排毒作用;鸡蛋是一种营养丰富的食品。三者搭配,味道鲜美。本品适合血瘀体质儿童食用。

9. 特禀体质

(1)拔丝苹果

[原料]苹果2个,淀粉、白糖适量。

[做法]苹果洗净去皮去核,切滚刀块,放进加了少许食盐的清水中略泡;把淀粉和清水调匀做成淀粉糊;热锅上油,油温6成热时,把切好的苹果裹上淀粉糊,入锅中炸制;待苹果块炸到金黄色时捞出控油;另取一锅,放少许油,加入白糖,小火慢慢熬制,待糖化且变浅黄色后关火;倒入炸好的苹果块迅速翻匀,起锅盛到抹过油的盘子里即可。

[食方分析]苹果性味温和,含有丰富的碳水化合物、维生素和微量元素,有糖类、有机酸、果胶、蛋白质、钙、磷、钾、铁、维生素A、B族维生素、维生素C和膳食纤维,另含有苹果酸、酒石酸、胡萝卜素,可以起到很好的抗过敏作用。本品适合特禀体质儿童食用。

(2)火腿马齿苋

[原料]马齿苋200g,火腿肠2根,盐适量。

[做法]将马齿苋切成小段,火腿肠切丁;锅里热油,下火腿肠翻炒,然后下入马齿苋翻炒片刻;加入盐调味即可。

[食方分析]马齿苋具有清热解毒、凉血止血、止痢的功效,马齿苋中含有丰富的具有生物活性的氨基酸,对血管平滑肌有收缩作用,可以舒缓皮

肤，起到抑制皮肤瘙痒的抗过敏作用。以马齿苋为主的药膳适合过敏体质易发荨麻疹、湿疹等皮肤过敏疾病的儿童食用。

（3）灵芝饭

［原料］灵芝 5g，糙米 100g。

［做法］灵芝磨粉，糙米淘洗，加水煮熟即可。

［食方分析］灵芝性平，味甘，归心、肺、肝、肾经；具有益气血、安心神、健脾胃之功。糙米味甘，性温，可健脾养胃、补中益气、调和五脏、镇静。灵芝、糙米配伍，可扶正补虚，对改善过敏体质有一定的作用。

（三）有助于儿童益智的营养方案

1. 五圆鸽蛋

［原料］鹌鹑蛋 20 只，荔枝、桂圆、莲子和红枣各 6 枚，精盐、冰糖、湿淀粉和色拉油各少许。

［做法］桂圆和荔枝，剥壳、去核；莲子，用碱水浸，搓去皮后，再除心，煮熟；红枣，洗净，去核；鹌鹑蛋，煮熟剥去壳。将这"五圆"放入大碗内，加入冰糖、精盐和适量清水，上笼蒸 30 分钟，然后将原汁倒入另一碗内，把"五圆"放入平盘中。再将原汁倒入炒锅中，煮沸，用湿淀粉勾薄芡，淋入色拉油，浇在"五圆"上即成。

［食方分析］桂圆含蛋白质、脂肪等，并有维生素 A、B 族维生素等；鹌鹑蛋含大量卵磷脂、蛋白质；红枣、莲子能宁心益脑；荔枝含铁、磷、果糖等。故本品可益肝肾、补心脾。

2. 杏仁豆腐

［原料］杏仁 150g，琼脂粉 10g，牛奶 200g，鸡蛋 1 个，白糖适量。

［做法］将杏仁浸泡后剥去外皮，加水在搅拌机里磨成稀糊。鸡蛋，加水少许打散。炒锅上火，倒入约 800g 左右水，放白糖少量，把鸡蛋倒入锅内，待煮开后撇去浮沫，倒出一半晾凉，待用。将琼脂粉放碗内加水蒸化。把磨好的杏仁糊、琼脂粉、牛奶放入锅内，不断搅动，再用细纱布滤去杏仁

糊中的渣，倒入盘内晾凉后，凝结成细嫩的豆腐状。把凝结的"豆腐"用刀在盘中划成菱形块，晾凉的另一半糖水缓慢地沿盘边倒入，待"豆腐"漂起时，即可食用。

［食方分析］杏仁含脂肪、蛋白质较多，有润肺化痰、通腑润肠之功；琼脂含丰富的氨基酸、碘、锌等营养成分；牛奶含钙、锌、磷、蛋白质、脂肪等；鸡蛋补充蛋白质、卵磷脂；白糖属于双糖。本品能清神益脑，增强大脑功能，且鲜嫩甘美。

3. 番茄鱼泥

［原料］新鲜鱼（一般选用鱼刺少的海鱼）2cm 长 1 块（约 30g），鱼汤 2 勺，淀粉、番茄酱、精盐各少许。

［做法］先将新鲜鱼洗干净，放入热水中煮熟，加适量的精盐。锅内捞出鱼，去骨刺和鱼皮，然后放入小碗内，用小勺背研碎。把研碎的鱼肉和鱼汤一起放锅内煮，淀粉加水，并加入少许番茄酱调匀，倒入锅中搅拌，煮至黏稠状停火，即可食用。

［食方分析］鱼肉富含蛋白质，所含脂肪为不饱和脂肪酸，海鱼的 DHA 含量多于淡水鱼，深海鱼所含的 DHA 要比沿岸和近海的鱼类多，而鱼中所含 DHA 是营养大脑必不可少的物质。番茄酱富含维生素 C，维生素 C 可使大脑反应灵活，敏捷。婴儿常食此鱼泥，能促进脑的发育，提高智力。

（四）儿童肥胖的饮食调理

1. 素炒大白菜

［原料］大白菜 250g，胡萝卜丝 10g，植物油、精盐、味精、姜丝各适量。

［做法］将大白菜洗净，切成 5cm 方块，待油锅烧热后，放入姜丝略煸炒，随即把大白菜倒入，旺火炒至半熟，放入胡萝卜丝、盐，再略炒一会儿至熟，加少许味精调和，即可装盘上桌。

［食方分析］大白菜含食物纤维及大量水分，能促进胃肠蠕动；胡萝卜

含胡萝卜素、维生素 C、维生素 A 等，能下气和中。二者合之，可清热利膈、减肥化浊。

2. 干贝烧冬瓜

［原料］冬瓜 500g，水发干贝 50g，葱段、姜片、精盐、味精、料酒各适量。

［做法］将冬瓜去皮，洗净，切长条，用沸水余后捞出，沥干。锅内放油烧至 6 成热时，下葱段、姜片炝锅，拣出，放入干贝煸炒，放汤烧沸，改用小火烧 5 分钟，放入冬瓜块烧熟，改旺火，放精盐、味精、料酒调味，用湿淀粉勾芡，翻炒均匀，出锅装盘。

［食方分析］冬瓜含有丰富的维生素 C、维生素 B_1 及多种微量元素，能和五脏、涤肠胃、利尿消肿；干贝含多种微量元素、蛋白质。故本品能利湿降脂。

3. 荷叶粥

［原料］鲜荷叶 1 张（或干荷叶），粳米 50g，白糖适量。

［做法］粳米，淘洗干净；荷叶，洗净。锅置火上，放入水适量，放入粳米煮粥，煮时将荷叶盖于粥上，煮熟即成。也可另将荷叶洗净切碎，先煎取汁，另用一锅煮粥，将汁调入粥内。食用时，可加白糖于粥内，随时可食用。

［食方分析］本膳用荷叶，有分清别浊、解暑清热之功，近来被作为降脂减肥的主要药物；粳米含碳水化合物、维生素 B_1、维生素 B_2 等，有和胃安神之功。合而清香爽口，利湿减肥。

（五）促进儿童增高的饮食

保持均衡营养，变换饭菜花样，刺激孩子的食欲，尤其是尽可能多地满足孩子对于蛋白质、钙、磷、维生素、微量元素及其他成长所需的基本要素的需求，对于保证儿童身高增长必不可少。现将能促增高的食谱举例如下，以供参考。

1. 牛奶虾泥

［原料］大虾 150g，鲜牛奶 100g，鸡蛋清 1 个，精盐、水淀粉、植物油各少许。

［做法］将大虾去皮，抽去虾线，清洗干净，控去水分，剁成泥放入小碗内，加入蛋清、精盐、干淀粉混合均匀。鲜牛奶、水淀粉、精盐混合在一起，调成牛奶液，待用。炒锅上火，倒入适量的植物油，油烧至 3 成热，将调好的牛奶液倒入锅内，用手勺轻轻搅动，奶汁结成片状浮起时，把虾泥倒入锅内，用大火翻炒片刻，即可出锅，食用。

［食方分析］牛奶能补虚、健脑；大虾含丰富的蛋白质、脂肪、碳水化合物、钙、磷、铁、碘、维生素 A、维生素 B_1、维生素 B_2、维生素 E 等。牛奶与虾泥相配成菜，具有益肾补髓、濡筋壮骨的功效。本品非常适合处于发育阶段的婴幼儿食用。

2. 甜椒炒鳝丝

［原料］鳝鱼丝 150g，甜椒 75g，料酒、精盐、葱花、湿淀粉、花生油各适量。

［做法］甜椒洗净，去蒂、籽，切丝。炒锅加花生油，烧热，下鳝鱼丝煸炒，待水分干，烹入料酒，加精盐、葱花，继续煸炒至入味，再加入甜椒丝，煸炒透，加水、味精、白糖少许，沸 3 分钟，用湿淀粉勾芡，淋上香油，出锅佐餐食用。

［食方分析］鳝鱼含较丰富的蛋白质、脂肪、钙、磷、铁、维生素 B_1、维生素 B_2 等，且脂肪中的脂肪酸多为不饱和脂肪酸。而鳝鱼配以含有丰富维生素 C 的甜椒，相互补助，功效增强，有补肝益肾、壮骨利筋的作用。本品适合处于发育阶段的婴幼儿食用。

3. 碧桃鸡丁

［原料］鸡脯肉 200g，核桃仁 75g，青豆 30g（青菜、黄瓜也可），葱小段、蒜片、蛋清、水淀粉、精盐、料酒各适量。

［做法］将鸡脯肉切成15cm见方的丁，用精盐、料酒、蛋清捏匀（上浆）；清汤、精盐、味精、水淀粉调制成汁。锅置火上，放入植物油，烧至五成热时，将鸡丁入油中划熟，捞出，控净油；核桃仁用温水泡，剥去外皮。炒锅加油少许，下葱段、蒜片爆香，烹入料酒，加入鸡丁、青豆、核桃仁煸炒，倒入调好的汁，迅速颠翻均匀，出锅装盘，即可食用。

［食方分析］核桃仁是健骨补肾佳品；鸡肉有补五脏、益气力、添精髓的作用。核桃仁与鸡肉组成菜肴，能滋养肝肾、助长发育、益智健脑，适宜于幼儿常食。

第三节　学龄期和青少年期常用食物的性味及营养方案

学龄期儿童生长发育迅速，对能量和营养素的需求量相对高于成年人，充足的营养是智力和体格正常发育，乃至一生健康的物质保障。因此，更需要强调合理膳食、均衡营养。在一般人群膳食指南的基础上，学龄期儿童要养成健康的饮食行为、经常进行多样性的身体活动，以保持适宜的体重增长，促进身心健康。

青春期是从儿童向成人过渡的时期，这一时期青少年的生理特点是肾气盛、天癸至、阴阳合。形体方面的生长出现第二次高峰，需要充足的营养物质。精神发育也由不稳定逐渐趋于稳定，同样也是人生观和世界观形成的关键时期。生殖系统迅速发育成熟是本期的突出特点，此期的女孩主要表现为乳房隆起、月经来潮，男孩喉结明显、变音、长胡须、遗精等。因此，在继续做好本期的均衡营养、合理膳食工作的同时，还需进行生理、心理卫生和性教育启蒙，培养良好的道德情操，建立起正确的人生观，保障青春期的身心健康。

一、学龄期儿童和青少年常用食物及营养成分

食物的种类繁杂，质地有殊，品种多样，味道迥异，性质有别，且含有人类所需的营养物质。古代医药学家十分推崇食物的营养保健作用。现代研究认为食物中含有蛋白质、脂肪、碳水化合物、维生素、矿物质、膳食纤维及水等，是人类赖以发育、生长、繁衍后代和保持健康长寿的必需营养物质。对于学龄期儿童和青少年来说，食物的合理搭配、膳食平衡是预防保健、健康成长不可或缺的关键因素。为学龄期儿童和青少年选择健康食物其实不是一件难事，只需要丰富均衡地搭配各类食物就可以满足孩子的营养与健康需要。

学龄期儿童和青少年膳食的常用食物谱比学龄前期儿童更为广泛。除本章第二节介绍的食物外，常用食物还包括如下所列。

（一）谷薯类

1. 粳米

粳米味甘，性平。归脾、胃、肺经。可以补气健脾，除烦渴，止泻痢。《名医别录》记载粳米"主益气，止烦，止泻"。《备急千金要方》记载其"平胃气，长肌肉"。《食物本草会纂》中言其"止泻痢，壮筋骨，通血脉，和五脏，补脾气，止烦闷。小儿煮粥如乳，开胃助神；合芡实煮粥，食之益精强志"。宜制为粥、米饭、米糕等。粳米营养成分以碳水化合物为主，也含有一定量的蛋白质、B族维生素、烟酸及钙、磷等矿物质。

2. 籼米

籼米味甘，性温。归心、脾、肺经。可以调中和胃，渗湿止泻，除烦。用于脾胃失和引起的食少、呃逆、呕吐。可与生姜配伍，煮粥服食。本品性温以散中焦寒邪，味甘益脾和胃以助运化，温中散寒而止泄。籼米含有碳水化合物、脂肪、B族维生素、矿物质等营养成分。《本草蒙筌》记载籼米"温中健脉，益卫养荣，仍长肌肤，尤调脏腑"。《本草纲目》言其"温中益气，

养胃和脾，除湿止泄"。《随息居饮食谱》认为籼米能"补中，养气，益血，生津，填髓，充饥"。

3. 糯米

糯米味甘，性温。归脾、胃、肺经。可以补中益气，健脾止泻，缩尿敛汗。《婴童类萃》认为糯米治小儿泄泻，日久不止及男妇脾泄，宜制为粥、粽、米糕等。糯米主要含支链淀粉、蛋白质、B族维生素及微量元素等营养成分。孙思邈言其"脾病宜食，益气止泄"。《本草纲目》指出糯米"暖胃脾，止虚寒泄痢……收自汗"。

4. 粟米

粟米味甘、咸，性凉。归脾、胃、肾经。可以益气和中，益肾，除热，解毒。粟米碳水化合物和蛋白质的含量与稻米相近，而脂肪含量略高于稻米，其他矿物质及维生素的含量也比稻米丰富。《日用本草》记载粟米"和中益气，止痢，治消渴，利小便"。

（二）豆类

1. 黑豆

黑豆味甘，性平。归肾、脾经。可以活血利水，祛风解毒，健脾益肾。黑豆含蛋白质、脂肪、碳水化合物、胡萝卜素、维生素 B_2、烟酸、异黄酮等。具有降血脂、抗动脉硬化、减肥、保肝、抗肿瘤、抗氧化及延缓衰老等作用。《名医别录》记载黑豆"逐水胀，除胃中热痹，伤中淋露，下瘀血，散五脏结积内寒，杀乌头毒"。《本草纲目》认为其"治肾病，利水下气，治诸风热，活血""煮汁，解矾石、砒石、甘遂、天雄、附子、射罔、巴豆、芫菁、斑蝥百药之毒及蛊毒"。

2. 绿豆

绿豆味甘，性凉。归心、肝、胃经。可以清热解毒，消暑利水。绿豆成分以碳水化合物为主，还含有一定量的蛋白质、脂肪、胡萝卜素、烟酸，以及钙、磷、铁等营养成分。《本草纲目》记载绿豆"治痘毒，利肿"。《本草汇言》言其"清暑热，静烦热，润燥热，解毒热"。《食鉴本草》认为绿豆"清热解毒，不可去皮，去皮壅气。作枕明目。服药不可食，令药无力"。

3. 蚕豆

蚕豆别名胡豆、川豆、佛豆。味甘、微辛，性平。归脾、胃经。可以健脾利水，解毒消肿。蚕豆主要含有碳水化合物及一定量的蛋白质、脂肪、维生素和微量元素。《本草从新》记载蚕豆"补中益气，涩精，实肠"。《医林纂要·药性》言其"滑肠，利水"。《随息居饮食谱》认为蚕豆"健脾开胃，浸以发芽，更不滞气"。

4. 刀豆

刀豆味甘，性温。归脾、胃、肾经。可以温中下气，益肾补元。《本草纲目》记载刀豆"温中下气，利肠胃，止呃逆，益肾补元"。《食物考》言其"烧灰，利肠，止虚呃逆"。《中药材手册》曰：刀豆"补肾，散寒，下气。利肠胃，止呕吐。治肾气虚损，肠胃不和，呃逆，腹痛吐泻"。

（三）蔬菜类

1. 水芹

水芹味辛、甘，性凉。归肺、肝、膀胱经。可以清热解毒，利尿，止血。水芹主要含有多种维生素、水分、矿物质及膳食纤维等营养成分。《备急千金要方·食治方》记载水芹"益筋力，去伏热。治五种黄病，生捣绞汁，冷服"。《随息居饮食谱》言其"清胃，祛风，利口齿、咽喉、头目"。《中国药用植物志》认为水芹"嫩茎捣汁服，可治高血压"。

2. 芫荽

芫荽味辛，性温。归肺、脾、肝经。可以发表透疹，消食开胃，止痛解毒。芫荽含一定量的挥发油、维生素 C 及微量元素等。现代研究表明，芫荽具有抗菌、促进外周血液循环及增强消化液和胆汁分泌的作用。《食疗本草》记载芫荽"利五脏，补筋脉，主消谷能食"。《医林纂要·药性》言其"升散阴气，辟邪气，发汗，托疹"。

3. 茼蒿

茼蒿味辛、甘，性凉。归心、脾、胃经。可以和脾胃，消痰饮，安心神。茼蒿主要含有多种维生素、微量元素及少量蛋白质、脂肪和碳水化合物等，其中胡萝卜素含量较高，另外尚含有挥发油及胆碱类化合物，适量常食对提高记忆力、增加食欲等具有一定效果。《备急千金要方·食治方》记载茼蒿"味辛平，无毒。安心气，养脾胃，消痰饮"。《滇南本草》言其"行肝气，止疝气疼，治偏坠气疼，利小便"。《食物中药与便方》认为茼蒿"清血养心，润肺消痰。治高血压性头昏脑涨，睡眠不安，烦热，热咳痰浓"。

4. 百合

百合味甘、微苦，性微寒。归心、肺经。可以养阴润肺，清心安神。百合含有碳水化合物、矿物质和维生素等营养成分。研究显示，百合具有祛痰、止咳、抗过敏、镇静及强壮等作用。《神农本草经》记载百合"主邪气腹胀、心痛，利大小便，补中益气"。《日华子本草》言其"安心，定胆，益志，养五脏"。《本草纲目拾遗》指出百合"清痰火，补虚损"。

5. 冬瓜

冬瓜味甘、淡，性微寒。归肺、大肠、小肠、膀胱经。可以利尿、清热、化痰、生津、解毒。研究显示，冬瓜水分多，不含脂肪，适合肥胖者、高脂血症患者、糖尿病患者食用。《名医别录》记载冬瓜"主治小腹水胀，利小便，止渴"。《本草图经》言其"主三消渴疾，解积热，利大小肠"。《本草衍义》曰："冬瓜治发背及一切痈疽，削一大块置疮上，热则易之。瓜当烂，截去更合之，分散热毒甚良。"

6. 苦瓜

苦瓜味苦，性寒。归心、脾、肺经。可以祛暑涤热，明目，解毒。苦瓜中含有一定量的碳水化合物和维生素，其中含有较多的苦瓜苷及维生素C。研究表明，苦瓜苷具有降低血糖、增强免疫力、抗菌、消炎等作用。《滇南本草》记载苦瓜"泻六经实火，清暑益气，止烦渴"。《全国中草药汇编》言其

"主治肠炎、便血；外用治痱子"。《福建药物志》认为苦瓜"清热利湿，主治咽喉炎、汗斑"。

7. 丝瓜

丝瓜味甘，性凉。归肺、胃、肝、大肠经。可以清热化痰，凉血解毒。丝瓜中除含有多种维生素和微量元素之外，还含皂苷、丝瓜苦味质、多量黏液等成分，属低热量果蔬之一，凡肥胖、高血压、糖尿病等患者可适量选食之。《滇南本草》记载丝瓜"解热，凉血，通经，下乳汁，利肠胃"。《医学入门·本草》言其"治男妇一切恶疮，小儿痘疹余毒，并乳疽，疔疮"。《萃金裘本草述录》曰：丝瓜"止吐血、衄血"。

8. 荠菜

荠菜味甘、淡，性凉。归肝、脾、膀胱经。可以凉肝止血，平肝明目，清热利湿。荠菜含胆碱、乙酰胆碱、甘露醇、山梨醇及微量元素等，具有缩短出血时间、抗菌消炎和抗肿瘤的作用。《日用本草》记载荠菜"凉肝明目"。《医林纂要·药性》言其"利水和脾，辟蚤虱，散郁热"。《福建药物志》曰：荠菜"清热解毒，利水凉血。主治麻疹、水肿、乳糜尿、尿血、痢疾、高血压、小儿疳热"。

9. 苦菜

苦菜味苦，性寒。归心、脾、胃、大肠经。可以清热解毒。苦菜含苦苣菜苷、槲皮素、多糖类、维生素C及微量元素等成分，具有抗肿瘤作用。《名医别录》记载苦菜"治肠澼，渴热，中疾，恶疮。久服耐饥寒，高气不老"。《本草拾遗》言其"去暴热、目黄、秘塞"。《湖南药物志》曰：苦菜"祛湿，清热解毒。主治痈疽脓肿、无名肿毒、乳痈"。

10. 苜蓿

苜蓿味苦、微涩，性平。归肝、大肠、膀胱经。可以清热凉血，利湿退黄，通淋排石。苜蓿中含有蛋白质、维生素、微量元素、黄酮类等，其中胡萝卜素含量较多；还含有粗纤维，可促进大肠蠕动，有助于大便及毒素的排泄。《日华子本草》记载苜蓿"去腹藏邪气，脾胃间热气，通小肠"。《本草衍义》言其"利大小肠"。《现代实用中药》认为苜蓿能"治尿酸性膀胱结石"。

11. 马齿苋

马齿苋味酸，性寒。归大肠、肝经。可以清热解毒，凉血止痢，除湿通淋。马齿苋含三萜醇类、黄酮类、糖类、多种维生素及钙、磷、铁、钾等微量元素。具有抗痢疾杆菌、大肠杆菌、金黄色葡萄球菌及抗氧化、降低胆固醇、利尿、延缓衰老、润肤美容等作用。《食疗本草》记载马齿苋"治疳痢及一切风，敷杖疮"。《本草经疏》言其"凉血益血"。《生草药性备要》认为马齿苋"治红痢症，清热毒，洗痔疮疳疔"。

12. 枸杞菜

枸杞菜又名枸杞叶、枸杞头、枸杞苗。味苦、甘，性凉。归肝、脾、肾经。可以补虚益精，清热明目。枸杞菜中含少量维生素、微量元素及蛋白质、脂肪和碳水化合物等，其中所含的膳食纤维较多，具有通便作用。《药性论》记载枸杞"能补益精诸不足，易颜色，变白，明目，安神。和羊肉作羹，益人，甚除风，明目。若渴，可煮汁饮，代茶饮之。发热诸毒烦闷，可单煮汁解之，能消热面毒。主患眼风障，赤膜昏痛，取叶捣汁注眼中"。《食疗本草》言其"坚筋耐老，除风，补益筋骨，能益人，去虚劳"。明代王磐《野菜谱》曰："枸杞头，生高丘，实为药饵来甘州；二载淮南谷不收，采春采夏还采秋，饥人饱食如珍馐。"

（四）果品类

1. 梨

梨味甘、微酸，性凉。归肺、胃、心经。可以清肺化痰，生津止渴。梨中含有较多的碳水化合物、水分、多种维生素和矿物质等营养成分。《备急千金要方·食治方》记载梨"除客热气，止心烦"。《食鉴本草》言其"解热止渴，利大小肠。治火嗽热喘"。《全国中草药汇编》认为梨"养阴清肺，除烦止渴。主治肺燥咳嗽，吐血、咯血，心火烦躁，口渴喉干，并除胸膜痰热"。

2. 杏

杏味酸、甘，性温。归心、肺经。可以润肺定喘，生津止渴。杏中含有一定量的碳水化合物、维生素及矿物质等，其中维生素 C 和钾元素含量相对较多。胃酸分泌不足及消化不良者宜食之。但因杏的成熟季节性强，且不易储存，故多制成杏脯食用。苦杏仁经酶水解后产生氢氰酸，对呼吸中枢有镇静作用，可治咳喘。《滇南本草》记载杏"治心中冷热，止渴定喘，解瘟疫"。《食物考》言其"曝脯去冷，止渴益心"。《随息居饮食谱》认为杏"润肺生津"。

3. 橘

橘味甘、酸，性平。归肺、胃经。可以润肺生津，理气和胃。橘中含有丰富的糖类和多种维生素、矿物质等营养物质。《本草拾遗》记载橘"甜者润肺"。《日华子本草》言其"止消渴，开胃，除胸中膈气"。《日用本草》曰：橘"止渴，润燥，生津"。

4. 橙

橙味酸，性凉。归肺、肝、胃经。可以和胃降逆，理气宽胸，消瘿，解鱼蟹毒。鲜橙中含一定量的碳水化合物和多种维生素、微量元素等营养物质，其中维生素 C、橙皮苷及多种有机酸含量较多，能降低毛细血管脆性，防止小血管出血，平时经常鼻、牙龈出血者及心脑血管疾病患者均可适量选食之。《开宝本草》记载橙"瓤去恶心"。《玉楸药解》言其"宽胸利气，解酒消瘿……善降逆气，止恶心，消瘰疬瘿瘤"。《本草纲目拾遗》认为橙"和中，开胃"。

5. 乌梅

乌梅味酸、涩，性平。归肺、肝、大肠经。可以生津止渴，止血止泻。乌梅中含有一定量的碳水化合物、维生素、微量元素等营养物质，其中维生素 E 和钾含量较高，中老年人适量食用对防治心血管疾病及延缓衰老具有一定的作用。《名医别录》记载乌梅"敛肺涩肠，治久嗽，泻痢，反胃噎膈，蛔厥吐利，消肿，涌痰，杀虫，解鱼毒、马汗毒、硫黄毒"。《本草求原》曰：乌梅"治溲血、下血、诸血证，自汗，口燥咽干"。

6. 葡萄

葡萄味甘、酸，性平。归脾、肺、肾经。可以补气血，强筋骨，利小便。葡萄中含有丰富的葡萄糖、果糖及多种矿物质和维生素等营养成分；其中钾含量相对较高。研究表明，葡萄皮中所含的多酚类化合物可预防和治疗动脉硬化及其引起的心脑血管疾病。《神农本草经》记载葡萄"主筋骨湿痹，益气、倍力、强志，令人肥健、耐饥、忍风寒。久食，轻身、不老、延年。可作酒"。《名医别录》言其"逐水，利小便"。《随息居饮食谱》曰：葡萄"补气，滋肾液，益肝阴，强筋骨，止渴，安胎"。

7. 桑椹

桑椹味甘、酸，性寒。归肝、肾经。可以滋阴养血，生津润肠。桑椹含糖类、苹果酸、多种维生素及微量元素等，具有促进淋巴细胞转化、T细胞成熟及增强免疫等作用。《新修本草》记载桑椹"单食，主消渴"。《滇南本草》言其"益肾脏而固精，久服黑发明目"。《本草求真》认为葡萄"除热，养阴，止泻"。

（五）禽畜肉类

1. 羊肉

羊肉味甘，性温。归脾、胃、肾经。可以温中健脾，补肾壮阳，益气养血。羊肉中主要含有蛋白质，脂肪含量低于猪肉，并含有维生素 B_2 等。《日华子本草》记载羊肉"开胃肥健。头肉：治骨蒸，脑热，头眩，明目"。《日用本草》言其"治腰膝羸弱，壮筋骨，厚肠胃"。

2. 鸭肉

鸭肉味甘、微咸，性平。归肺、脾、肾经。可以补益气阴，利水消肿。鸭肉中蛋白质含量略低于鸡肉，而脂肪高于鸡肉，还含有钙、磷、铁等矿物质和 B 族维生素等营养成分。《本草备要》加载鸭肉"入肺、肾血分，滋阴补虚，除蒸止嗽，利水道，治热痢。白毛乌骨者，为虚劳圣药"。《冯氏锦囊秘录》曰："鸭肉补虚，治劳怯，止嗽化虚痰，利小便，消水肿胀满，和脏腑，退卒热惊痫"。

3. 鹅肉

鹅肉味甘，性平。归脾、肺、肝经。可以益气补虚，和胃止渴。鹅肉含有较多的蛋白质和脂肪，还含有一定量的维生素和矿物质。名医别录记载鹅肉"利五脏"。《随息居饮食谱》言其"补虚益气，暖胃生津。性与葛根相似，能解铅毒"。《日华子本草》曰："白鹅：解五脏热，止渴。苍鹅：发疮脓。"

二、学龄期儿童和青少年饮食及营养方案

（一）学龄期儿童和青少年膳食的原则

中医学认为，要使学龄期儿童和青少年膳食营养均衡，需要遵循以下原则。

1. 平衡膳食

我国古代医学典籍《黄帝内经》在两千多年前就提出了平衡膳食的要求，如《素问·脏气法时论》所说的"五谷为养，五果为助，五畜为益，五菜为充，气味合而服之，以补精益气"。

"五谷"原指麦、麻、稷、稻、豆，后泛指谷类食物和豆类作物。谷物是我国膳食的主体，也是日常生活中的主食。"五谷为养"的"养"，有滋养、给养之意。谷物来源广泛，性味平和，有补脾胃的作用，脾胃健旺才能运化水谷，气血生化有源，供养五脏。

"五果"原指枣、李、栗、杏、桃，后泛指水果类食物。"五果为助"的"助"有辅助、帮助之意。水果具有生津、开胃、消食等作用，辅助五谷滋养人体。

"五畜"原指猪、牛、羊、狗、鸡，后泛指家畜、家禽等。"五畜为益"的"益"有补益、滋补之意。精血不充，非草木之类所能益，是必血气之属

以补之，故精不足者补之以味。动物肉类为血肉有情之品，滋补性强，可以健脾益气、补肾填精。

"五菜"原指葵、韭、藿、薤、葱，后泛指蔬菜类食物。"五菜为充"的"充"有补充、充实之意。蔬菜功多疏利，可以补充五谷之不足。

因此，我们日常膳食应以谷物为主，肉类作为补益，以蔬菜水果作为辅助，这样配置的膳食，有益于身体健康。

2. 辨体施膳

人的体质由于先天禀赋和后天获得，造成阴阳气血所占比例不同，从而形成不同的体质类型。不同的食物不仅所含营养成分不同，还具有不同的性味和归经属性。所谓"辨体施膳"，是指根据人的体质类型，针对性地给予不同性味和营养成分的食物，长期食用，从而起到纠正人体阴阳气血偏颇，维持阴阳匀平状态的作用。

生理状态下，强调根据人的体质"辨体施膳"，在人体患病时，还要辅以"辨证施膳"。譬如，外感病初期，病位在肌表，病势较浅，应该予以发散解表的膳食。如风寒感冒，可喝生姜红糖水，使汗出邪去。里证多由于代谢障碍，内脏活动失调，以致水湿、痰饮、瘀血等病理产物停留体内所致，病位在内，应该予以调理脏腑的膳食。如脾虚湿盛所致的小便不利、水肿，可予冬瓜、玉米须煮水喝，以利水消肿。寒证是感受寒邪或阴盛、阳虚引起的寒冷证候，应该予以温中散寒的膳食。如胃寒疼痛，可用生姜粥、当归生姜羊肉汤等。热证是感受热邪，或阳盛、阴虚引起的温热证候，应该予以寒凉之品。如发热口渴，可予西瓜汁、凉拌番茄等，以清热生津。虚证是人体正气不足而引起的虚弱证候，宜配补益之品。阳虚者即形不足，形寒肢冷，当温之以气，如羊肉粥、狗肉汤等甘温之品，使阳气旺盛；阴虚者即精不足，形体消瘦，当补之以味，则要用厚味之物，如炖甲鱼、鸡蛋羹等，补益精血，使阴精充足。实证是邪气亢盛，正气未衰，正邪相争所表现的证候，配膳当以泻实祛邪为主。如风湿痹证，可予薏苡仁粥，以渗除水湿、舒筋除痹。

3. 谨和五味

食物有酸、苦、甘、辛、咸五味，它们与人体的五脏有密切的对应关系。如《素问·至真要大论》所云："夫五味入胃，各归所喜，故酸先入肝，苦先入心，甘先入脾，辛先入肺，咸先入肾。久而增气，物化之常也。气增而久，夭之由也。"说明酸、苦、甘、辛、咸五味对五脏有特定的联系和作用，久服可增补其脏之气，太久则祸至。

五味既能养五脏，亦能伤五脏。如果长期偏嗜某味食物，就会导致相应脏腑的功能失调，阴阳失去平衡，从而引发疾病。《素问·五脏生成》曰："是故多食咸，则脉凝泣而变色；多食苦，则皮槁而毛拔；多食辛，则筋急而爪枯；多食酸，则肉胝胎而唇揭；多食甘，则骨痛而发落，此五味之所伤也。"又如《素问·生气通天论》云："阴之所生，本在五味；阴之五宫，伤在五味。是故味过于酸，肝气以津，脾气乃绝；味过于咸，大骨气劳，短肌，心气抑；味过于甘，心气喘满，色黑，肾气不衡；味过于苦，脾气不濡，胃气乃厚；味过于辛，筋脉沮，精神乃央。"

常人不宜五味偏嗜，患者更需谨慎，否则病情加重，变证丛生。所以《素问·宣明五气》提出"五味所禁"，即"辛走气，气病无多食辛；咸走血，血病无多食咸；苦走骨，骨病无多食苦；甘走肉，肉病无多食甘；酸走筋，筋病无多食酸。是谓五禁，无令多食"。身体超重和肥胖者不宜吃肥甘食物，胃病患者不宜吃辛辣食物，高血压和肾病患者应少吃食盐。所以，无论是在日常生活中，还是患病期间，饮食都要注意五味的搭配和协调，勿令其偏，如《素问·生气通天论》所言"是故谨和五味，骨正筋柔，气血以流，腠理以密，如是则骨气以精，谨道如法，长有天命"。

4. 饮食有节

《素问·上古天真论》曰："上古之人，其知道者，法于阴阳，和于术数，食饮有节，起居有常，不妄作劳，故能形与神俱，而尽终其天年，度百岁乃去。"食饮有节即饮食有节，它包含两层含义，一是饮食节制，二是饮食规律。

饮食节制就是控制食量，饥饱适度。人体对饮食的消化、吸收和输布，主要靠脾胃来完成。进食定量，饥饱适中，则脾胃功能运转正常，人体就能得到精微物质的濡养，从而保证各种生理功能活动的正常进行。若饮食不节，饥饱无度，就会损伤脾胃，进而引起诸多病证。《素问·痹论》曰："饮食自倍，肠胃乃伤。"饮食过度，就会出现胃肠道症状，如嗳腐吞酸、脘腹胀满疼痛、泄泻或便秘等。本病小儿多见，这是因为小儿脾胃功能较弱，又往往控制不好食量，因而常发生食积等病证。另外，饮食过量，日久则形体肥胖，肥胖也是心脑血管病、糖尿病、痛风、恶性肿瘤等病的危险因素。另一方面，如果长期过饥，无法保证营养，则机体气血生化乏源，出现身体消瘦、面色苍白、心慌失眠、月经稀少等症状，进而导致营养不良。

饮食规律是指进食有固定的时间。早在《尚书》中就有"食哉惟时"之论。有规律地定时进食，则脾胃可协调配合，张弛有度，饮食即可在机体内有条不紊地被消化、吸收、输布全身。如果食无定时，扰乱了胃肠道的正常规律，则会导致胃肠功能失调，食欲减退，消化能力减弱，损害健康。我国传统的一日三餐是很有道理的，所以，要养成定时定量进食的习惯，消化功能健旺则身体康健，如《吕氏春秋》所言"食能以时，身必无灾"。

5. 注意饮食禁忌

所谓"饮食禁忌"，是指食"非所宜"的诸般情况。中医学对此非常重视，元代《饮食须知》中说："饮食藉以养生，而不知物性有相宜相忌，纵然杂进，轻则五内不知，重则立兴祸患。"饮食禁忌对于身体的健康，疾病的预防、治疗和转归都有着十分重要的影响，应引起重视。正如东汉张仲景在《金匮要略·禽兽鱼虫禁忌并治》中所说："所食之味，有与病相宜，有与身为害，若得宜则益体，害则成疾。"

素体阳虚者、脾胃虚寒者忌食生冷；素体偏热者、热性病证者忌食辛辣。脾虚、痰湿者忌食黏滑，暑湿季节也不宜食；素体痰湿或湿热者、脾虚有湿或痰湿者忌食油腻。

服药期间也要注意饮食禁忌。清代医学家章杏云在《调疾饮食辨·发凡》中云："病人饮食，借以滋养胃气，宜行药力，故饮食得宜足为药饵之助，失宜则反与药饵为仇。"《伤寒论》《金匮要略》中也指出服药时忌生冷、黏腻、肉、面、五辛、酒、酪、臭物等。明代李时珍《本草纲目·服药食忌》中列有31条服药的饮食禁忌，此后，医药书籍多引此述，或有增减。另外，注意服药时不宜饮茶水，也不宜用绿豆汤送服等。

（二）学龄期儿童饮食注意事项

1. 认识食物，学习烹饪，提高营养科学素养

家长和老师要教育引导孩子认识食物，了解食物的来源、分类、主要营养特点；了解食物的生长、加工、烹调及其对食物营养价值的影响；了解食物的平衡膳食宝塔和食物多样化原则，注意荤素搭配、粗细搭配等；学会使用食品营养标签合理选择食品；掌握健康饮食制作技能，科学管理自身饮食；尽可能多地参与到家庭食物的选择、购买、加工和烹调等；学习食物的合理搭配、烹饪知识和技能；了解不同地域的饮食习惯与风俗，传承优秀的饮食文化。

充分发挥家长的引导作用，家长通过言传身教，有意识地培养儿童选择健康食物的能力。要尽可能多地和孩子一起就餐，还可以和孩子一起到农村，让孩子在耕种、采摘、收割等体验中了解食物的生长过程，体验种植养殖的辛苦、收获的喜悦等，使他们懂得选择营养健康的食物、珍惜食物、与大自然和谐相处。家庭应营造轻松欢乐的就餐环境，让儿童保持心情愉悦。安排学龄期儿童与家人或同学共同进餐，享受家长朋友团聚的快乐。

学校也是实施营养健康教育的关键场所。开展以学校为基础的营养活动，可以显著提高中小学生的营养健康知识，帮助他们建立健康的饮食。

2. 三餐合理，规律进餐，培养健康饮食行为

学龄期儿童应做到一日三餐，两餐间隔4～6小时，三餐定时定量。早餐提供的能量应占全天总能量的 25% ～ 30%、午餐占 30% ～ 40%、晚餐占 30% ～ 35%。学龄期儿童饮食应多样化，保证营养齐全，并且做到清淡饮食。三餐的食物应以主食为主，搭配蔬菜、畜禽肉类、鱼虾类、蛋类、大豆类及其制品、奶类及其制品等来保证营养均衡。不用糕点、甜食或零食代替正餐；不用水果代替蔬菜，或蔬菜代替水果。

每天吃早餐，保证早餐的营养充足。营养充足的早餐至少应包括：谷薯类（如馒头、花卷、面包、米饭）；肉蛋类，即鱼禽肉蛋等食物（如蛋、猪肉、牛肉、鸡肉）；奶豆类，即奶及其制品和豆类及其制品（如牛奶、酸奶、豆浆、豆腐脑）；果蔬菜，即新鲜蔬菜、水果（如菠菜、西红柿、黄瓜、苹果、梨、香蕉）。每天摄入奶或奶制品 ≥ 300g，可以选择鲜奶、酸奶、奶粉或奶酪。经常进行户外活动，接受阳光的沐浴，以促进体内维生素 D 的活化，促进钙的吸收利用，促进骨骼发育。经常吃含铁丰富的食物，如瘦肉等，同时搭配新鲜的蔬菜和水果，以预防缺铁性贫血。

3. 合理选择零食，足量饮水，不喝含糖饮料

零食是指一日三餐以外吃的所有食物和饮料，不包括水。学龄期儿童可选择清洁卫生、营养丰富的食物作为零食，如新鲜蔬菜水果、坚果、奶及其制品等。可以在两餐之间吃少量零食。学龄期儿童要足量饮水，每天饮水量 800 ～ 1400mL，首选白开水，不喝或少喝含糖饮料，禁止饮酒。经常大量饮用含糖饮料会增加龋齿和超重肥胖的风险。

4. 不偏食节食，不暴饮暴食，保持适宜体重增长

学龄期儿童的营养应均衡，以保持适宜的体重增长。偏食挑食和过度节食会影响学龄期儿童营养素的摄入，容易出现营养不良。暴饮暴食在短时间内会摄入过多的食物，加重消化系统的负担，增加发生超重肥胖的风险。超重肥胖不仅影响学龄期儿童的健康，损害其体格和心理健康，更容易延续到成年期，增加慢性病发生的风险。

（三）青少年饮食的注意事项

青春期是一个特殊的时期，此时人体进入第二个生长发育的高峰，生理、心理变化很大，保健工作也就有其专门的要求。《素问·至真要大论》曰：女子"二七而天癸至，任脉通，太冲脉盛，月事以时下……"男子"二八肾气盛，天癸至，精气溢泻……"青春期肾气充盛，人体生殖系统发育趋于成熟，体重、身高增长显著。女孩乳房发育，月经来潮；男孩精气溢泻，发生遗精。这一时期的好发疾病主要有甲状腺肿、痛经、月经不调、乳腺发育不良、痤疮等，也要注意青春期厌食症、肥胖症的发生。

青少年生长发育迅速，生长发育带来的巨大变化使得生理上的需求急剧增加，对能量和营养素的需要量远高于成年人。因此，更需要强调合理膳食、均衡营养。青春期青少年的基础代谢率高，体力脑力活动量大，学习任务繁重，思维活跃，骨骼生长快，用眼机会多，故必须保证充足的蛋白质、矿物质和维生素。

1. 摄取平衡膳食，养成良好的饮食习惯

青少年膳食当中应当注意各种营养素数量上的平衡，包括能量营养素在膳食中的平衡，其比例一般控制在碳水化合物、脂肪及蛋白质所提供的能量分别占总能量的 55% ～ 60%、25% ～ 30%、12% ～ 14%；饱和脂肪酸与不饱和脂肪酸之间的平衡，膳食中饱和脂肪酸、单不饱和脂肪酸和多不饱和脂肪酸的比例为 1∶1∶1，青少年膳食中 n-6 和 n-3 多不饱和脂肪酸的比例为（4 ～ 6）∶1；还应注意必需氨基酸的平衡及各种维生素之间的平衡等。另外，青少年应当注意养成良好的饮食习惯，不挑食、不偏食、按时进餐，提倡课间定时加餐，尤其注意不应当以零食取代正餐和暴食暴饮等情况。

2. 青春期摄入营养素建议

青春期能量和蛋白质的需求增加。适度活动的青少年中男性每日需要的平均能量约为 2500kcal，女性约为 2000kcal。青少年中男性每日需要的蛋白质摄入量为 75g，女性为 60g。青春期少女因生长发育迅速与月经失血需要更多的铁元素，因此青少年中男性每日铁的需要量为 16g，女性为 18g。有少数青春期女性因追求苗条而不吃动物性食品，导致锌缺乏。青少年中男性每日锌的需要量为 11.5g，女性为 8.5g。此外，为了满足生长发育的需要，机体需要摄入充足的碘来合成甲状腺素，对碘的需求量猛增，青少年每日碘的需要量为 120μg。

3. 青春期摄入食物种类建议

青春期的青少年应保证鱼、肉、蛋、奶、豆类和新鲜的蔬菜、水果的适量摄取，鱼、肉、蛋、奶及豆类能够为青少年提供优质的蛋白质和必需氨基酸，这对于处于生长发育高峰期的青少年尤为重要。同时，这些食物还能够满足青少年对钙质、维生素 A 等的需要；而新鲜的蔬菜、水果可为青少年提供丰富的维生素、无机盐。中国营养学会建议青少年膳食当中鱼、禽、肉、蛋的每日供给量在 200 ～ 250g；奶至少应保证 300mL；新鲜蔬菜、水果的供给总量约为 500g，其中绿叶蔬菜类应不少于 300g。

青春期的青少年应注意多食谷类，供给充足的能量。青少年能量需要量大，谷类食物推荐量一般为 400 ～ 500g/d，根据活动量的大小有所不同。需要注意，主食的摄入应当粗细搭配合适，粗粮的摄入可以为青少年提供丰富的 B 族维生素，也可以通过摄取富含 B 族维生素的谷类食物来补充体内需要。

4. 根据青少年的体质特点给予相应的膳食

如湿热体质的青少年易生痤疮，可减少动物脂肪的摄入；气虚体质的青少年有内向、不爱交际、喜静不喜动等表现时，应特别注意增加补气的食物以保证精力充沛，如南瓜、山药、蘑菇、猪蹄、猪肚、牛肉等；气郁体质的青少年有情绪不稳定、容易抑郁、经前乳房胀痛等表现时，可以适当食用黄花菜、佛手、玫瑰花茶等；阳虚体质的青少年容易怕冷、手脚冰凉、痛经、嗜睡，可以适当食用羊肉、韭菜、虾等。

（四）不同体质学龄期儿童及青少年的营养方案

1. 平和体质

（1）山药排骨汤

［原料］山药 200g，藏香猪肋排 2 根，薏苡仁 3g，盐、姜适量。

［做法］猪肋排洗净切小块，焯水；山药去皮切块，姜切片；锅里加水，加排骨，加姜片，大火烧开，小火煮 1 个小时；加山药、薏苡仁，再煮 20 分钟，关火，用盐调味即可。

［食方分析］本汤中山药味甘，性平，归肺、脾、肾经，可补脾养胃、生津益肺、补肾涩精。平和质人虽无阴阳气血之偏颇，但可适当扶正。山药作为药食同源的一种食材，平补肺、脾、肾三脏，对人体有很大的益处。薏苡仁为臣，薏苡仁可以利水渗湿、清热除痹。藏香猪性平、味咸，可补肾养血、滋阴润燥。三者搭配，适合平和体质者食用。

（2）莴苣炒鸡肉

［原料］莴苣 300g，胡须鸡 100g，剁辣椒、料酒、胡椒粉、鸡粉、淀粉、生抽、生姜、葱适量。

［做法］将鸡肉切成条，加入适量的淀粉、料酒、鸡粉、胡椒粉拌匀后腌制 20 分钟；莴苣去皮后切成小条，生姜切丝，葱切花；热锅放油，下入生姜与鸡肉，大火爆炒至鸡肉变色；放入莴苣翻炒两分钟左右；加入适量的剁辣椒炒匀；放入适量的盐、生抽、葱花炒匀即可。

［食方分析］莴苣性凉，味甘、微苦，入胃、膀胱经，能利五脏、通经脉、清热利尿；胡须鸡性微温，味甘，能温中益气、补虚填精、健脾胃、活血脉、强筋骨。两者搭配，适合平和体质者食用。

（3）茯苓粳米粥

［原料］茯苓 5g，粳米 100g。

［做法］茯苓磨粉，粳米淘洗，加水煮熟即可。

［食方分析］茯苓性平，能利水渗湿、健脾；粳米为臣，粳米性平，能

补中益气、健脾养胃、养阴生津、除烦止渴。两者搭配，适合平和体质者食用。

2. 气虚体质

（1）参附粥

［原料］太子参 3g，香附 2g，增城丝苗米 50g。

［做法］太子参、香附磨粉，增城丝苗米淘洗，加水，煮熟即可。

［食方分析］本粥太子参益气健脾，增城丝苗米补中益气、健脾养胃，香附疏肝解郁。三者合用，补气健脾，益肺疏肝，适合气虚体质者食用。

（2）油泼杏鲍菇

［原料］杏鲍菇 100g，葱、姜、蒜、青椒、红椒、盐、味精、花椒粉、酱油适量。

［做法］杏鲍菇切两半，底用刀切小格子，然后蒸熟，不烫后手撕备用；姜、葱、蒜切末备用，青红椒切碎；在杏鲍菇上放姜、蒜、葱、盐、味精、花椒粉；热油，浇在杏鲍菇上面；倒上适量酱油拌匀即可。

［食方分析］杏鲍菇营养丰富，富含蛋白质、碳水化合物、维生素及钙、镁、铜、锌等矿物质，可以提高人体免疫功能，对人体具有抗癌、降血脂、润肠胃及美容等作用。中医学认为，杏鲍菇味甘，性平，归脾、肾经，可补气补虚、健脾消食，适合气虚体质者食用。

（3）双参五加炒鸡肉

［原料］人参 10g，太子参 5g，刺五加 5g，胡须鸡脯肉 200g，胡萝卜 1根，鸡蛋清 1个，盐、料酒、葱、五指岩生姜、鸡汤、猪油、菜籽油、味精各适量。

［做法］将鸡脯肉切片；人参、太子参、刺五加磨粉，胡萝卜洗净切丝，葱、姜切丝；鸡片加盐、味精后拌匀，下入鸡蛋清拌匀；锅里热油，下鸡片翻炒，盛出备用；用精盐、味精、鸡汤、料酒兑成汁水，锅里热油，下入葱丝、生姜丝、胡萝卜丝，再鸡片，倒入汁水，加人参、太子参、刺五加，焖

几分钟即可。

［食方分析］人参味甘、微苦，性微温，归心、肺、脾、肾经，可大补元气、补脾益肺、养血生津、安神益智，为补气之佳品；刺五加味辛、微苦，性温，可益气健脾、补肾安神；太子参味甘、微苦，性平，可益气健脾，生津润肺。本品适合气虚体质者食用。

3. 阳虚体质

（1）*滋补老鹅汤*

［原料］鹅一只，肉苁蓉 8g，茯苓 5g，白扁豆 5g，葱、五指岩生姜片、盐、味精适量。

［做法］鹅洗净，去掉不要的部位，葱、姜洗净备用；肉苁蓉、茯苓、白扁豆磨粉；冷水将鹅肉放锅里，加入葱半根、生姜少许，水开后再煮约2分钟，冲洗干净血沫；高压锅里加入适量清水烧热，放入煮过的鹅肉及其他配料，水开后压 30 分钟左右。然后盛进砂锅小火煲半个小时左右，出锅前加入盐、味精调味即可。

［食方分析］鹅肉味甘，性平，能益气补虚、和胃止渴；肉苁蓉味甘、咸，性温，归肾、肝经，有很好的温补肾阳的功效；白扁豆味甘，性微温，归脾、胃经，有补脾胃、和中化湿、消暑解毒的功效；茯苓味甘、淡，性平，归脾、肾、心经，具有利水渗湿、健脾、宁心安神的功效。此汤既可温补肾阳，又可利水消暑，适宜阳虚体质者食用。

（2）*红烧羊肉*

［原料］羊肉 500g，桂皮、茴香、生抽、老抽、料酒、葱、姜、蒜、盐、味精、糖适量。

［做法］锅中加水，放入拍碎的生姜，水煮开后放入羊肉焯水，捞起备用；生抽、老抽、料酒混合备用；锅中放入适量的食用油，加葱、姜、蒜爆香；加桂皮、茴香炒，加入羊肉炒，倒入酱汁翻炒上色，加水至没过食材；大火煮开后改小火炖一个半小时，加入适量盐、味精、糖，大火收汁即可。

　　［食方分析］羊肉甘、温，无毒，入脾、肾经，能暖中补虚、补中益气、开胃健身、益肾气；桂皮能补火助阳、引火归原；茴香能散寒和胃。本品适宜阳虚体质者食用。

　　（3）双色虾仁

　　［原料］鲜虾仁300g，鸡蛋清1个，胡萝卜1根，黄瓜1根，色拉油、鸡汤、葱段、姜片、料酒、盐、味精、淀粉适量。

　　［做法］将虾仁洗净，在每个虾仁脊部剖一刀，取出泥肠；黄瓜、胡萝卜去皮，切成小方丁；虾仁加入盐、味精、料酒、鸡蛋清、淀粉搅拌均匀，腌至入味；把葱段、姜片、料酒、盐、味精、鸡汤、淀粉放入碗内调成汁；锅内倒油烧热，将虾仁放入煸炒至七成熟，放入黄瓜丁、胡萝卜丁略炒，倒入调好的汁炒匀即可。

　　［食方分析］虾仁具有补肾壮阳、健胃的功效，熟食能温补肾阳，凡久病体虚、短气乏力、面黄肌瘦者，可作为食疗补品，而健康人食之可健身强力；搭配胡萝卜益气明目，黄瓜清爽可口。本品适合阳虚体质者食用。

　　4. 阴虚体质

　　（1）滋补老鸭汤

　　［原料］鸭1只，石斛10g，枸杞子8g，黄精8g，茯苓5g，葱、姜、盐、料酒适量。

　　［做法］鸭洗净斩大块，焯水去血沫放入煲中；石斛、枸杞子、黄精、茯苓洗净放入煲中；煲中加水，加一块老姜、数根葱，适量料酒，煲90分钟，加少量盐调味，关火。

　　［食方分析］此药膳以石斛为君，石斛味甘、淡、微咸，性寒，归胃、肾、肺经，有益胃生津、滋阴清热、明目、强腰膝之功效，主要用于胃肾阴虚。枸杞子、黄精为臣。枸杞子味甘，性平，有滋补肝肾、益精明目、补血的作用；黄精味甘，性平，能补气养阴、健脾润肺益肾。佐以茯苓利水渗湿。鸭性凉，味甘、咸，能滋养肺胃、健脾利水、补肾、除痨热骨蒸、消水肿、

止热痢、止咳化痰。本品适合阴虚体质者食用。

（2）枸杞莲藕

［原料］枸杞子10g，莲藕2节，酱油、盐、糖、醋、香油、油适量。

［做法］莲藕洗干净，放入锅中煮熟，莲藕稍微变色即刻捞出，用冷水冲洗，待莲藕冷却后切片，放入容器中备用；锅里热油，倒入藕片中；把盐、白糖、陈醋、枸杞放入容器搅拌，淋上香油即可。

［食方分析］莲藕性寒，具有益胃生津、除烦解渴、清热止血的功效，《本草经疏》言其"凉血止血，除热清胃"。莲藕的营养价值很高，富含铁、钙等微量元素，蛋白质、维生素及淀粉含量也很丰富，可补益气血、增强人体免疫力、预防贫血，故中医学称其"主补中养神，益气力"。搭配枸杞滋补肝肾，益精明目，补血。本品特别适宜阴虚体质者食用。

（3）银耳枸杞炒白菜

［原料］银耳50g，枸杞子10g，白菜300g，葱、老抽、白糖、醋、盐、鸡精适量。

［做法］白菜用手撕片，银耳用温水泡五分钟变软，摘去根部并洗净，枸杞子洗净；葱切丝，锅中放油，放入葱炒出香味儿；放入白菜片，大火翻炒均匀，白菜片炒至微微变软时，倒入老抽翻炒均匀，放入白糖、醋适量；放入泡好的木耳和洗净的枸杞子，翻炒几分钟，撒少许盐、鸡精翻炒均匀，出锅即可。

［食方分析］银耳具有滋阴润肺、生津养胃、清热止咳、益心健脑、补肾强精、止血活血、润肠通便等功效；白菜性平、微寒，味甘，归肠、胃经，有解热除烦、通利肠胃、养胃生津、除烦解渴、利尿通便、清热解毒等作用；枸杞子滋补肝肾。三者配合，非常适宜阴虚体质者食用。

5. 痰湿体质

（1）鲤鱼汤

［原料］鲤鱼1尾，茯苓6g，老姜15g，陈皮5g，枸杞1大匙，米酒2

大匙，盐 1 小匙。

［做法］鲤鱼去鳃、肚，不去鳞，洗净，姜去皮，和陈皮洗净，切片；锅烧热后加油，放进鲤鱼，两面稍煎，加入水 600mL、米酒、盐、茯苓、枸杞、陈皮和姜片，盖好锅盖以慢火煮 1 小时即成。

［食方分析］鲤鱼为本汤之君，味甘，性平，古人称其为"诸鱼之长"，有健脾开胃、利尿消肿、止咳平喘、安胎通乳、清热解毒等功效，去湿热效果极佳；鲤鱼的脂肪多为不饱和脂肪酸，能很好地降低胆固醇，可以防治动脉硬化、冠心病。茯苓为本汤之臣，能利湿化痰。佐枸杞滋阴润燥，老姜解毒去腥。本品适合痰湿体质者食用。

（2）茯陈兔肉

［原料］兔子 1 只，茯苓 8g，陈皮 5g，大料、姜、葱、蒜、甜面酱、盐、味精适量。

［做法］将兔肉洗净切块，锅内放入水煮沸，放入兔肉焯一下，备用，葱洗净切段；锅内放入适量油，烧五成热，依次放入大料、姜、葱、蒜、甜面酱翻炒，放入兔肉翻炒；加入水，茯苓和陈皮用旺火烧开，转小火炖 40 分钟，放盐、味精调味即可。

［食方分析］兔肉味甘，性凉，能补脾益气、止渴清热，含丰富的蛋白质，较多的糖类，少量脂肪（胆固醇含量低于多数肉类）及硫、钾、钠、维生素 B_1、卵磷脂等成分，用于脾虚气弱或营养不良、脾胃阴虚、消渴口干、胃肠有热等；茯苓利水渗湿；陈皮理气化痰。本品适合痰湿体质者食用。

（3）清爽瓜汤

［原料］大黄瓜 1 个，丝瓜 1 根，木耳 1 撮，味精、盐、香油、烹调油适量。

［做法］黄瓜、丝瓜削去皮，去瓜瓤，切厚块；木耳用温水泡发，摘去硬蒂，沥去水分；锅内下油，烧热，爆炒木耳，加适量水烧沸，然后倒入黄瓜；熟后加入盐、味精、香油即成。

［食方分析］丝瓜为君，性凉，味甘，具有清热化痰、凉血解毒、解暑除烦、通经活络的功效；黄瓜为臣，性凉，能清热；搭配木耳凉血燥湿。本品适宜痰湿体质者食用。

6. 湿热体质

（1）泰式凉拌大头菜

［原料］大头菜500g，柠檬汁、米醋、鱼露、芝麻油、蜂蜜、花生仁、盐、胡椒粉适量。

［做法］将切细的大头菜放入一个大碗里，倒入柠檬汁、米醋、鱼露、芝麻油、蜂蜜和花生仁，搅拌直到混合均匀；之后加盐和胡椒粉调味；盖上碗，放冰箱冷藏几个小时，偶尔搅拌或摇晃，使调料融入菜里；吃前再拌一下。

［食方分析］大头菜味甘、性平，能清热解毒，适合湿热体质者食用。

（2）白术茯苓墨鱼汤

［原料］墨鱼500g，白术50g，茯苓50g，白扁豆20g，盐3g，料酒10mL，生姜5g，葱5g。

［做法］准备食材，墨鱼去内脏，剥去外皮，切花刀块；取烧锅，放适量水，加姜片、葱丝，加料酒，放入墨鱼、白术、茯苓、白扁豆，大火煮开，撇去浮沫，小火15分钟，加盐煮2分钟，撒葱花即可。

［食方分析］此药膳以墨鱼为君，其味甘，性寒，归脾、胃经，具有补脾益气、利水的功效；白术、茯苓为臣，性味甘平，都可入脾胃经，佐君药健脾益气，渗湿利水；白扁豆为佐，也具有健脾化湿的功效。全药膳共奏健脾利湿之功，非常适合湿热体质者食用。

（3）豌豆莲藕

［原料］莲藕50g，豌豆100g，茯苓5g，生抽、蚝油、糖、盐、葱、蒜、味精适量。

［做法］莲藕去皮洗净，切片备用，葱切段，蒜切末；茯苓熬水，豌豆

用茯苓水焯水；锅里热油，下葱、蒜爆香，下藕片和豌豆翻炒片刻，加入少许蚝油继续翻炒，以盐、糖、味精调味即可。

［食方分析］莲藕能清热生津止渴；豌豆能消火解渴，利小便；茯苓能利水渗湿。三者搭配，利水渗湿，清热止渴，适合湿热体质者食用。

7. 气郁体质

（1）薄荷卤肉

［原料］薄荷 15g，肉桂 10g，五花肉 1000g，八角 3～5 瓣，酱油适量。

［做法］五花肉洗净切块；先将五花肉放入锅中，加适量水、肉桂、八角、酱油，用中火炖 30 分钟左右；再炖一会儿，至肉熟，加入薄荷即可食用。

［食方分析］薄荷疏肝行气，作为君材，引领春气升发；肉桂引火归原，温阳健脾益肾又不上火，是臣材；猪肉作为佐使，平补脾胃。本品适合气郁体质者食用。

（2）陈皮香橼粥

［原料］陈皮 5g，香橼 3g，薏米 100g。

［做法］陈皮、香橼磨粉，薏米淘洗，加水煮熟即可。

［食方分析］本粥以陈皮为君，香橼为臣，薏米为佐。陈皮味辛、苦，性温，能理气健脾、燥湿化痰；香橼味辛、苦、酸，性温，能疏肝理气、和中化痰；薏米能健脾利水除痹，清热排脓除湿热。三者配合，共奏疏肝理气、健脾利水、清热利湿之功，适合气郁体质者食用。

（3）清炒黄花菜

［原料］黄花菜 200g，蒜、葱、盐适量。

［做法］黄花菜焯水，捞起置冷水中浸泡半小时以上，捞出沥干；葱切葱花，蒜切蒜末；锅热油，倒入黄花菜翻炒，再加入蒜末炒入味，加盐，散入葱花翻炒均匀。

［食疗功效］黄花菜又名萱草，《本草求真》谓："萱草味甘而气微凉，能

去湿利水，除热通淋，止渴消烦，开胸宽膈，令人心平气和，无有忧郁。"本品适合气郁体质者食用。

8. 血瘀体质

（1）山楂排骨

［原料］藏香猪肋排2根，山楂100g，红花3g，川芎2g，益母草2g，生姜、葱末、花雕酒、食盐适量。

［做法］肋排洗净，焯水，红花、川芎、益母草熬水；锅里热油，下葱末爆香，放排骨翻炒；排骨外表有些金黄后，喷入适量花雕，同时放入几片姜片，翻炒数下；干焖5分钟后，将熬的水浇入锅内，没过排骨，盖上锅盖，大火将其烧开；大火烧开锅后，将火力转为小火，慢慢焖排骨大约45分钟；再将山楂放入排骨浓汤中；将小力调成大火，煮开锅，接着再调成文火，慢慢熬；慢慢熬上30分钟后，开锅，按自己的口味放入少许食盐；继续焖上5分钟，即可关火。

［食方分析］本药膳中，红花活血祛瘀止痛，川芎、益母草助红花活血祛瘀，益母草还能利水清热；以山楂为佐，行气化瘀。本品适合血瘀体质者食用。

（2）蚝油油菜

［原料］油菜300g，蚝油适量。

［做法］油菜洗净，掰成片；锅里下油；油烧热后下油菜，翻炒；看油菜颜色变深一些的时候下蚝油，翻炒出锅即可。

［食方分析］油菜具有活血化瘀的功效，《随息居饮食谱》称其为"芸苔"，言其"辛滑甘温。烹食可口。散血消肿，破结通肠"。本品适合血瘀体质者食用。

（3）黑豆川芎粥

［原料］川芎6g，黑豆50g，粳米25g，百合6g。

［做法］川芎用纱布包裹，和黑豆、粳米、百合一起水煎煮熟，加适量

红糖即可。

［食方分析］川芎辛温香燥，走而不守，既能行散，上行可达颠顶，又入血分，下行可达血海，活血祛瘀作用广泛，适宜瘀血阻滞所致各种病症；黑豆为臣，味甘平，入脾、肾经，具有活血利水、补肾益阴、养血平肝的作用；佐以粳米补中，百合润燥。本品适合血瘀体质者食用。

9. 特禀体质

（1）芪术鸡参汤

［原料］黄芪 10g，白术 8g，防风 8g，西洋参 5g，茯苓 5g，胡须鸡 1 只，红枣、姜、盐适量。

［做法］胡须鸡拔毛洗净，去内脏，下热水中焯一下，去血沫；黄芪、白术、防风、西洋参、茯苓磨粉，姜切片；所有食材入炖盅，炖 2 个小时，加盐调味即可。

［食方分析］黄芪甘温，内可大补脾肺之气，外可固表；白术健脾益气，助黄芪以加强益气固表之力；黄芪、白术合用，使气旺表实，外邪难以入侵。防风走表而散风御邪，黄芪得防风，固表不留邪，防风得黄芪，祛风不伤正。暑邪易耗气伤阴，加西洋参补气养阴兼清热；长夏湿邪较盛，加茯苓利水渗湿兼健脾扶助正气；红枣补气养血。综观此汤，具有补气固表、祛风、清热养阴、利水渗湿之功，适合特禀（过敏）体质儿童食用。

（2）灵芝红枣糕

［原料］灵芝 5g，红枣 10 个，面粉 320g，白糖 20g，红糖粉 80g，酵母 4g，泡打粉 3g，鸡蛋 2 个。

［做法］灵芝磨粉，与泡打粉一起混入面粉中搅拌均匀；酵母粉加入温水中搅拌至融化；另取温水加入红、白糖，用筷子搅拌至糖完全融化；在糖水中直接敲入 2 颗鸡蛋，加面粉混合物，加酵母水，用搅拌棒高速搅打一下，至无明显颗粒；八寸模具底部、侧面抹油，倒入面糊，加盖发酵；发酵完成后，把红枣对半剪开去核，放在上面；冷水上锅，等上汽后蒸 30 分钟，关火

焖 5 分钟即可。

[食方分析] 红枣性温，味甘，入脾经，有补脾和胃、益气生津的功效。红枣还含有大量的抗过敏成分环磷酸腺苷，此成分通过抑制过敏性炎症介质如组织胺、缓激肽、花生四烯酸等的释放，从而发挥抗过敏作用。搭配灵芝扶助正气。本品适合过敏体质者食用。

（3）乌梅丝苗粥

[原料] 乌梅 5g，防风 3g，增城丝苗米 50g。

[做法] 乌梅、防风磨粉，增城丝苗米淘洗，加水煮熟即可。

[食方分析] 本粥以乌梅为君，防风、增城丝苗米为臣。乌梅有很好的抗过敏作用；防风能祛周身之风，使气机收散有度、升降自如；增城丝苗米能补中益气、健脾养胃、益精强志、和五脏，起到扶助正气的作用。三者搭配，对改善过敏体质有很好的作用。

第五章　儿童常见健康问题的体质调理和营养干预

　　小儿体质和生理特性与成人不同，所患疾病及治疗方案也具有特殊性。研究发现，鹅口疮好发于营养不良、久病体弱的婴幼儿，哮喘主要发生于阳虚质和痰湿质的小儿，支气管肺炎患儿以气虚、痰湿体质为主，湿疹患儿以湿热质、特禀质居多。不同个体的体质特点不仅决定其是否发病和易感疾病的倾向性，亦可影响疾病的病机、病性、传变和预后。根据婴幼儿的体质特点和发病倾向，及早预防或正确治疗，对促进其以后的生长发育有着极为深远的意义。针对儿童易患疾病，中医学有相应的养生食疗方法，以辅助疾病的治疗康复。本章主要从饮食调理、饮食禁忌、营养干预三方面对儿童常见疾病的日常食疗方法进行介绍，为家庭饮食营养干预提供指导。

第一节　呼吸系统疾病

一、急性上呼吸道感染

　　急性上呼吸道感染（上感）是小儿最常见的疾病，病毒引起者占 90% 以上。该病主要是由于上呼吸道黏膜经过病毒感染失去抵抗力，继发细菌感染，常见的细菌大多属于 A 组 β 溶血性链球菌，肺炎支原体也可引起上呼吸道感染。婴幼儿由于其独特的解剖特点和免疫特点，易患呼吸道感染，多于冬春季节发病，一般通过飞沫、直接接触传播。先天不足的小儿更易患上感，另外环境因素及护理不周等也可诱发本病。一般患儿感染后起病急，出现鼻塞流涕、咽痛、咳嗽、发热等症状。部分患儿可见腹痛、呕吐、腹泻等消化道症状，1~2日可能发生高热惊厥。病毒感染及链球菌感染者可见咽后壁淋巴滤泡充血肿大，扁桃体红肿。

不同体质的小儿，患急性上感可出现不同的证型。如气虚、阳虚体质小儿常表现为风寒感冒，湿热体质小儿或暑湿季节易表现为暑湿感冒。

【饮食调理】

1. 萝卜与大枣：将白萝卜50g与大枣20g煮汤服用。具有辛温解表、止咳化痰之功效，适用于风寒型上感。

2. 西瓜与番茄：将西瓜适量，去籽取汁，番茄适量，用沸水烫后去皮取汁，两汁混合后饮用。具有清热解毒、祛暑化湿之功效，适用于暑湿型上感。

3. 芫荽与白茅根：将新鲜芫荽与鲜白茅根各60g，分别洗净，用温开水浸泡片刻，取出切碎，捣烂取汁，两汁混合后早、晚服用。适用于各型上感。

4. 将西瓜翠衣500g洗净，削去外表硬皮，切成块，倒入沸水锅中，煮熟后淋入麻油即成。具有清暑解热、解毒润燥的功效，适用于急性上呼吸道感染属暑热者。

5. 将绿豆30g洗净，倒入沸水锅中，大火煮沸，改小火煮至绿豆熟烂，放入洗净布包的金银花10g，再煮10分钟，拣去金银花布袋即成。具有疏风清热、清暑解热的功效，适用于急性上呼吸道感染属暑热者。

6. 大青叶15g，金银花10g，同放入砂锅内，加水浓煎2次，每次30分钟，合并2次滤汁，待滤汁转温后加入蜂蜜15mL，拌和均匀即成。具有疏风清热、解毒的功效，适用于急性上呼吸道感染属风热者。

7. 将薄荷20g（鲜品5g）洗净、切碎，加入适量水，煎煮取浓汁去渣，然后倒入粳米粥中煮片刻，入冰糖调匀，早、晚各服1次，连食3日。适用于外感风热，症见头痛发热者。

8.金银花 6g，连翘 6g，牛蒡子 5g，生甘草 2g，洗净，放入砂锅，加适量水，大火煮沸，改小火煎煮 20 分钟，去渣取汁，等药汁转温后调入蜂蜜 10mL 即成。具有疏风清热、平肝明目的功效，适用于急性上呼吸道感染属风热者。

9.将粳米 50g 淘洗干净，鲜荷叶 1 张洗净。锅置火上，加入清水适量，放入米煮粥，煮时将荷叶盖于粥上，煮熟即成。具有健胃解暑的功效；适用于暑天感冒，症见困倦乏力、头重、不思饮食。

【饮食禁忌】

1.辛热甜腻食物，如辣椒、肥肉、猪肠、火腿、羊肉、鸭肉、油炸食品等不易消化食物，可加重胃肠道负担，因此不宜食用。

2.咸寒之物，如各种咸菜、咸鱼及过咸的水产品，食后会使呼吸道黏膜收缩，加重鼻塞、咽部不适，可使痰液增多，加重咳嗽。

3.兴奋性食物，如咖啡等可刺激呼吸道黏膜，产生大量痰液，加重症状。

4.浓烈调味品，如辣椒粉、芥末等，可刺激呼吸道黏膜，致支气管痉挛，亦可引起鼻塞、呛咳。

5.糯米，为温补食物，用后容易导致病邪化热入里，加重病情。

6.风寒感冒者忌食乌梅、芡实、百合、银耳、葡萄、生藕、荸荠、金银花、金樱子、香蕉、西瓜、绿豆芽、莼菜等。

7.风热感冒者忌食桂圆、大枣、荔枝、樱桃、胡椒、花椒、砂仁、丁香、生姜、肉桂、辣椒、大茴香、小茴香、狗肉、羊肉、鹅肉、牛肉、海参、鸡肉等。

【营养干预】

1.发热患儿宜食清淡稀软的食物，如稀饭、面条等；多食新鲜蔬菜，多喝温开水、水果汁、青菜汤、瘦肉汤等。发病初期体温多较高，宜进食米粥、面条加新鲜蔬菜，提供丰富的维生素、糖类，防止因高热造成水、电解质的丢失及维生素缺乏。

2.体温下降后热能要适当增加，可给予高蛋白质饮食，如鸡蛋、瘦肉、豆腐等食物，加新鲜蔬菜、水果以保证身体康复所需的热能供给。

3.风寒感冒患儿，宜食辛温发汗的食物及药食兼用之品，如生姜、葱白、红糖、豆豉、苏叶、防风、粳米粥、砂仁、金橘、柠檬、洋葱、南瓜、青菜、赤小豆、黄豆芽、豇豆、杏子、桃子、樱桃等；风热感冒患儿，宜食用辛凉疏风、清热利咽的食物，如薄荷、青果、杏仁、菊花、苹果、枇杷、橙子、猕猴桃、草莓、无花果、苋菜、菠菜、金针菜、莴苣、豆腐、菜瓜、绿豆芽、香蕉、番茄等；暑湿感冒患儿，宜食清暑化湿解表的食物及药食两用之品，如西瓜、西瓜皮、西红柿、茶叶、藿香、佩兰、薄荷等。

二、小儿肺炎

肺炎是小儿的常见病和多发病，尤其多见于婴幼儿。根据解剖分类，一般有大叶性肺炎、小叶肺性炎（支气管性肺炎）、间质性肺炎和毛细支气管炎。按病程分类，有急性（1个月内）、迁延性（1～3个月）、和慢性肺炎（3个月以上）。病情轻时，除呼吸系统外，其他系统仅有轻微受累，全身无中毒症状或不明显。病情重时，除呼吸系统受累严重外，其他系统亦受累，全身中毒症状明显。

由于小儿鼻咽、气管及支气管狭窄，黏液分泌少，纤毛运动差，肺组织分化不全、弹力纤维不发达，代偿能力差，肺泡少而间质发育旺盛，故含气少而血多，这些特点在婴儿期表现更为突出。加之小儿免疫功能尚未充分发育，同时本病的发作与机体本身的健康状况有密切的关系，在营养不良、佝偻病、贫血、先天性心脏病、脑发育不全等机体抵抗力、免疫力低下的情况下容易发病。另外，气候骤变、居室通风不良、空气污浊等也可能成为发病原因。其病原体多为病毒（副流感病毒、流感病毒、轮状病毒等），另外也有细菌（肺炎双球菌、金黄色葡萄球菌、溶血性链球菌、大肠杆菌）、其他病原体、混合感染及不明原因感染等。

不同体质的小儿，患肺炎表现为不同的证型。如阳虚体质小儿易表现为风寒闭肺证，湿热体质小儿易表现为风热闭肺证，阴虚体质小儿易表现为肺燥阴虚证。

【饮食调理】

1. 茼蒿与粳米：二者搭配，制成茼蒿菜粥。有安心神、和脾胃、消痰饮、利二便的功效，对肺热咳脓痰治疗有效。

2. 银耳与黑木耳：银耳有补肾润肺、生津及润肤的功效，黑木耳可益气润肺，养血补血。二者搭配，疗效更加显著。

3. 银耳与雪梨、川贝母：川贝母和雪梨均有滋阴润肺、镇咳祛痰的功效，银耳亦有润肺的作用。三者搭配，可有润肺止咳祛痰的功效。

4. 萝卜干与鸡蛋：将萝卜干与鸡蛋同煮后食用。有润肺化痰、养阴滋肝、消谷宽中的功效，可辅助治疗支气管肺炎。

5. 杏仁与百合：杏仁与百合搭配食用，有滋阴润肺之功效，适于阴虚咳嗽的患儿食用。

6. 将鲜芦根 150g 洗净，切成小段，放入砂锅内，加适量水，浓煎 30 分钟，去渣取汁。粳米 50g 淘净后，放入砂锅内，加适量水，先用大火煮沸，再改用小火煨煮成稠粥，粥将成时，缓缓调入鲜芦根浓煎汁，小火煨煮片刻即成。早、晚分食。具有清肺化痰的功效，适用于支气管肺炎属风热闭肺者。

7. 分别将新鲜蒲公英 150g、芦根 150g 洗净，放入温开水中浸泡片刻，取出后切碎，捣烂取汁。若滤汁量较少时，可将纱布过滤后的蒲公英、芦根渣，放入适量温开水中再次浸泡，重复上述过程制成浆汁，合并两次滤汁，混合均匀即成。具有清肺化痰的功效，适用于支气管肺炎属风热闭肺者。

8. 将连翘 10g、杏仁 8g 洗净，切碎，放入纱布袋中，扎口备用。将金银花 15g 拣去杂质，洗净后放入砂锅中，加清水浸泡片刻，加入连翘、杏仁药袋，先用大火煮沸，再改用小火煎煮 30 分钟，取出药袋，停火，趁温热加入蜂蜜 10mL，调匀即成。上、下午分服。具有清肺化痰、疏风解表的功效，适用于支气管肺炎属风热闭肺者。

9. 将鸭梨 1 个切块去核，与杏仁（去皮打碎）10g 同入锅中煎煮 30 分钟，梨熟后加入冰糖适量即成。上、下午分服。具有清肺化痰的功效，适用于支气管肺炎属风热闭肺者。

10. 将连翘 10g 洗净，切碎，放入纱布袋中，扎口备用。鱼腥草 15g 洗净后切碎，白茅根 15g 洗净后切成段，两者同入砂锅内，加适量清水，浸泡 30 分钟，放入连翘袋，先以大火煮沸，再用小火煎煮 30 分钟，取出药袋，停火，趁温热加入蜂蜜 10mL，调匀即成。上、下午分服。具有清肺化痰的功效，适用于支气管肺炎属风热闭肺者。

11. 将枇杷叶 15g 刷洗去绒毛，洗净，剪碎，放入砂锅中，加适量水，浓煎 30 分钟，用洁净纱布过滤取汁。粳米 50g 淘净后，放入砂锅中，加适量水，先用大火煮沸，再用小火煮成稠粥，粥将成时缓缓调入枇杷叶煎浓汁，小火煨煮至沸即成。具有清肺化痰的功效，适用于支气管肺炎属风热闭肺者。

【饮食禁忌】

1. 不喂水。小婴儿由于其消化系统的解剖特点很容易在剧咳之后出现呕吐，同时由于高热、消化不良也容易出现呕吐，频繁的呕吐可能使家长忽略了水的补充。而高热的患儿由于呼吸增快，经肺丢失的水分增多，同时皮肤血管扩张，蒸发的水分也增多，如不注意补充足够的水分，可使体内水分不足，造成血液黏滞，尿液减少，不利于毒素排泄。同时汗液蒸发减少，不利于体内散热，因而易加重病情。因此除少量多次喂水外，还应给予流质饮食，如母乳、米汤、菜水、果汁等，既有利于降温，还可稀释痰液，利于痰液排出。

2. 偏食。由于感染的缘故，患儿常出现拒食、食欲不振及呕吐等症状，这难免会增加家长的担心，同时也助长了患儿的偏食习惯，因而使营养得不到全面的补充，延迟了机体的恢复。因此应酌情补充富含维生素 C、B、A、D 的食物。

3.厚味、辛辣、海鲜。油腻厚味（如肥肉、油炸食品、糖块）、辛辣食品（如辣椒、姜、蒜）及海鲜（鱼、虾等），均易助热生痰，不利于本病的治疗和身体的康复。

4.茶水。茶叶中的茶碱有兴奋中枢神经的作用，可使大脑保持兴奋状态，不利于患儿的休息和体温的恢复。故本病患儿不宜用茶水作为液体补充。

5.多糖食物。小儿患肺炎时，多吃糖后体内白细胞的杀菌作用可受到抑制，会加重病情。糖还会增加痰的黏稠度，使痰不易咳出，延长病程。

6.生冷食物。如过食西瓜、冰激凌、冰冻果汁、冰糕、冷饮、生梨等生冷食物，容易损伤体内阳气，阳气受损就无力抗邪，疾病也难痊愈，故应忌食生冷食物，特别是有消化道症状的患儿更应禁忌。

7.酸性食物。乌梅、酸果、橘子、食醋等味酸，能敛、能涩，有碍汗出解表。

【营养干预】

1.宜进食营养丰富的食物。为了改善炎症所致的缺氧和二氧化碳潴留，纠正机体酸碱平衡失调，改善呼吸和神经系统功能，在饮食上要保证碳水化合物及蛋白质摄入，维持机体所需热能、增强免疫力。此外，还要多补充含铁食物，如动物肝脏、蛋黄、瘦肉、绿色蔬菜等。

2.宜进食易消化的食物。缺氧和病毒感染容易引起消化功能紊乱，表现为腹泻、呕吐、腹胀等。在饮食上要注意少食多餐，给予易消化的流质或半流质食物，如牛奶、鸡蛋羹、白米粥、面条等。

3.宜多饮水。呛奶的患儿，可在奶中加婴儿米粉，使奶变稠，减少呛奶发生。如小儿食欲不好，进食奶水及汤水较少，加之发热气喘、水分丢失增加，应注意多次少量喂水，以补充水的不足。

4.风寒闭肺型肺炎患儿，宜食葱白、生姜、豆豉、杏仁等；风热闭肺型肺炎患儿，宜食青果、罗汉果、梨等；肺燥阴虚型肺炎患儿，宜食梨、枇杷、荸荠、银耳等。

三、急性喉炎

急性喉炎为喉部黏膜弥漫性急性炎症，以冬春二季发病较多，常见于1～3岁的幼儿。多继发于急性上呼吸道病毒或细菌感染，有时继发于麻疹、流感或其他急性传染病。由于小儿喉腔狭小，软骨柔软，黏膜内血管及淋巴管丰富，黏膜下组织疏松，易引起充血水肿，且咳嗽功能不强，不易排出喉及气管内分泌物，炎症时轻度肿胀即出现喉梗阻。

【饮食调理】

1. 生丝瓜汁：新鲜丝瓜 50g，洗净，切片，捣烂，绞取汁，顿服。每日1剂，连服1～3天。适用于急性咽喉炎及急性扁桃体炎之咽喉肿痛、口渴、溲赤、便艰热盛者。畏寒、便溏者不宜多饮。

2. 橄榄芦根茶：咸橄榄 2 枚，鲜芦根 50g。同加水煮沸，代茶频服。每日1剂，连饮数日。适用于各种咽喉肿痛。

3. 萝卜橄榄茶：白萝卜 100g，橄榄 3 枚。白萝卜洗净，切片。橄榄洗净。同加水煮沸，代茶频服。每日1剂，连服至咽痛消失。适用于风热外袭所致急性咽喉炎或急性扁桃体炎之咽喉肿痛。

4. 苋菜汁方：苋菜 50g，白糖 20g。苋菜洗净，捣烂，绞取汁，白糖调匀饮服。每日2剂，连服数日。适用于肺胃热盛型咽喉肿痛。形寒、口淡、脾虚便溏者不宜饮服。

【饮食禁忌】

1. 海鲜发物，如鳜鱼、带鱼、海虾、河虾、蟹、黄鳝、牡蛎、鲍鱼等水产，属腥膻之品，可助长湿热，食后不利于炎症的消退。

2. 甜腻食物，如猪油、猪肥肉、奶油、牛油、羊油、鸡蛋黄、鸭蛋黄及巧克力、糖果、甜点心、奶油蛋糕、八宝饭等，有助湿增热的作用，不利于疾病恢复。

3. 辛辣、香燥等刺激性食物及姜、椒、芥、桂等调味品。

4.温热性食物，如姜、胡椒、韭菜、狗肉等。

【营养干预】

1.易消化有营养的食物，如牛奶、米汤、藕粉、鸡蛋汤、菜汁、水果汁、面条、馄饨、蒸蛋羹等。

2.富含维生素及无机盐的食物，如谷类、豆类、新鲜蔬菜水果。

3.保证足量的液体和营养。宜多饮水、果汁，以生梨汁、甘蔗汁为佳。摄入足量的糖类和脂肪以供给人体足够的热能，减少蛋白质为提供热能而进行的分解作用，有利于炎症的控制。患儿可食用甜薯、芋头、马铃薯、苹果、马蹄粉、怀山药、莲藕粉等。

4.酌情给予流质半流质或稀软食物。

5.应选食具有疏风清热、解毒消肿利咽作用的食品，如橄榄、百合、薄荷等。

第二节　消化系统疾病

一、婴幼儿腹泻

婴幼儿腹泻是由多病原、多因素引起的以腹泻为主要表现的综合征，近来一般建议称为腹泻病。本病发病率较高，四季均可发病，但以夏秋季为多。发病年龄多在2岁以下，婴儿期发病者占半数左右。根据病因的不同，本病分为感染性和非感染性两类。

引起腹泻的病原很多，病毒、细菌、真菌、寄生虫等均可引起肠道内感染，其中以病毒和细菌更为多见。常见的肠道内感染病原有人类轮状病毒、致泻性大肠杆菌、沙门菌、痢疾杆菌等。长期应用广谱抗生素所致的肠道菌群失调，或多种原因引起的免疫功能低下患儿，易于发生白色念珠菌或其他条件致病菌感染。上呼吸道感染、中耳炎等肠道外感染也可伴发腹泻，主要由发热及病原体的毒素诱发胃肠道功能紊乱所致。

非感染性腹泻主要由于饮食因素和气候因素引起。饮食因素主要包括喂养的量过多、过少或食物成分不适宜等。个别患儿对某些食物成分过敏或不耐受，喂食后也可引发腹泻。气温骤降，腹部受凉使肠蠕动增加，气温过高使消化液分泌减少，且由于口渴又进水或吃奶过多，消化道负担加重也易诱发腹泻。

不同体质的小儿，患腹泻表现为不同的证型。如气虚体质小儿易表现为脾胃虚弱型，湿热体质小儿易表现为湿热型腹泻。

【饮食调理】

1.将赤豆30g、薏苡仁50g、莲子15g洗净，同入开水锅中，大火煮沸，改小火煮成稠粥，调入适量白糖即成。可健脾养胃、助运止泻，适用于小儿腹泻脾胃虚弱者。

2.将山药50g洗净，刨去外表皮，切成半月形的薄片，与淘净的芡实15g、粳米40g同入砂锅，加适量水，大火煮沸后，改用小火煨煮成稠粥。可健脾养胃、助运止泻，适用于小儿腹泻脾胃虚弱者。

3.将白面粉300g、山药粉150g、扁豆粉20g放入盆中，加鸡蛋1只，水、精盐适量，搓成面团，擀成薄面片后切成面条。锅内加适量水，放入生姜、水、精盐，烧开后将面条加入，即成。可温补脾肾、散寒止泻，适用于小儿腹泻脾肾阳虚者。

4.焦米汤：粳米250g，淘净，晾晒至半干，炒至焦黄。每次取6g，加水100mL，文火煎至水适量，加少许食盐调味，饮汤，每日3次，直至病愈。适用于轻型婴幼儿腹泻。重型泄泻无度、呕吐时见、脱水口渴者不宜多食。

5.山楂石榴散：生山楂9g，石榴皮5g，白糖适量。山楂、石榴皮同焙至焦黄，共研细末，分2次加适量白糖，冲开水调服。每日1剂，病愈为度。适用于婴幼儿腹泻便下如注、粪便臭秽、腹痛发热属湿热下注者。脾胃虚寒腹痛较著、泻下清稀者不宜服食。

6. 怀山粥：莱菔子 9g，鸡内金 6g，怀山药 50g，白糖适量。淮山药研粉，莱菔子、鸡内金煎汤，取滤液煮山药粉成粥，白糖调味，每日分 2 ～ 3 次食，连服 3 ～ 5 天。适用于腹胀、纳呆、大便黏滞酸臭属饮食积滞之婴幼儿腹泻。内无积滞腹痛、畏寒、泻下清稀者不宜服。

7. 姜茶饮：红茶叶 3g，干姜片 3g。沸水冲泡，加红糖调味，代茶频服，每日 1 剂，连饮 3 ～ 5 天。适用于腹痛、泻下清稀、发热恶寒属外感风寒之婴幼儿腹泻。口渴喜饮、泻下秽臭者或舌光红已见脱水者不宜饮服。

8. 葱盐姜椒方：葱白 3 根，食盐 1 小撮，干姜 3g，胡椒 6 粒。共研细末，炒热，布包，热敷脐部。每日 3 ～ 4 次，直至腹泻停止。适于各种婴幼儿腹泻。

【饮食禁忌】

1. 含有纤维的各种水果和蔬菜，如菠萝、柠檬、香蕉、橘子、梨、青菜、菠菜、白菜、竹笋、洋葱、辣椒等，由于纤维质和半纤维质具有增加肠蠕动的作用，可加重腹泻，所以腹泻小儿不宜食用这些食物。

2. 导致肠胀气的食物。腹泻时肠蠕动增强，肠内常出现胀气，易加重腹泻或者出现呕吐。牛奶食用后在肠内导致胀气，故要慎用。而酸牛奶因含有乳酸菌，能抑制肠道内的有害细菌，可以食用。黄豆、赤小豆、绿豆、蚕豆、青豆、黑豆，以及豆腐、百叶、粉丝、豆浆、豆芽等，都含有粗纤维及丰富的蛋白质，能引起肠道蠕动增强，可加剧腹泻，不宜食用。

3. 糖。进入肠道后会发酵，而加重肠胀气。腹泻时，有肠胀气者不要吃糖或者少吃糖，小儿服完药后尽量不要用糖来矫正口苦。有些家长在小儿腹泻时，用糖水补充丢失的液体，这种方法不可取。补充糖水后，一方面可加重肠胀气，另外腹泻患儿液体丢失，主要是电解质的丢失，如补充较多的糖水可加重水及电解质的紊乱。

4. 蛋白质。腹泻的患儿肠道内的物质异常发酵，肠道腐败作用很强，排气往往很臭，此时应尽量减少蛋白质的摄入，如鸡蛋、鸭蛋、鹅蛋及奶类食物。

5. 脂类食物，如肥肉、猪油、羊油、奶油、动物内脏等，这类食物有大量的脂肪，可加剧腹泻，导致脂肪性腹泻，久泻不愈。此外，腹泻的患儿即使食用植物油烧菜，也应注意不要油量过大，以免加重腹泻。

6. 不易消化的食物。中医学认为，腹泻常与饮食不节有关，不易消化的食物可导致伤食，如蜜饯、松子、杏仁、葵花子、西瓜子等。

7. 刺激性食物，如冰糕、冷饮、咖啡、巧克力、花生。

8. 饮食过饱和过饥。各种因素引起的腹泻，都存在一定程度的消化吸收障碍，食物不能充分消化和吸收。同时因肠蠕动加快，过量饮食可加重腹泻。过分减少饮食，则不能满足机体对热能及营养的需求，不利于疾病的恢复，还可因为饥饿造成饥饿性腹泻。

【营养干预】

1. 宜减少进食量。开始出现腹泻后，消化道应适当休息，但不提倡禁食。如伴有呕吐，可减少进食量，或暂缓禁食，呕吐停止后应开始进食，可给予平时食量的 1/2 左右。母乳喂养者可减少每次哺乳的时间；人工喂养者在冲调奶粉时适量调稀，可用米汤、藕粉等冲调奶粉。在进食期间，要注意供给小儿充足的液体量，奶量由少到多，由稀到浓，逐渐增加。

2. 宜半流食物。已添加辅食的小儿，应先将辅食停掉，待病情好转后，再给予稀软、易消化、少渣的半流质食物，如米粥、烂面条、蛋羹等。

3. 幼儿宜进主食。可先给予米汤或藕粉，待胃肠道症状改善后，再给予米粥、烂面条、面片汤、蛋羹等，逐渐过渡到正常饮食。

4. 补充水及电解质。对于腹泻的小儿，医生常给予口服补液盐，用来补充水分及电解质，以防发生脱水。在配制过程中应按其说明的浓度来配制，不要过稀或过浓，过稀达不到补充电解质的目的，过浓会出现口渴、烦躁。配制时应选用温开水或米汤，不要用滚水配制。

5.勿仓促断奶。哺乳期的患儿发生腹泻要比人工喂养的少。当断奶期的小儿发生腹泻，应暂停断奶，因为食物性质的改变可引起消化功能的紊乱。断奶是个渐进过程，发生腹泻时应在腹泻好转后再逐渐由母乳过渡到一般饮食。

6.脾胃虚弱型腹泻患儿，宜食大枣、山药、莲子、芡实、苹果、石榴等；湿热型腹泻患儿，宜食西瓜、绿豆、马齿苋、铁苋菜等；伤食型腹泻患儿，宜食山楂、谷芽、麦芽、萝卜、金橘饼等。

二、消化性溃疡

消化性溃疡是指胃及十二指肠的慢性溃疡，也可发生在与胃液相接触的其他肠道部位。各年龄儿童均可发病，以学龄期儿童多见。主要表现为上腹周期性、节律性钝痛，或饥饿样痛为主要表现，可持续几天，常伴呕吐，甚至仅有呕吐而无腹痛。易发生上消化道出血。婴幼儿多为急性继发性溃疡，常有明确的原发病，胃溃疡和十二指肠溃疡发病率相近；6岁以上儿童多为慢性原发性溃疡，以十二指肠溃疡多见，其原因可能与长期精神紧张、饮食不规律、食用刺激性食物造成胃液分泌紊乱和胃黏膜损伤有关。近年研究发现，该病多由幽门螺杆菌感染引起。男孩多于女孩，可有明显的家族史。

【饮食调理】

1.生姜片5片，大枣5枚，姜半夏6g。共同煎汤饮用，每日1剂。

2.土豆适量，煮熟食用，连食6周。

3.鲜猴头菇50g，煮汤，常食。

【饮食禁忌】

1.辛辣刺激食物，如辣椒、辣椒油、胡椒、咖喱、酸菜、咖啡、浓茶、过甜糖果、过咸食物、香精等，会直接刺激溃疡面，诱发疼痛。同时，还会刺激胃黏膜，增加胃酸的分泌，加重溃疡。

2.坚硬、粗糙的食物，如瓜子、胡桃肉、煎炸烧烤食物，不仅因坚硬的外形摩擦溃疡面，加重疼痛；还会因为消化这些不易消化的食物增加胃酸的分泌，这样又会加重溃疡的发生。

3. 过冷、过热的食物。过热食物进入消化道，使血管扩张，容易引发溃疡出血；过冷食物则会造成胃肌痉挛，血管收缩，加重疼痛和消化不良。因此，各种冷饮、生拌凉菜、热汤等都应忌用。

4. 胀气食物，如白薯、芋芳、豆类（大豆、蚕豆）、生萝卜都属于胀气类食物，食后会造成胃肠胀气而加重疼痛。

5. 鲜汤与甜羹，如肉汤、鸡汤、虾汤等鲜味汤汁和甜羹，能刺激胃酸分泌，加重胃黏膜损伤。

6. 甘薯。溃疡病因胃酸分泌过多腐蚀胃黏膜所致，甘薯能壅气生酸，出现嗳气吞酸等症状，溃疡病患者食用可加重溃疡。

7. 酸性水果，如橘子、青果等，含有丰富的果酸、维生素 C，食用后可使消化道的酸度增加，加重对消化道的腐蚀，因此不宜食用。

8. 熏制、盐腌、霉变食品，因制作方式不同，食物结构有所改变，其中一部分含有害物质，长期食用会刺激胃黏膜，加重溃疡，甚至可导致癌变。

9. 碳酸饮料中含有二氧化碳，进食后易在消化道中产生大量二氧化碳，使局部呈酸性，可加剧疼痛，加重溃疡。

【营养干预】

1. 食用保护胃黏膜的食物，如香蕉、卷心菜、生花生米。香蕉营养丰富，含有淀粉、蛋白质、脂肪、糖分及多种维生素。研究证明，未成熟的香蕉肉对保泰松诱发豚鼠的胃及十二指肠溃疡有预防及治疗作用。这种保护作用可能是由于香蕉中所含的 5- 羟色胺使胃酸降低，以及香蕉肉缓和刺激的原因。消化性溃疡的患儿可适当食用香蕉。卷心菜含有治疗胃及十二指肠溃疡的维生素 U 样因子，可适当食用卷心菜。生花生嚼细后可以保护胃黏膜，减少胃酸分泌，空腹时可适量食用生花生。

2. 限制食用对胃黏膜有刺激的食物。溃疡病急性发作期的患儿因有剧烈的局部疼痛，并伴有大便隐血或合并胃炎等，故应严格限制患儿食用对胃黏膜有刺激的食物。可以适量进食富含蛋白质、糖类、脂肪和各种维生素的食物。蛋白质适量是为了减轻胃肠道的负担；控制糖类是因为饮食中含糖量过高会使人体大脑皮质兴奋性增强，造成胃酸分泌增加；脂肪能降低大脑皮质的兴奋性，除了使胃酸减少以外，还可以减轻疼痛；丰富的维生素不仅对代谢、神经系统、内分泌和免疫功能有积极的影响，而且可以促进溃疡愈合。因此，在溃疡病急性发作期，应吃些流质软食，如牛奶、鸡蛋羹、蛋花汤、蜂蜜水、藕粉、杏仁霜、果汁等。

3.溃疡病恢复期患者的病情一般比较稳定，为了巩固疗效，仍然需要适当限制食用对胃有刺激的食物。这个时期除了可以继续进食流质、少渣半流的饮食外，还可以逐渐增加含纤维素少又容易消化的食物，如冬瓜、番茄、削掉皮的茄子、嫩的小白菜叶、土豆、胡萝卜等。烹调时切成细丝或小丁，煮透、煮软或者调成羹状。水果也要削皮，然后切成小丁煮软，再制成水果羹。病情好转以后，就可以逐渐吃些软饭、馒头、肉包子、蒸米糕、蛋糕、面包或面条。

4.当溃疡病并发幽门梗阻时，患者应卧床休息、禁食，可输液以维持水、电解质和酸碱平衡。也可用抗胆碱药物以抑制胃液分泌和胃蠕动，延缓胃排空时间，有利于食物和抗酸药中和胃酸，缓解症状。定时洗胃，测定胃潴留量。待胃潴留量少于250mL时，则可开始进食清淡流质饮食。开始进食时，应给少量的无米汤汁、藕粉清淡流质饮食。

三、溃疡性结肠炎

溃疡性结肠炎是一种主要累及结肠的非特异性慢性炎症，常累及结肠的一部分或全部。无性别差异。任何年龄均可发病，小儿发病率较低，主要发生在青春期和学龄期儿童。发生溃疡性结肠炎的儿童多为过敏体质、湿热体质。本病的病因尚未完全明了。目前主要倾向于认为本病属于自身免疫性疾病，因为：①本病常伴发类风湿关节炎、结节性红斑、白塞病等自身免疫性疾病。②肾上腺皮质激素治疗本病有一定的疗效。③本病患儿血清中存在抗结肠抗体、抗平滑肌抗体及抗核抗体。遗传因素在本病的发病中也有重要作用，15%～20%的病例有家族史，但遗传方式尚未明确。

患儿在初期多有原因不明的发热，伴乏力和消瘦，热型不规则，可为低热或中度发热，严重者可出现弛张热或稽留高热。患儿常出现生长发育迟缓，食欲不振、恶心、呕吐、腹泻、腹胀及腹痛等是本病的常见症状，腹泻轻者每日排便 3～4 次，或腹泻与便秘交替。重者每日排便十余次。大便多呈糊状，混有黏液、脓血，亦可无正常粪质，而只排黏液、脓血。可伴有里急后重。腹痛多位于左下腹部，亦可遍及全腹，一般于排便前腹痛明显，排便后缓解，多伴有腹胀。轻症患儿除左下腹轻度压痛外，无其他阳性体征。重症或暴发型患儿可有明显肠形、腹肌紧张、腹部压痛及反跳痛。约 1/3 患儿可能出现肠道外其他器官损害的症状；5%～10%的患儿出现多种皮肤黏膜损害，如结节性红斑、多形性红斑、虹膜炎及白塞综合征等；约 20%的病例伴多发性关节炎，多累及膝、髋、肩、肘等大关节，呈游走性，可伴有关节腔浆液性渗出，亦可伴发强直性脊柱炎；部分病例并发慢性活动性肝炎、胆管周围炎、硬化性胆管炎及溶血性贫血；个别可伴发血栓性静脉炎、肾淀粉样变性等。亦有可能出现中毒性结肠麻痹、肠狭窄、肠道大出血、假性息肉病、瘘管形成及肛门直肠周围脓肿等其他并发症。

【饮食调理】

1. 葛花与扁豆花：葛花 20g，扁豆花 20g，加适量水煎煮，弃渣取汁，加入粳米同煮成粥后食用。具有清热祛湿之功效，适用于溃疡性结肠炎之大肠湿热者。

2. 白及燕窝汤：白及 60g，燕窝 30g，冰糖适量。将白及、燕窝、冰糖炖制成粥食用。有止血、消肿生肌的作用，对便血者效果优佳。

3. 白及粳米粥：白及 60g，粳米 120g。将白及与粳米同煮成粥食用。有养胃止血、消肿的作用。

4. 山药30g，糯米50g，砂糖适量。先将山药炒熟，然后同米一起加水煮成稀粥，临熟时再加砂糖调匀。空腹热食，每日1～2次。此方有健脾运湿之功效，适用于脾虚泄泻患儿。

5. 大枣7枚，粟米50g。将大枣除去核，同粟米一起加水煮粥。每日1～2次，空腹食。本品有健脾益气之功效；适用于脾虚泄泻，症见大便溏泻、水谷不化、食后作泻或久泻不愈、面色萎黄、神疲乏力等。

6. 山药、芡实各15g，薏苡仁、粳米各30g，熟鸡子黄1枚。将山药、薏苡仁、芡实研末和粳米一起加水煮粥，待粥将熟时放入鸡子黄，调匀。每日1次，顿食。有健脾渗湿之功效，适用于慢性泄泻患儿。

【饮食禁忌】

1. 牛奶及海鲜（如虾、海鱼等）对人体来说是一种异体蛋白，为致敏原，如食用易发生结肠过敏，导致腹泻加重。

2. 油腻食品。患儿消化功能较差，尤其是脂肪的消化能力很弱，而消化不完全的高脂肪食物易引起脂肪泻。

3. 蜂蜜及蜂蜜制品。蜂蜜有较强的润肠通便作用，食用后易加重腹泻。因此，蜂蜜、西洋参蜂王浆、花粉蜂王浆、人参蜂王浆等都不宜食用。

4. 生冷瓜果及寒性食物。本病多为脾胃素虚所致，多食生冷食物、寒性瓜果蔬菜，如各种饮料、冰镇食品、梨、西瓜、番茄、橙、柑、蚌肉、田螺、海参、海蜇、丝瓜、绿豆芽、苦瓜、茄子、藕、黑木耳、银耳、鸭蛋、鸭肉、百合汤、绿豆汤等，会进一步损伤脾肾阳气，使脾胃运化无力，寒湿内停，会加重腹泻、腹痛。

5. 产气食物。本病由于反复发作，结肠黏膜中溃疡、瘢痕交替产生，因而结肠内壁的弹性降低，如果多食了大豆、豆芽、豆制品、炒蚕豆、白薯等胀气食物，可能会因肠内气体充盈而导致急性肠扩张或溃疡穿孔。

6. 高纤维蔬菜。蔬菜中的纤维素可吸附肠中水分而起到通便作用，可加重腹泻，因此高纤维蔬菜如芹菜、竹笋、菠菜茎、茼蒿等不宜多食。

7. 燕麦具有滑泻通便作用，患儿如食用会加重病情。

【营养干预】

1. 急性期

（1）宜食用素食　急性期腹泻症状重，可暂禁饮食，使肠道休息；症状好转后，可给予素食，这样既可补充维生素，又不增加肠道负担。

（2）适当食用胡萝卜汤　胡萝卜富含果胶，能使大便成形，并能吸附肠道内的细菌和毒素。胡萝卜中的挥发油也能起到增进消化和杀菌的作用。胡萝卜还有人体必需的无机盐和微量元素，能补充因腹泻从大便中丢失的无机盐和微量元素。

（3）适当食用苹果　苹果含有鞣酸和有机酸，有收敛固涩作用，可起到止泻的效果。

2. 缓解期

宜进食易消化、少纤维、富含蛋白质及糖类的食物。

第三节　循环系统疾病

一、病毒性心肌炎

病毒性心肌炎是由多种病毒如柯萨奇病毒、埃可病毒、脊髓灰质炎病毒、肝炎病毒、流感病毒、麻疹病毒、单纯疱疹病毒及流行性腮腺炎病毒侵犯心脏，引起弥漫性或局限性心肌间质病变和心肌纤维发生退行性变与坏死，导致心肌功能紊乱的疾病。主要表现为发热、周身不适、咽痛、咳嗽、肌痛、腹泻、皮疹，乏力、心前区不适、心悸、胸闷、头晕，严重者可致心力衰竭或心脑综合征等。小儿病毒性心肌炎多数预后良好，少数伴有慢性进行性心脏扩大及心功能不全，可发展为心肌病。

【饮食调理】

1.莲子粳米粥：莲子 30g，粳米 50g。共煮粥食用，每日 1 次，连食 1～2 周。适用于病毒性心肌炎慢性期，急性期也可适量服食。

2.萝卜橄榄茶：鲜萝卜与橄榄各适量，煎汤代茶饮。适用于心肌炎早期，慢性期仍有口渴、心烦、苔黄、便秘等症状者也可适当饮服。

3.麦门冬 10g，大枣 5 枚，冰糖适量，糯米 50g。同入锅中，加水 500mL，煮至麦门冬烂熟、粥稠即可。每日早晚空腹食。此粥养心安神的作用明显，可治疗心肌炎伴心慌、烦躁、失眠者。

4.玉竹粥：玉竹 10g，粳米 50g，冰糖适量。玉竹洗净，去根须，切碎，入锅中，加水煎 30 分钟，取浓汁后去渣，加入粳米 50g，再加入适量水煮为稀粥，粥成后在关火前 1～2 分钟放入少量冰糖。早晚服食，7 日为 1 个疗程。本方可滋阴养心，适用于心肌炎后期心慌、心烦、口干等症状明显者。

5.百合养心汤：百合 15g，夜交藤 10g，粳米 30g。先将百合、夜交藤放入锅中，加水煎汤取汁，再加粳米，熬煮成粥。分早晚 2 次服。本方可养心安神定志，适用于各型心肌炎。

6.小麦大枣粥：小麦 25g，粳米 50g，大枣 5g，龙眼 10g，白糖适量。将小麦、粳米、红枣、桂圆洗净，共放入锅中，加水适量，煮到小麦烂熟，再加适量白糖即可。本方可养心安神，适用于心肌炎气短乏力、头晕、心慌症状明显者。

【饮食禁忌】

1.辛辣食物，如葱、姜、大蒜、芥末、韭菜等可耗气伤阴。西医学认为，辛辣食物可刺激心脏，使心跳加快，提高机体代谢，增加心肌耗氧量，不利于心肌炎的治疗和调护。

2.浓茶和咖啡，所含的茶碱和咖啡因能增加心跳频率，提高心肌收缩力，使心肌耗氧量上升。此外，茶碱和咖啡因还可刺激大脑，出现烦躁不安、兴奋、失眠，不仅会妨碍心肌炎患儿的安静休养，还易使心肌的损害加重，甚至引起严重的心律失常。

3.腥膻食物，如鱼类、虾、蟹等，易助邪疫，生湿酿痰，瘀阻心络，不利于疾病的早日康复。

4.过饱食后，胃容量增加，抬高横膈肌，可使心脏受压，不利于心功能的改善。

5.过量摄入高脂肪食物，如油炸食品、肥肉等，不易消化，可加重心脏负担，不利于病情的好转。

【营养干预】

1.宜进食高营养食物。病毒性心肌炎的治疗主要是营养心肌细胞、促进心肌细胞代谢、调整心脏功能，在饮食上应供给丰富的维生素C、B族维生素饮食，保证糖类及热能的供给。为促进心肌细胞恢复，还应给予适量的高蛋白质饮食，多补充瘦肉、蛋类。心肌炎急性期应以补充多种维生素为主，以减轻心脏的负担，有利于心肌细胞的修复，宜食番茄、大白菜、胡萝卜、白萝卜等蔬菜及橘子、苹果、梨等水果。

2.宜进流质、半流质食物。如患儿有发热、乏力、食欲不振，饮食应以流质、半流质为主，如母乳、牛奶、米粥、面条等食物，以利于消化吸收。

3.宜进补气、补血的食物。恢复期宜进补气、补血食物，如大枣、黄芪、大豆、芝麻、栗子、冬瓜、茄子等。

二、小儿高血压

小儿高血压是指动脉血压高于该年龄组平均血压2个标准差以上，或高于年龄组按百分位数分布的血压曲线的95%以上。新生儿超过10.7/6.7kPa，婴幼儿超过13.3/8.0kPa，学龄前儿童超过16.0/10.5kPa，学龄期儿童超过17.3/12.0kPa，即可诊断为高血压。任何年龄组血压超过20/13.3kPa，即为重度高血压。小儿时期的高血压多数属继发性，部分患儿为原发性高血压。

继发性高血压的主要病因是肾脏实质性病变（如急、慢性肾小球肾炎），此外还可能由肾脏血管性疾患（肾动脉狭窄）、肾上腺疾病（如长期应用肾上腺皮质激素、皮质醇增多症、嗜铬细胞瘤、神经母细胞瘤等）、心血管系统疾患（如主动脉缩窄及大动脉炎）引发。动脉压的高低取决于心排血及总的外周阻力，如水钠潴留引起血容量的增加、周围动脉收缩后外周血管阻力增加均可导致高血压。神经内分泌异常也可引起高血压。

轻症患儿多无明显症状，血压明显增高时可有头痛、头晕、恶心及呕吐等症状。持续严重高血压，或短期内血压快速升高，可出现高血压危象，表现为剧烈头痛、烦躁不安、视物模糊或失明，甚至惊厥、昏迷。如不积极治疗，常危及生命，或留下严重后遗症。继发性高血压常伴有其他症状，如嗜铬细胞瘤患儿可有多汗、心悸、体重减轻；皮质醇增多症可有体型变化、软弱无力、多毛；原发性醛固酮增多症常伴有周期性肌张力低下、多尿、烦渴、手足抽搐等；肾动脉狭窄患者腹部可闻及血管杂音；肾实质病变常伴有水肿、少尿及尿常规异常。

【饮食调理】

1. 菊花绿茶饮：菊花 6g，绿茶 3g。开水冲泡，频频饮服，连饮数周至数月。适于肝阳上亢型头昏头痛、面目红赤之高血压。多汗、畏寒肢冷者不宜饮服。

2. 淡菜旱芹汤：淡菜 10g，旱芹 50g。同煎汤，适当调味服食。每日 1剂，连食 2～3 周。适于腰酸、眩晕、口渴、面赤属肝肾阴虚、肝阳上亢之高血压。腰酸肢冷者不宜多服。

3. 苦瓜茶：苦瓜 1 个，绿茶 2g。苦瓜洗净，切片，晒干。与茶叶同煎浓汁，代茶频服。每日 1 剂，时时饮服。适于夏令口渴、面赤眩晕之高血压。脾虚便溏、形寒者不宜饮服。

4. 山楂炖扁豆：山楂 30g，白扁豆 30g，红糖 50g。山楂和扁豆同炖酥，红糖调味服食。每日 1 剂，连食 3～4 周。适于肝旺脾虚见有眩晕、心悸、纳少、便溏等症状的高血压患儿。嘈杂、泛酸、便艰者不宜食用。

5. 炖木耳：黑、白木耳各 5g。水发，洗净，加水适量，文火炖烂，加适量冰糖。每日 1 次，连服 10 天。适于阴虚体质见有五心烦热、眩晕、面赤、大便秘结等症状的高血压患儿。纳少、便溏等脾虚患儿不宜食用。

【饮食禁忌】

1. 高盐饮食，如咸蟹、咸鱼、咸肉、咸菜等腌制食物，多食易加重高血压。

2. 高脂肪食物。经常进食高脂肪食物，可致消化不良，痰浊内生，气血阻滞，风痰郁阻。有研究表明，平时喜食油腻食物者，其高血压发病率为 8.1%，明显高于清淡饮食者的 2.4%。

3. 浓茶所含的茶碱量高，可引起大脑兴奋、失眠、心悸等，使血压上升。饮清淡绿茶则有利于高血压病的防治。

4. 运动饮料能供给运动员机体一定的营养物质，可预防运动引起的低血糖和疲劳。但运动饮料含钠量较高，高血压患儿饮用后会使血压升高。

5. 芋头、马铃薯等根茎类食物含钾高，高血压肾功能失调者不宜大量食用。

6. 火腿中的脂肪和胆固醇含量均较高，应忌食。

7. 蟹黄含胆固醇较高，勿多食。

8. 泥鳅含钾量高，高血压并发肾功能失调者应忌食。

【营养干预】

1. 宜高蛋白质饮食。高蛋白饮食能增加尿钠排泄，改善动脉壁弹性，有直接降血压的作用。

2. 宜食植物油，减少动物性脂肪的摄入。高血压、动脉硬化的发生与脂肪的摄入量有直接关系，应尽量使用含不饱和脂肪酸的植物油，如菜籽油、豆油、香油等，并减少动物性脂肪的摄入，如少吃肥肉、奶油、猪油、牛油等。

3.当选食具有平肝清热、养阴活血的食品。如海蜇、荸荠、淡菜、紫菜、海带、芹菜、西瓜、冬瓜、山楂、玉米、绿豆、黑木耳、麦麸、荞麦、油菜等。

4.宜食含钙丰富的食物。用钙治疗高血压，可以使收缩压平均下降2.6kPa，舒张压平均下降0.9kPa。如果在饮食中每日增加1000mg钙，高血压的发病率便可以降低。含钙较丰富的食物有大豆及其制品、核桃仁、花生仁、牛奶、鱼、虾、大枣、小白菜、芹菜、蒜苗等。

5.宜食葵花子。葵花子除含有B族维生素、维生素E和钙、铁、钾、磷等外，还含有能维持心血管健康的亚油酸。亚油酸能降血压，必须强调要生吃才有效，因为一经加热后，营养成分即被破坏。

6.宜食醋浸花生仁。醋有降血脂、软化血管、活血化瘀的功效，能使血管保持一定的弹性，维持血液循环的正常压力。花生仁含有丰富的蛋白质、不饱和脂肪酸及锌、钙等，这些营养成分都能直接或间接地改善心血管功能。

三、小儿心力衰竭

心力衰竭是指在静脉回流正常的情况下，由于原发的心脏损害如引起心输出量减少和心室充盈压升高，临床上以组织血液灌注不足及肺循环和（或）体循环淤血为主要特征的一种综合征。根据心力衰竭发生的部位，可分为左心、右心和全心衰竭；根据起病急缓，可分为急性和慢性心力衰竭两种临床类型。1岁以内发病率最高，病因以先天性心脏病、重症肺炎多见，也可继发于病毒性心肌炎、川崎病、心肌病、心内膜弹力纤维增生症等。主要表现为呼吸急促，心动过速，烦躁不安，面色苍白或发灰。儿童时期以风湿性心脏病和急性肾炎所致的心衰最为多见。另外，贫血、营养不良、电解质紊乱、严重感染、心律失常和心脏负荷过重等都是儿童心力衰竭发生的诱因。主要表现为乏力、尿少、心率增快等。左心衰患儿可有不同程度的呼吸困难，如劳力性或夜间阵发性呼吸困难等；右心衰患儿可出现颈静脉怒张、肝大和下垂部位水肿。

【饮食调理】

1. 莱菔子粥：莱菔子 15g，粳米 100g。莱菔子洗净，除去杂质，装入纱布袋内，扎紧袋口。纱布袋放入锅内，加清水适量，用中火熬成汁，取出纱布袋不用。将洗净的粳米放入药汁锅内，用武火烧沸后，转用文火煮至米烂粥成。每日早、晚餐食用，利水消肿效果明显。

2. 白茯苓粥：白茯苓粉 15g，粳米 100g。粳米、茯苓粉放入锅内，加水适量，用武火烧沸后，转用文火炖至米烂粥成。每日早、晚餐食用，利尿效果较好。

3. 莱菔子山楂大枣汤：莱菔子 10g，山楂 50g，大枣 100g。将莱菔子用小纱布袋装好，大枣、山楂去核，洗净，一同放入锅内煮熟即可食用。每日早、晚餐食用，具有利尿、补血、消食的作用。

4. 西瓜皮 100g（干者 30g），冬瓜皮 100g（干者 30g），赤小豆 30g。同煮汤，代茶频服。每日 1 剂，连饮 1～2 周。适用于心力衰竭心悸、喘咳、肢肿较著者，也可用于肾炎水肿。畏寒、胸痛、无明显水肿之心力衰竭者不宜饮服。

5. 新鲜椰子浆不拘量，频频饮服。适于心力衰竭，症见神疲乏力、肢肿、纳少者。心胸闷痛、喘咳较著之心力衰竭不宜多饮。

【饮食禁忌】

1. 大量饮用咖啡、茶水等刺激性饮料，这些液体进入人体后，可引起兴奋、烦躁，呼吸加快、心律失常等，不利于心力衰竭症状的控制。

2. 大量饮水，可使有效循环血量增加，加重心脏负担，从而加重病情。

3. 暴饮暴食，会使胃迅速充盈，横膈肌抬高，压迫心脏，增加心脏负担。心功能不全的患儿往往不能适应这种变化，常导致病情加重，甚至死亡。

【营养干预】

1. 宜进半流质饮食或软食。心功能不全的患儿胃肠道充血，消化能力差，应进食易消化、富有营养的流质或半流质饮食，如牛奶、米汤、藕粉、鸡蛋汤、菜汁、水果汁、面条、馄饨、蒸蛋羹等食物。进食不宜过饱，少食多餐。

2. 宜补充维生素。充血性心力衰竭患儿一般胃纳较差，加上低钠饮食缺乏味道，故膳食应注意富含多种维生素，如鲜嫩蔬菜、绿叶菜汁、山楂、鲜枣、草莓、香蕉、橘子等，必要时应口服补充 B 族维生素和维生素 C 等。

3. 宜进高蛋白饮食。康复期和慢性心力衰竭患儿应保证各种氨基酸和蛋白质的摄入量，以动、植物蛋白质各半为宜。

4. 钾的摄入。钾平衡失调是充血性心力衰竭中最常出现的电解质紊乱之一。长期使用利尿剂治疗的患儿，应鼓励其多摄食含钾量较高的食物和水果，如香蕉、橘子、番木瓜、干蘑菇、紫菜、荸荠、大枣、芫荽、香椿、菠菜、苋菜及谷类等。如因肾功能减退而出现高钾血症时，则应选择含钾低的食物。

5. 镁的摄入。心衰时，常伴有镁的缺乏，可吃含镁较多的食物，如香菇、紫菜、苋菜、海带、木耳、银耳等。

第四节　血液系统疾病

一、营养性贫血

营养性贫血是由于体内缺乏生血所必需的营养物质，使血红蛋白或（和）红细胞生成不足所产生的贫血，是小儿贫血中最常见的一大类，包括营养性缺铁性贫血、营养性巨幼细胞性贫血和营养性混合性贫血三种。

营养性缺铁性贫血又名营养性小细胞性贫血，是由于体内贮存铁缺乏，影响血红蛋白合成所致，6 个月至 3 岁小儿发病率高，临床以小细胞低色素性贫血、血清铁减少为特点。患儿多起病缓慢，皮肤黏膜逐渐苍白，精神不振，食欲减退，不爱活动，注意力不集中，易发生感染，常有异食癖；肝、脾、淋巴结轻度肿大；呈小细胞低色素性贫血等。

营养性巨幼细胞性贫血又名营养性大细胞性贫血，主要是由于缺乏维生素 B_{12} 或叶酸所致，以 6 ～ 12 个月小儿发病较多，临床以红细胞减少明显且胞体变大、骨髓中出现巨幼细胞性造血为特点。患儿多出现进行性皮肤苍黄，头发细黄而稀疏，颜面轻度浮肿，虚胖，呈泥膏样，肝脾多轻度肿大，常伴有厌食、恶心、呕吐、腹泻；维生素 B_{12} 缺乏者常见有表情呆滞、嗜睡、反应迟钝、少哭不笑等神经精神症状，智力及动作发育倒退，常出现手足不规则震颤、肌张力增强、腱反射亢进、踝阵挛，甚至出现病理反射。

营养性混合性贫血因同时或先后缺乏铁和维生素 B_{12} 或叶酸所致，临床兼有大、小细胞性贫血的特点；具有缺铁性贫血和巨幼细胞性贫血的双重表现，往往以一种为主，另一种较轻。

【饮食调理】

1. 肝泥粥：新鲜猪肝 100g，粳米 50g。猪肝洗净，切小块，捣成泥。与粳米同煮成粥，加适量糖或盐调味服食。每日 1 剂，当主食服用。适用于各种贫血。

2. 龙眼赤豆大枣汤：龙眼 50g，赤豆 50g，大枣 30g。共煮汤，红糖调味服食。每日 1 剂，连食 2 ～ 3 周。适用于营养不良性贫血。舌红口渴、内热重者不宜多食。

3. 菠菜羊肝鸡蛋汤：菠菜 100g，羊肝 100g，鸡蛋 2 个，姜丝、盐适量。菠菜洗净，煮沸，加入羊肝片、姜丝、盐，再次煮沸后，打入鸡蛋，烧熟。每日 1 剂，连食数天。适用于营养不良性贫血，其他贫血也有辅助疗效。便溏消化不良者不宜多食。

4. 骨髓红枣汤：动物胫骨 250g，红枣 30g。胫骨打碎煮 1 小时，加入红枣文火煨熟。每日分 2 次服食，连食 1 ～ 2 周。适用于再生障碍性贫血，其他贫血亦有效。纳呆、便溏者不宜多食。

5. 木耳大枣汤：黑木耳 15g，大枣 15g，冰糖 10g。木耳、大枣温水泡发，洗净，放碗中，加水和冰糖，置锅中蒸 1 小时，吃枣与木耳并饮汤。每日 1 剂，连食 1～2 周。适用于各种贫血。脘闷、纳呆者不宜多食。

【饮食禁忌】

1. 偏食含铁少的食物。生理情况下，人体外源性的铁来自食物，铁与食物蛋白结合变为血红蛋白。如果外源性的铁摄入不足，血红蛋白缺乏，就会影响红细胞内血红蛋白水平，造成缺铁性贫血。大米、玉米、小麦含铁少，奶类含铁最少；瘦肉、蛋类、动物肝脏、海带、木耳、香菇等含铁丰富；使用时应搭配合理，不要偏食。

2. 未及时添加辅食。小儿生长期红细胞和肌肉容量均不断增长，铁和维生素 B_{12}、叶酸的需求也不断增加，生长愈快，这些物质需求量愈多。婴儿在 3～4 个月时体内储存的铁已经用完，母乳喂养者如不及时添加辅食，会造成维生素 B_{12} 及叶酸缺乏。婴儿在 6 个月以后必须增加辅食，以补充铁、维生素 B_{12} 及叶酸，可适当添加蛋黄、肝泥、菠菜、瘦肉末等食物。

3. 饮浓茶。茶水中含有鞣酸，可与食物中的铁元素和蛋白质结合，转变成不溶性的物质，不易被消化。

4. 牛奶加热时间过长。牛奶中含叶酸，如果加热时间过长，叶酸会遭到破坏。

5. 长期使用铝制品炊具。铁制炊具是无机铁，易为人体吸收利用。有实验证明，铁制炊具炒菜、煮饭、烧水，对缺铁性贫血患儿来说大有好处，特别是炒菜加醋后更为理想。铝制炊具不含铁，长期使用可使铝在体内蓄积，故应将铝制炊具更换成铁制炊具。

6. 食用不利于铁吸收的食物。研究表明，酸涩味的水果及咖啡含有鞣酸，可与铁结合形成鞣酸复合物，影响铁的吸收。

7. 碱性食物。人体内如为碱性环境，不利于铁质的吸收，胃酸缺乏也会影响食物中铁的游离和转化，贫血患儿应尽量少食碱性食物，如荞麦面、高粱面等。

8.油炸食物。贫血患儿胃肠功能的好坏，直接影响到疾病的恢复。油炸食物一方面大量营养被分解破坏，另一方面也影响消化吸收，造成肠道功能紊乱。

【营养干预】

1.早期食物中补铁。母乳中含铁，虽不能完全满足婴儿发育的需要，但其吸收较好。如不能用母乳喂养时，应选用强化铁配方奶粉喂养，或及早在食物中加铁。添加强化铁的饮食，足月儿从 4 ~ 6 个月开始（不晚于 6 个月），早产婴儿及低体重儿从 3 个月开始。最简单的方法是在配方奶中或辅食中加硫酸亚铁，对母乳喂养儿每日加 1 ~ 2 次含铁谷类，尚可交替使用硫酸亚铁滴剂。足月儿纯铁用量不超过 1mg/(kg/d)，即 2.5% 硫酸亚铁溶液 0.2ml/(kg/d)，早产儿不超过 2mg/(kg/d)。在家庭使用最多不超过 1 个月，以免发生铁中毒。

2.补充造血物质丰富的食物。注意在饮食中增加猪肝、鸭血、红肉、鱼等含铁丰富的食物；猪瘦肉、猪肝、鱼等含维生素 B_{12} 较丰富，而叶酸在蔬菜的绿叶和各种瓜果中的含量较丰富。

二、溶血性贫血

溶血性贫血是由于多种先天或后天因素引起的红细胞寿命缩短，破坏增多，超过骨髓代偿功能而发生的贫血。按临床发病急缓，分为急性溶血性贫血和慢性溶血性贫血两类；按溶血发生的场所，分为血管内溶血性贫血及血管外溶血性贫血。急性溶血性贫血常见发热，寒战，恶心，呕吐，头痛，腹痛，腰背及四肢疼痛，黄疸较重，尿色深红，贫血加重迅速，重者可发生休克或心力衰竭、肾功能衰竭。慢性溶血性贫血的表现：长期苍黄，黄疸，肝脾大，身体衰弱，病程中可有急性溶血发作和突然发生骨髓功能衰竭。

本病可由多种先天或后天因素引起。红细胞内在缺陷多与遗传有关，包括红细胞膜缺陷、红细胞缺陷和血红蛋白异常。红细胞外在异常多为后天获得性，包括自身免疫性溶血性贫血、同种免疫性溶血性贫血和继发于某种因素的非免疫性溶血性贫血。

【饮食调理】

1.赤小豆奶：赤小豆15g，牛奶100mL。赤小豆煎取汁，和牛奶调匀，加适量糖。每日分3～4次喂服。适用于黄疸色鲜、脘腹胀满、纳少、便溏、苔腻属湿重于热之新生儿黄疸。若赤小豆中加入茵陈15g同煎，则效果更佳。黄疸色暗、纳呆、便溏者不宜多饮。

2.鲜丝瓜饮：鲜丝瓜50～100g，洗净，切碎，水煎，调味。每日1剂，分1～2次喂服，连服5～7天。适于各种新生儿黄疸，尤其适用于黄疸色鲜、苔腻、便艰、口渴者。

3.瓜皮赤豆饮：西瓜皮100g，赤小豆15g。水煎汤，调味，频频喂服。适用于黄疸色鲜、口渴便秘、烦躁不安，或见衄血、便血等属热重于湿之新生儿黄疸。有出血症状者，宜加白茅根30g同煎，其效更佳。黄疸色暗、畏寒、便溏者不宜服。

4.玉米生姜汤：玉米50g，生姜5g。同煎汤。每日1剂，分2～3次服，连服3～4周。适用于黄疸色暗、困倦、厌食、便溏等属寒湿瘀滞之新生儿黄疸。黄疸色鲜、口渴、便艰、舌黄者不宜服用。

【饮食禁忌】

1.高盐饮食可加重代谢缺陷，致使溶血性贫血加重。

2.食蚕豆或接触蚕豆花粉。红细胞中葡萄糖-6-磷酸脱氢酶减少或缺乏的患儿，吃了蚕豆或接触蚕豆花粉，可引起急性溶血性贫血。

【营养干预】

1.高蛋白饮食，如瘦肉、禽蛋、鱼类、乳类、鸡肉及动物肝、肾等。

2.低脂肪饮食。急性溶血期消化器官功能紊乱，若进食含脂肪高的食物可加重消化系统负担，影响消化功能。

3.高维生素饮食，如番茄、油菜、菠菜、莴苣及粗杂粮、全麦面粉等，都含有较多的维生素 C、维生素 B_1、维生素 B_6 和叶酸，可经常选食，有利于多种维生素的摄入和吸收，保护肝脏功能。

三、再生障碍性贫血

再生障碍性贫血（简称再障）是一种多能干细胞疾病。本病在小儿时期较多见，发病年龄以 6～12 岁学龄期儿童居多。部分患儿由化学、物理或生物因素对骨髓的毒性作用所引起，少数可由病毒感染和免疫反应等诱发。找不到明显的病因者称为原发性再障。主要表现为进行性贫血，轻重程度不一。临床可见皮肤苍白、全身乏力、心悸；皮肤、鼻腔、牙龈及口腔黏膜等处易出血，严重者可有多处内脏出血甚至颅内出血；且常发生呼吸道和皮肤黏膜感染，主要表现为反复高热，重者可导致败血症。

【饮食调理】

1. 蕹菜数根，洗净，切碎，加糖捣烂，沸水冲服。每日 1 剂，血止为度。适用于衄血、尿血、便血等而见口渴、便艰、溲赤或身热等属于热证者。畏寒怕冷、大便清稀、小便清长属于寒证者不宜多食。

2. 老丝瓜 1 个。煎汤，频频饮服。每日 1 剂，连饮数日，血止为度。适用于胃中积热、脘胀脘痛、吐血、黑便等症状。畏寒怕冷、大便稀溏者不宜多食。

3. 藕片拌红糖：鲜藕 100g，红糖 30g。藕洗净，切片，加红糖拌匀。每日分 2 次服食，连食 2～5 天。适用于瘀热衄血、痰中带血、便血等。苔白腻、形寒、腹痛寒湿内盛者不宜服食。

4. 虫草河车牛髓膏：冬虫夏草 30g，紫河车 30g，牛骨髓 250g，怀山药、蜂蜜各 250g。将冬虫夏草、紫河车研成细末，加入怀山药与牛骨髓捣成的糊状物中，搅匀，装在瓷罐中，加入蜂蜜，再放入锅内，隔水用小火炖 2 小时，即可食用。

【饮食禁忌】

1. 粗长纤维食物，如芹菜、菠菜、韭菜、冬笋、竹笋及未煮烂的牛肉、猪肉、羊肉等。由于血小板减少的患儿容易出血，粗长纤维食物在消化过程中容易损伤胃肠道，导致出血，故应忌食。

2. 烧烤、油炸类食物外皮焦硬，食后与消化道黏膜摩擦易导致消化道出血。另外，这种食物不易消化，有碍脾胃，容易造成消化功能紊乱。

3. 热性食物，如羊肉、狗肉、鹿肉、公鸡肉、韭菜、荔枝、龙眼、菠萝、芒果等，能助阳而动血，使患儿出血加重，不宜食用。

4. 高脂肪食物，如奶油点心、油炸食品、肥肉等。摄入过多脂肪，能抑制人体的造血功能，故每日脂肪的供给量不应多，控制高脂肪食物的摄入，并宜用植物油代替动物油。

5. 碱性食物，如荞麦面、高粱面等。人体内如呈碱性环境，则不利于铁质的吸收，胃酸缺乏也会影响食物中铁的游离和转化，故贫血患儿应尽量少食碱性食物。

【营养干预】

1. 供给高蛋白饮食，如瘦肉、禽蛋、鱼类、乳类及动物肝脏等。

2. 补充造血物质，如铁剂、叶酸及维生素 B_{12}。

3. 补充含维生素丰富的食物。再生障碍性贫血的患儿不但要补充维生素 B_{12}，还要补充其他的维生素，如维生素 B_1、维生素 B_6、维生素 K 和维生素 C，不仅为改善贫血所需，还有利于预防出血。新鲜蔬菜，如番茄、油菜、菠菜、莴苣等可经常选食。

4. 饮食宜清淡。加强饮食营养，进食易消化、低脂食物，可适当食用大枣山药粥、排骨汤，有出血倾向者宜进食无渣半流食。

5. 含钙高的食物及碱性食物。由于长期要服激素，容易发生消化性溃疡和骨质疏松，每日早餐可食用牛奶及苏打饼干。牛奶补钙，可预防骨质疏松；苏打饼干可中和胃酸，对防止发生消化性溃疡有一定好处。

四、血小板减少性紫癜

血小板减少性紫癜是小儿时期最常见的出血性疾患。本病是一种自身免疫性疾病，在各年龄时期均可发生，尤多见于 2～8 岁小儿。依发病缓急，可分为慢性和急性两种类型。急性型病程在 6 个月以内，常于春季或初夏发病，病前 1～3 周多有上呼吸道感染病史。急性期出现畏寒、发热、皮肤黏膜出血广泛且严重，鼻衄或齿龈出血，亦可有消化道或泌尿道出血，严重者可发生颅内出血。预后良好，大多数半年内可治愈或自愈，仅少数转变为慢性型。血小板常低于 $50 \times 10^9/L$。慢性型病程一般在 6 个月以上，多发生于青少年女性。主要表现为起病缓慢，病程长，出血症状较轻，一般为皮肤、鼻、齿龈出血和月经过多，可有轻度脾大，少部分可痊愈，大部分反复发作而迁延数年，血小板多在 $50 \times 10^9/L$ 以上。起病缓慢但常反复发作，迁延难愈。

本病的发病原因尚未完全阐明，目前认为是一种自身免疫性疾病，是由于机体对血小板相关抗原发生免疫反应，产生抗血小板抗体，使血小板破坏增多，寿命缩短，骨髓中巨核细胞成熟受抑而发生。不同体质的患儿症状表现不同，湿热体质表现为斑色鲜红、口渴咽干、心烦溲赤，阳虚体质表现为斑色浅淡、神疲气怯、面色不华。

【饮食调理】

1. 鱼鳔膏：黄鱼鳔 50g。放锅内加适量水，文火炖 1 日，时时搅拌，使之全部融化，冷却后成膏状。分 5 日加温服用。适用于各种紫癜和出血症。纳呆、便溏者不宜多食。

2. 花生红枣汤：带皮花生 30g，大枣 15g。花生连衣搓碎，和大枣加水煎 1 小时，分 2 次饮汤、食花生和大枣。每日 1 剂，连食 2～3 周。适用于神疲乏力、面色㿠白之血小板减少性紫癜。口渴咽干、便艰烦躁者不宜多食。

3. 蕹菜鸡蛋汤：连根蕹菜 50g，鸡蛋 2 个。鸡蛋煎熟，起锅。蕹菜洗净，水煮熟后捞出，与鸡蛋加水同煮沸，少量食盐调味服食。每日 1 剂，连食

1～2周。适用于斑色鲜红、口鼻出血、口渴心烦属血热妄行之紫癜。畏寒肢冷、斑色浅淡属肾阳亏虚者不宜食用。

4.马兰头汤：红梗鲜马兰头连根50g，洗净，水煮调味服食。每日1剂，连食数周。也可用马兰头绞汁服，或加鸭蛋2个同煮服食更佳。适用于各种紫癜。

5.生拌茄子：鲜嫩茄子1只，削去皮，切丝，凉开水浸泡约10分钟，滤去水。加入适量蒜泥、盐、麻油，拌匀服食。每日1次，连食1～2周。适用于各种紫癜。中焦虚寒或脾虚泄泻、肢冷者不宜多食。

【饮食禁忌】

1.可能导致过敏性紫癜的食品，如鱼、虾、蟹、蛤等。一有迹象，当立即禁食。

2.油腻、生冷、坚硬难消化之物。

3葱、椒、姜、韭菜及海鲜等发物。

4.暴饮暴食可加重消化道负担，使大量食物积聚于消化道而致内脏出血。

5.葵花子所含的亚油酸能增加前列腺素E的合成而抑制血小板的附着，影响血液凝固，出血性疾病患儿应忌食。

6.柚子所含的柚皮苷和橙皮苷有降低血管内血细胞凝聚和增强毛细血管通透性的作用，出血性疾病患儿不宜食用。

【营养干预】

1.宜食富含维生素C和维生素P的食物，如番茄、苹果、梨、西瓜、橘子、杏等水果。

2.以无刺激、少纤维、易消化软食为宜，如面条、米饭、米粥、牛奶、绿豆汤、莲子粥、西葫芦、茄子、冬瓜、不去外衣的生花生米及菜汤等。如有消化道出血，应给予半流质或流质饮食。

3.当辨体辨证施膳。如斑色鲜红、口渴咽干、心烦溲赤属血热者，宜食荸荠、莲藕、荠菜、马兰头、黑木耳、生梨等；斑色浅淡、神疲气怯、面色不华属气血亏虚者，宜食龙眼、大枣、山药、花生、扁豆、核桃、黑豆等。

第五节　泌尿系统疾病

一、泌尿系感染

泌尿系感染是指病原微生物侵入泌尿道引起的肾盂肾炎、膀胱炎或尿道炎，在不易定位时统称泌尿系感染。患儿症状及体征可因感染部位（上或下泌尿道）、年龄及病程而异。本病为儿科较常见的疾病，在泌尿系统疾病住院患儿中居第三位。血行感染多发生在新生儿及小婴儿，男孩发病率高于女孩，1岁后女孩多见，上行感染多见于女孩及年长儿。本病常见的诱因有泌尿道先天畸形（尤其是梗阻性畸形）、膀胱输尿管反流、全身免疫力低下、泌尿系异物、结石等。常见病原菌为大肠杆菌（约占80%），变形杆菌、粪链球菌也较多见，少数为金黄色葡萄球菌、绿脓杆菌、溶血性链球菌、表皮葡萄球菌等。

新生儿期主要表现为全身症状，如发热、苍白、吃奶差、呕吐、腹泻，有时可见黄疸，部分患儿可有惊厥、嗜睡、易激惹表现。泌尿系局部症状多不明显；婴幼儿期多表现为高热、呕吐、面色苍黄，甚至惊厥，泌尿系局部症状也不明显，仅有排尿时哭闹。因此婴幼儿不明原因发热，应检查尿液，以免漏诊；儿童期上尿路感染常有发热、腹痛、腰痛、肾区叩击痛，下尿路感染有尿频、尿急、尿道烧灼感。

【饮食调理】

1.将薏苡仁150g放入水中煮烂，再加入粳米50g一同熬融化，不拘时食之。可淡渗利湿；适用于泌尿系统感染，症见小便淋涩者。

2.将适量黄花菜洗净，加水煎煮取汁，不拘时饮之。适用于小儿泌尿系统感染。

3.将白萝卜洗净后切成片状，浸入蜂蜜中片刻后取出焙干，再浸入蜂蜜中，再取出焙干，再浸，如此三度，勿令焙焦，不拘时食之。可通淋利尿。

4.将绿豆芽 500～1000g 洗净后捣汁，加白糖适量，调匀后饮之。可淡渗利尿。

5.先用水 4000mL 煎煮通草 30g，去渣后取汁约 1000mL，再入青豆、小麦各 500g，如常法熬粥，不拘时食之。可清热、通淋、利尿；适用于急性泌尿系统感染，症见小便短涩、淋沥而下者。

6.将炒槐花、郁金（湿纸包裹后用小火煨之）各 30g，研为粗末后和匀，每次取 6g，与适量淡豆豉一同入水中煎煮取汁，不拘时饮之。可通淋止血；适用于尿路感染，症见血尿者。

7.冬瓜（连皮）500g 清洗干净后切成片状，再与豆豉、粳米各 50g 一同入水中熬粥，随意食之。可清热祛暑、通淋利尿；适用于外感暑湿之邪、膀胱气化失利所致泌尿系统感染，症见小便短涩、尿道灼痛者。

【饮食禁忌】

1.刺激性强的食物，如辣椒、辣酱、辣椒油、芥末、生姜、葱、蒜及咖啡。

2.腥膻发物，如公鸡肉、羊肉、雀肉、韭菜、芫荽、鲫鱼等，食用后可使尿频、尿急、尿痛症状加重，故应忌食。

3.导致肠胀气的食物，如土豆、牛奶、黄豆、豆制品、红薯、蚕豆等。泌尿系感染常出现小腹胀痛，而腹部胀满又加重小腹胀痛，使排尿更加困难，故导致肠胀气的食物忌多食。

4.饮水不足。饮水少，尿量减少，细菌及炎症渗出物不能及时排出，不利于疾病的恢复。

5.助生湿热的食物，如糖类和含有大量脂肪的食物。本病多为湿热太盛，此类食物助生湿热而阻滞气化，使病情加剧，故应忌食。

6.酸性食物。忌食酸性食物的目的，就是要使尿液呈碱性，以提高使用抗生素时的杀菌能力。

【营养干预】

1.宜多饮水，多食具有利水化湿、健脾补肾的食物，如梨、莲子、百合、薏苡仁、扁豆等。

2.宜清淡饮食，如白米粥、绿豆汤、大白菜、菠菜、油菜、萝卜、胡萝卜、番茄等。

3.宜食清热利湿之药食相兼的食物，如车前草粥、金银花粥、扁豆粥、竹叶粥、凉拌鱼腥草、茯苓饼、绿豆粥等。

二、急性肾小球肾炎

急性肾小球肾炎（简称急性肾炎）多见于3岁以上的小儿，是一组以两侧肾脏弥漫性肾小球非化脓性炎症为病理特征，临床以血尿、浮肿、高血压为特点的肾小球疾病。绝大多数由A族β溶血性链球菌感染后引起，也可由其他细菌、病毒、支原体、弓形虫、疟原虫等感染后引起。小儿时期以急性链球菌感染后引起的免疫复合物型肾炎占绝大多数。患儿有浮肿、血尿、不同程度蛋白尿、高血压等表现；严重患儿起病一周后产生循环充血，主要表现为呼吸急促、烦躁、心率加快等；急性肾功能不全患儿表现为少尿或尿闭、氮质血症、高血钾、酸中毒。不同体质的小儿，患急性肾炎可出现不同的证型，如气虚、阳虚体质小儿常表现为风寒证型，湿热体质小儿或暑湿季节易表现为湿热证型。

【饮食调理】

1.将薏苡仁30g入水中，煮烂后加入淀粉少许，继续熬融化，然后调入适量白砂糖、桂花，略煮片刻即可食用。可清利湿热、健脾除痹，适用于急、慢性肾炎。

2.薏苡仁、山药、赤小豆、白扁豆、党参各30g，粳米100g洗净，入锅加水适量，煮粥至稠厚，加入适量冰糖调味，每日 1 剂，连食 10 日。可健脾益气；适用于小儿肾炎恢复期，或病程长浮肿不明显，症见面色少华而苍白、倦怠乏力者。

3. 葵菜 500g 入水中煮约 15 分钟，去渣取汁，再入粳米 50g 熬粥，粥成之后，加葱白，略煮片刻后即可食之。可清热利尿。适用于小儿急性肾炎，症见尿频、尿急、小便淋沥不尽、尿检以红细胞为多者。

4. 紫苏 6g，冬瓜皮 50g，玉米须 30g。加水先煎 30 分钟，去渣取汁，加入赤小豆 100g，薏苡仁 50g，炖熟煮烂，再加适量白糖调味。每日 1 剂，早、晚温服。适用于小儿肾炎，症见水肿，伴有外感症状者。

5. 绿豆 90g，熟附片 6g，加水 1000mL，用小火煮，以绿豆开花为度，去渣饮汤，分 3 次，每日饭前服。适用于小儿肾炎，症见水肿、血尿者。

【饮食禁忌】

1. 水摄入过多。液体摄入量应根据水肿的程度及尿量而定，急性期一般以非显性失水量加尿量计算，非显性失水量婴幼儿按 20 ～ 25mL/（mg·d）计算。

2. 含钠高的食物。急性肾炎患儿必须限制食盐和含钠高的食物的摄入。每 100g 食物含钠量在 200mg 以上的有豆腐、蘑菇、紫菜、榨菜、茴香、冬菜、雪里蕻、虾酱等。另外，香蕉中含有较多的钠，如食大量香蕉，和摄入钠盐一样，使患儿出现水钠潴留，使浮肿加重，肾脏负荷加大。

3. 含嘌呤高的食物，如各类肉汤、火锅、海鲜、菌菇类、豆类及其制品等。

4. 浓烈调味品，如胡椒、咖喱、芥末、辣椒等。味精也应少用，因味精使用过多会引起口渴而增加饮水量。

5. 含氮浸出物，如鸡汤、鱼汤、肉汤、鸭汤等。在肾脏功能减弱的情况下，应减少含氮浸出物的摄入，

【营养干预】

1. 按中医分型干预

中医学认为，急性肾炎属于"水肿""血尿""淋证"等范畴，可分为以下三型。

（1）风寒型　宜进食白扁豆、四季豆、玉米须、冬瓜等利尿食物。

（2）风热型　宜进食疏风清热、利湿消肿的食物，如桑叶、赤小豆等。

（3）湿热型　宜进食清热利湿食物，如赤小豆、丝瓜、薏苡仁、西瓜等。

2. 低蛋白饮食

蛋白质供给量根据病情而定。症状较轻者，控制在每日 20～40g，以减轻肾脏的负担。低蛋白饮食时间不宜过长，以防止发生营养不良，进而影响生长发育。一旦血中尿素氮、肌酐清除率接近正常，无论有无蛋白尿，蛋白质供给量应逐步增加至 0.8g/（kg/d），以利于肾功能的修复。选用富含必需氨基酸的优质蛋白，如鸡蛋、牛奶、瘦肉和鱼等，少食用豆类及其制品。

3. 低盐、无盐饮食

发病初期，水肿为主要症状，肾脏不能正常地排泄水、钠。限制饮水和严格限盐，是消除水肿的好方法。应根据病情、尿量及水肿情况，给予低盐、无盐饮食。据分析，每 100g 常用食物含钠量在 100mg 以下的有牛肉、猪肉、鸡肉、大白菜、莴笋、冬瓜、西瓜、南瓜、丝瓜、西红柿、芋头、荸荠、苋菜、大葱、韭菜、豆类、橘子、苹果、梨等；含钠量在 100mg 以上的食物有豆腐、蘑菇、紫菜、榨菜、茴香、冬菜、雪里蕻、虾酱等。

4. 热能供给

治疗以休息、药物和饮食营养治疗相结合，严重者需要卧床休息，故热能消耗降低，每日按每公斤体重 105～126kJ（25～30kcal）。

5. 脂肪供给

不需要严格限制脂肪总量，但应少食用含动物油脂的食物及油炸食物。

6. 供给足够的维生素

新鲜蔬菜能增进患儿的食欲，可多食新鲜的绿叶蔬菜及水果。在少尿期应限制含钾食物的摄入；恢复期可多食用山药、大枣、桂圆、莲子、银耳等有滋补作用的食物。维生素 A、B 族维生素、维生素 C、叶酸、铁等，均有利于肾功能的恢复并可预防贫血，应足量补充，可选食醋溜卷心菜、番茄炒蛋、炒胡萝卜丝等。

7. 多食碱性食物

碱性食物是指在体内代谢后能生成偏碱性物质的食物，主要有蔬菜、水果和奶类等。急性肾小球肾炎时，尿液偏酸，食用碱性食物，使尿液接近中性，有利于治疗。酸性食物是指在体内代谢后生成偏酸性物质的食物，豆类和富含蛋白质的肉类均属于酸性食物。

三、肾病综合征

肾病综合征（简称肾病）是由于肾小球基底膜通透性增高，大量血浆蛋白由尿中丢失所致的综合征。本病可分为原发性和继发性两类，小儿原发性肾病综合征占 80%～90%。本病病因尚未明了，但部分患儿肾小球中有免疫球蛋白和补体的沉积，提示体液免疫介导可能是原因之一。微小病变患儿并无严重的肾脏免疫病理改变，有学者认为其发病有可能与 T 淋巴细胞功能紊乱有关。肾病综合征的病理改变可分为微小病变、系膜增生性肾炎、局灶节段性肾小球硬化、膜性肾病、膜增生性肾炎等型。其中前三型可随病情加重而转型。膜性肾病多继发于狼疮肾炎或乙肝肾炎。

肾病综合征按照发病特征，可分为原发性肾病综合征和继发性肾病综合征。

原发性肾病综合征可分为单纯性肾病、肾炎型肾病和先天性肾病。其中单纯性肾病常常为 3～7 岁起病，男孩居多，全身凹陷性水肿，大量蛋白尿，血浆总蛋白及白蛋白降低，血胆固醇增高。肾炎型肾病除蛋白尿、低蛋白血症、高脂血症及水肿外，尚有血尿、高血压或肾功能不全。先天性肾病常在出生后 3 个月以内起病，属常染色体隐性遗传，病理特点为近端肾小管囊性扩张；3 个月以上起病者以弥漫性系膜硬化为主。临床上除出现肾病四大症状外，还可表现为低体重儿或足月小样儿、大胎盘、身材矮小、骨缝增宽、骨龄及智力发育迟缓。激素治疗效果差。

继发性肾病综合征是继发于过敏性紫癜、红斑狼疮、乙型肝炎、疟疾、糖尿病、多发性骨髓瘤、药物（青霉胺）及汞等重金属中毒。

【饮食调理】

1. 玉米须 30g。将玉米须洗净，切成几段，装入纱布袋中，放入砂锅中，加清水 600mL，用小火煎成 300mL 即可。适用于高血压、水肿。

2. 绿豆 15g，豌豆 15g，蜂蜜 10g，湿淀粉适量。将绿豆、豌豆分别去杂后洗净，放入砂锅中，加水适量，大火煮沸后，改用中火煮至熟烂，成开花状，以湿淀粉勾成糊，停火，放入蜂蜜，拌和均匀即可。分早晚 2 次食用。适用于高血压、高脂血症、水肿。

3. 冬瓜子 10g，粳米 15 ～ 30g。将冬瓜子捣碎，放入砂锅内，加水适量，置于火上，煎成浓汤，去渣，取汁，入粳米煮粥。空腹食用，每日 1 ～ 2 次。适用于水肿、尿少。

4. 虫笋（虫蛀的竹笋）、葫芦干各 30g，冬瓜皮 15g。虫笋、葫芦干和冬瓜皮加水煎汤，每日 1 剂，连用 5 ～ 7 日。适用于水肿。

5. 杜仲 15g，丹参 30g，川芎 20g，粳米 100g。先煎杜仲、丹参、川芎，去渣取汁，加入洗净后的粳米煮粥，粥将熟时加入白糖适量，稍煮即可。每日 2 次，温热服，7 ～ 10 日为 1 个疗程。

6. 栗子 40g，大枣 8 枚，生姜 3 片，山药、粳米各 60g。将栗子去皮切粒，山药洗净切片，同大枣、粳米、生姜共入锅中，加水煮烂成粥，调入红糖即成。可当早餐食用，每日 1 次。

【饮食禁忌】

1. 长期禁盐或使用利尿剂过多，或因吐泻使盐摄入不足、排出过多，可引起低钠综合征。低盐饮食的食盐量以每日 2 ～ 3g 为宜。

2. 低蛋白饮食。由于大量蛋白从尿中排出，易导致低蛋白血症、水肿、抵抗力下降及血栓形成，因此肾病综合征患儿应给予高蛋白饮食。但高蛋白饮食又可引起肾小球损害，而血浆蛋白水平并不增加。因此，必须供给优质蛋白质，如牛奶、鱼、瘦肉、鸡蛋等，每日蛋白质的摄入量约为 1g/kg。

3. 过食辛辣肥甘食物。辛辣食物（如辣椒、花椒等）可助火伤津，肥甘食物（如肥肉、油炸食物等）可助湿，湿热内蕴，损伤脾胃，阻滞气化，使水湿内停，水肿加重，不利于病情的恢复。

【营养干预】

1. 宜低盐、高蛋白饮食。肉类、蛋类、豆类都含有较多的蛋白质，可增加此类饮食。每日摄入盐 1 ～ 3g，水肿严重时要完全忌盐，并稍限饮水量。每日蛋白质的摄入量以 0.8 ～ 1g/kg 为宜，而且应以优质蛋白质为主，如鸡蛋、瘦肉、鲜牛奶等。

2. 宜食含微量元素丰富的食物，如瘦肉、动物肝脏、蛋类、绿叶蔬菜、坚果及豆制品。

3. 宜食含维生素丰富的食物。维生素 A 来源于乳类、蛋类等，B 族维生素来源于猪肉、大豆、小米、动物肝脏及乳汁，维生素 C 来源于橘子汁、苹果汁、菜泥、山楂糕和枣泥中。

四、慢性肾衰竭

慢性肾衰竭是慢性肾脏疾病或累及肾脏系统的疾病所引起的慢性肾功能减退，以及由此而产生的各种临床症状和代谢紊乱所组成的综合征。个别情况下，也可由急性肾衰竭（急性尿毒症）转变而来。在我国，慢性肾衰竭患儿中 50% 以上是由慢性肾小球肾炎发展而来，这部分患儿常有肾炎病史及慢性疾病过程。只有 1/5 左右的慢性肾衰竭是由慢性肾盂肾炎发展而来，女性患儿居多，常有反复尿路感染史。全身系统性疾病如糖尿病、系统性红斑狼疮、过敏性紫癜、痛风、高血压、肾动脉硬化等，均可有肾脏的损害，最终可导致慢性肾衰竭。其他如肾先天性畸形、多囊肾、梗阻性尿道病变、肾结核等一些少见的疾病均可造成慢性肾衰竭。

本病一般表现为水液代谢障碍，消化系统、循环系统、神经系统、血液系统的异常，如：①早期可表现为多尿、夜尿；晚期则有少尿，甚至无尿。②消化系统：食欲减退，恶心，呕吐，中晚期口中有氨味，腹泻，消化道隐性出血，甚至大出血。③循环系统：高血压，心脏扩大，肺动脉区有明显杂音，晚期出现心力衰竭、心律失常，纤维性心包炎引起心包摩擦音。④神经系统：早期大多数患儿仅有乏力、头痛、头晕、记忆力减退、睡眠障碍，重者可表现为意识障碍及对外界反应淡漠，甚或抽搐，昏迷，谵语等。⑤血液系统：有贫血和出血倾向，如贫血面容、紫癜、鼻出血、牙龈出血等。⑥呼吸系统：尿毒症性支气管炎、肺炎，酸中毒时可出现慢而深的呼吸。⑦其他：如易感冒、皮肤瘙痒、骨痛等。

【饮食调理】

1. 山药 50g，白扁豆、核桃仁各 25g，粳米 30g。山药洗净，切片，与白扁豆、核桃仁、粳米同入锅，加水适量，煮成粥，早晚食用。慢性肾衰竭患儿可常食用。

2. 花生仁 50 ～ 100g，大蒜 25 ～ 50g。花生仁、大蒜共入瓦罐内，加水煮熟。每日 1 剂，连用 1 ～ 2 周。适用于水肿患儿。

3. 黄瓜 1 根，醋 25mL。黄瓜破开，以醋煮一半，水煎一半，至烂，合并一处，空腹食，每日 1 剂。适用于水肿患儿。

4. 山药粉适量。将山药粉和凉开水调入锅内，煎煮 2 ～ 3 沸成粥，注意须不停搅拌，以免煳锅底。不拘量、不拘时服。

5. 芡实粉 30g，核桃仁 15g，大枣 5 ～ 7 枚（去核）。先把芡实粉用凉开水调成糊，再冲入沸水搅拌，加入核桃仁、大枣煮成粥。每日 1 剂，分 2 次服。

6. 枸杞 30g，大枣 10 枚，粳米 60g。加水煮粥。每日 1 剂，早晚各服 1 次，可常服。

【饮食禁忌】

1. 高蛋白质食物。当肾功能低下时，蛋白质的代谢物排泄发生障碍，故蛋白质的摄入量必须根据内生肌酐清除率、血尿素氮等指标而定。当内生肌酐清除率在每分钟 10mL、血尿素氮在 10.71 ～ 24.99mmol/L 时、血肌酐在 265.8 ～ 618.8μmol/L 时，蛋白质的摄入量为 25 ～ 35g/d；当内生肌酐清除率在每分钟 5 ～ 10mL、血尿素氮在 24.99 ～ 32.13mmol/L，血肌酐在 618.8 ～ 795.6μmol/L 时，蛋白质摄入量为 20 ～ 25g/d。

一般情况下，如不能及时进行抽血化验，蛋白质的摄入量在 25g/d 左右为宜，并采用生物价值高的蛋白质，如牛奶、鱼类、肉类。食用鱼类、肉类，如先煮沸后去汤则更好，因煮沸后大量对肾脏有害的嘌呤进入汤中，可减少肾脏的负担。

植物蛋白质应减少至最低量，这类食品有大豆及豆制品等。减少植物蛋白质的摄入有利于延缓尿毒症的发展；控制米面的摄入，以减少非必需氨基酸的摄入，有条件的患儿家庭可购买低蛋白米、低蛋白面粉食用。有的医院给尿毒症的患儿食用麦淀粉（其蛋白质的含量为 0.6%，50g 麦淀粉的热能为 175kcal），这样在降低蛋白供应的情况下，利用非蛋白氮合成必需氨基酸，从而降低了氮质血症的发生。

2. 脂肪。肾功能不全者往往同时伴有贫血，摄入过多脂肪可抑制造血功能，故尿毒症患儿伴有贫血时，脂肪供给量应低于正常人的需求量。

3. 食盐。患儿如有明显水肿，应采用无盐饮食。如患儿呕吐较重，氯离子损失较多，而水肿不明显时，可给低盐饮食（每日 1 ～ 2g）。

4. 嘌呤含量高的食物，在代谢过程中产生过多尿酸而加重肾脏负担，应忌食。

5. 气味强烈的调味品，包括芥末、辣椒粉、胡椒、咖喱、桂皮等。

6. 性味寒凉趋下的食物，如葛粉、赤小豆、冬瓜、葫芦、紫菜等。肾衰竭患儿阳气衰微，应温阳益肾利水，不能投寒凉渗利之品。

【营养干预】

现代研究表明，低蛋白饮食对延缓慢性肾衰竭患儿的病情进展、防止病情恶化，具有重要的临床意义。

1. 基本要求

肾衰竭患儿营养疗法的基本要求是"二低"（低蛋白、低磷）、"二高"（高热能、高必需氨基酸）、"二适当"（适当的维生素和适当的无机盐与微量元素）。

（1）优质低蛋白饮食

①开始时间：一般认为，当血尿素氮在 21.4mmol/L 时，应开始低蛋白饮食，这样可以避免营养不良，症状也得以改善。但单凭尿素氮水平常不准确，须同时观察血肌酐水平互相参照。凡肾功能已有损伤或有发展至尿毒症的可能者，均应限制蛋白的摄入。至于何时执行严格的低蛋白饮食，则应根据患儿的具体情况而定。

②蛋白质的摄入量：一般认为，蛋白质 0.5 ～ 0.6g/（kg·d），对于多数尿毒症患儿可以维持氮平衡，但每日摄入蛋白质总量中至少有 24g 应为优质蛋白，而且同时须有足够的能量供给患儿。

③合理供应：优质蛋白（如鸡蛋、牛奶、瘦肉等）摄入量应达 50%～ 70%，且均分配在三餐里，以利于更好地吸收和利用。含植物蛋白高的食品，如豆类、豆制品及坚果类（花生、核桃、瓜子、杏仁等）均在限制范围内。这类食品可增加尿毒症患儿的病情恶化程度，可部分采用麦淀粉（玉米淀粉、土豆淀粉或用含淀粉较高的食物，如白薯、山药、芋头、藕粉等）作为主食，或采用淀粉类制品（如粉丝、粉条、粉皮等）代替小米、面

粉。为了达到足够的热能，可增加食糖和植物油。

（2）供应足够的热能　充足的热能供应可减少负氮平衡。为减少非必需氨基酸的摄入，可选用麦淀粉、藕粉、甜薯、蜂蜜、白糖、植物油作为热能来源。麦淀粉可以自制：将面粉加适量水揉成面团，用手揉至光泽不粘手为止，在室温下放置 1～2 个小时，然后在面团内加水，水量为面团的 3～4 倍，用手捏面团，将淀粉洗入水中，反复加水数次，至洗不出淀粉为止，再将浆水集中、过滤、静置，去上清水，沉淀物置于布中晒干，即为麦淀粉。因其含蛋白很低，适用于尿毒症患儿，可用作低蛋白饮食的主食。为了补足热能，脂肪可占 40%～50%，因此可以多吃一些高脂肪和高热能的食品，可以吃奶油、黄油、猪油，但不可吃奶酪。

（3）水、钠的平衡　患尿毒症时，尿量可能减少，也可能增多，特别是夜尿可能会增多。由于肾脏功能降低，体内代谢产物需要较多的水才能从肾脏排泄，因此如无水肿、心力衰竭等，不应盲目限水，每日摄入水量应补足前 1 日的尿量，并额外加入水量每日 400～500mL，如有出汗、发热、室温高等情况，入水量应适当增加。如果尿量少，体内水钠潴留，特别是已有肺水肿、心力衰竭、稀释性低钠血症时，入水量必须严加限制。钠的摄入可根据患儿体重、血压、尿量、肌酐清除率、血清钠、24 小时尿钠等予以调整，一般每日食盐量在 2～3g。

（4）低磷饮食　磷的摄入量一般须控制在每日 500mg 以下。食用食物时先用水煮，弃汤后再服食，有助于减少磷的摄入。为了减少磷的摄入，除尽可能不食用含磷丰富的食品（如蛋黄、动物内脏、动物脑、动物骨髓等）外，一般瘦肉、鱼可煮后去汤再食用，或服用碳酸钙，使其与肠道中的磷结合而排泄，使血磷降低。

2. 饮食要点

饮食疗法在慢性肾衰竭中占据重要地位，应从血清尿素氮和血清肌酐数值来参考把握饮食要点。依据每个患儿的化验结果，如饮食不增加上述化验数值，则表明患儿目前的饮食摄入合理；如果目前饮食增加尿素氮的数值达24.99～32.13mmol/L，表明患儿的饮食中蛋白质摄入量须控制在20～25g/d以下；若发现患儿的血清肌酐数值上升至618.8μmol/L时，则表明蛋白质目前摄入量不足；若伴血浆蛋白降低，则需要增加蛋白质的摄入量，应达到25～35g/d。

3. 中医食疗

根据中医理论，选择具有辅助治疗功效的食物进行食疗。

（1）健脾益气，和胃降浊　慢性肾衰竭多见食欲减退，因此在饮食上要注意选用能开胃、和胃、增进食欲，并兼能益气健脾、利尿降浊的食物，如莲子、山药、薏苡仁、笋及瓜类食物。

（2）阴阳并补，掌握适度　慢性肾衰竭多有进行性贫血，因此出现一系列阴阳两虚的症状，如头晕耳鸣、腰酸无力、畏寒怕冷、皮下出血等，这时须选用阴阳并补的食物。但不能峻补，须缓缓进补，补中带清，补中有疏，如虫草炖鸡、黄芪蒸鸡、蒜头鸽肉煲。在食用时可分餐、分次，少量多次，不强求一次顿服，并视食欲增减食量。

（3）扶正祛邪，标本兼治　慢性肾衰竭由于全身衰弱，因此常弱不禁风，容易发生上呼吸道感染而致病情恶化。这时需要用标本兼治之法，既用清利之品，又兼补养之属，如奶油冬瓜、虾皮烧冬瓜、扒黄花菜、金针木耳汤、萝卜汤等。

五、溶血尿毒综合征

溶血尿毒综合征（HUS）的主要临床表现为微血管病性溶血性贫血、急性肾功能不全和血小板减少，病理上主要特征为血栓性微血管病（TMA）。HUS首先由Gasser于1955年报道，典型的HUS主要见于婴儿和儿童，肾功能损害突出。HUS的病因尚未完全阐明，但考虑与下列因素有关：①感染：包括大肠埃希杆菌感染、人类免疫缺陷病毒（HIV）感染、肺炎链球菌感染。

②药物：包括奎宁、丝裂霉素、环孢素、他克莫司（FK506），抗血小板药物如噻氯匹定、氯吡格雷。③自身免疫性疾病：系统性红斑狼疮、类风湿关节炎、微型多血管炎、抗磷脂综合征。④遗传性因素：H 因子、I 因子等缺乏。⑤其他：肿瘤、造血干细胞移植术后及恶性高血压等。

【饮食调理】

1. 黑白木耳羹：黑木耳 15g，白木耳 15g。分别泡发后，一同炖酥，加适量糖调味服食。每日 1 剂，时常服食。适于尿毒症见有头痛、嗜睡、食欲不振、贫血等症状者。见有苔腻、水肿显著、便溏、肢冷等症状者不宜食用。

2. 番茄肉丝炒鸡蛋：番茄 150g，猪瘦肉丝 10g，鸡蛋 1 只，生姜 1g。肉丝旺火煎炒片刻，加入番茄片、鸡蛋糊、姜片炒熟，时时佐餐用。适用于尿毒症贫血、乏力、尿少、肢肿者。神志昏迷、恶心呕吐者不宜服食。

【饮食禁忌】

1. 高蛋白饮食不宜，尤当限制植物蛋白的摄入。

2. 少尿期需严格限制水分摄入，水肿者需限制食盐的摄入量，食盐量一般控制在每日 1～2g。高血钾者还当限制钾盐摄入，禁食海带、紫菜、蘑菇、土豆、莲子、瓜子、瘦牛肉等含钾量高的食物。

3. 海腥发物及辛辣等刺激性食物忌食。

【营养干预】

1. 饮食要能提供足够的造血原料。在平衡膳食的基础上，以富含蛋白质、高铁食物为主，宜适量多食瘦肉、肝脏、肾脏、动物血、蛋类、蔬菜、水果等。

2. 宜食软烂易消化的食物。患儿宜进食易消化、富有营养的流质或半流质饮食，如牛奶、米汤、藕粉、鸡蛋汤、菜汁、水果汁、面条、馄饨、蒸蛋羹等。

3. 多尿期宜多食新鲜蔬菜及水果。多尿期由于尿液大量排出，可出现水和电解质紊乱，特别是低钾血症。因此，要注意补充水分与电解质，宜多食含钾较多的水果、蔬菜，如白萝卜、芥菜、龙须菜、白菜、油菜、西红柿、苹果、枇杷、罗汉果等。

第六节　神经系统疾病

一、癫痫

癫痫是一种病因复杂的神经系统综合征，是大脑皮层或皮层下细胞群的超同步异常放电而引起的突发性、一过性脑功能紊乱。根据引起癫痫的病因不同，可分为原发性、继发性及隐源性三类。原发性癫痫的病因多为遗传性脑功能异常，预后一般较好，常见的有小儿良性癫痫、儿童失神癫痫等。继发性癫痫系指获得性脑损伤，如脑外伤、感染、肿瘤及脑发育异常等，预后视不同病因而异，如病因易于去除且未造成明显脑组织异常，预后较好，反之预后较差。隐源性癫痫系指临床高度怀疑为继发性，但多项检查均未找到病因，如部分婴儿痉挛症、Lennox 综合征等，预后大多不好。

【饮食调理】

1.将黄瓜藤 100g 洗净切段，放入砂锅中，加水煮沸，改小火煮 1 小时即成，分 2 次服。可清热息风。

2.猪心 1 个、鲜地榆 30g，一起放入锅内，小火煮烂，去地榆，吃猪心饮汤，适量食服，久服可渐渐见效。

【饮食禁忌】

1.大量饮水。间脑是人体水液的调节中枢，大量的液体进入体内会加重间脑负担，刺激间脑引起癫痫发作。

2.高盐饮食。人体如果在短时间内摄入过量的食盐，钠离子可导致神经元过度放电，诱发癫痫发作。

3.过碱食物，如海带、苋菜等，据资料表明能诱发癫痫。

4.浓茶、咖啡及刺激性食物对中枢神经系统均有兴奋作用，过食可诱发癫痫。

5.温热肥腻食物。中医学认为，癫痫与痰、热等有关，因此不宜吃鹅肉、羊肉及油煎肥腻的食物，以免积痰生热而引动内风，使癫痫发作。

6.过饥或过饱可导致低血糖，易引起神经元异常放电，诱发癫痫发作。

7.营养障碍。癫痫病因复杂，低血钙、维生素 B_6 缺乏、磷酸酶物质缺乏、低血糖等均可诱发本病。营养障碍可使神经元的兴奋性升高，膜电位不稳定，膜内外电解质的分布和转运发生变化，造成神经元同步异常放电。如癫痫反复发作，又可使营养素消耗增加，加重本病。所以，本病患儿饮食应减少糖类，增加脂肪供给，限制水分。

【营养干预】

1.定时进食。在少数患儿中，营养不足和血糖偏低与癫痫发作有关。因此，患儿应定时进食，并注意均衡营养，以保持正常的血糖水平。有人认为，食用混合色拉和生水果可减低发病的次数和程度。

2.补充维生素。维生素 B_6 存在于肉、全谷类和豆类中；维生素 D 则存在于海鱼、蛋黄、乳酪和添加营养素的牛奶、豆腐、黄豆粉等食物中。

3.补充微量元素。镁大量存在于全麦面粉、小米、无花果、肉、鱼、坚果和豆类中；锌存在于肉、家畜内脏、麦芽、坚果、蟹、牡蛎和小扁豆中；钙主要存在于牛奶和乳制品中；锰的主要来源有米饭、全麦面包、麦芽、荞麦、利马豆、坚果、沙丁鱼、黑莓、无花果和凤梨。

4.酸性食物能抑制癫痫的发作。因此，原发性癫痫患儿宜多吃酸性食物，如花生、核桃、猪肉、牛肉、鸡、鸭、鱼、虾、蛋类等。

5.豆芽富含硝基磷酸酶物质，而癫痫患儿的大脑中严重缺乏磷酸酶，因此宜多吃豆芽。

二、小儿多动症

小儿多动症是指儿童脑功能轻微失调或障碍的一种综合征，也称"儿童多动症""多动综合征""注意力不足症"。美国报道本症患儿占在校儿童的5%～20%。国内报道患病率为 1.5%～10%。男女比例为 2∶9。本症系由于生物因素、心理因素及家庭社会问题等多种原因综合作用所引起的一种临床综合征。

小儿多动症主要的临床表现：

注意障碍为诊断本症所必备的症状。表现为分心、注意力涣散、不分主次。一般不能专心听课，做事虎头蛇尾，难以完成作业。本症的注意缺陷主要累及高级的注意形式，即"主动注意"。患儿不能将注意力有意识地集中于某一目的及方向，如听课等；而对于无关刺激却给予较多的关注。做事（包括游戏）不能坚持始终，粗心草率，难以按规则或要求去完成，常半途而废或频繁转移注意力。

活动过多是本症另一主要症状。活动过多常在学龄前期或学龄早期得到注意。部分患儿在婴幼儿时期即有明显的多动现象，但常难以判定。患儿在幼儿园或小学校里不能控制自己，坐立不稳，无目的的活动明显增多，不守纪律，不听从命令；不合群，行为常显得冲动、唐突、冒失及过分的恶作剧性，富于破坏性及冒险性，事先缺乏缜密的考虑，不顾后果。对于感兴趣的电视节目可以安静片刻，但很快又开始多动或骚扰他人。上述多动表现随年龄增长而逐渐减少。

冲动性是本症较常见的症状。患儿具有冲动性，情绪易于波动，易激惹冲动，过度兴奋，易受外界影响；缺乏自制力，任性，冒失，不耐挫折。

持续或明显的多动症患儿常伴有学习成绩差，严重者表现为学习困难。患儿的智力大多正常，学习方面的异常主要与患儿注意力缺陷和缺少毅力有关。

相当数量的多动症患儿存在不同程度的心理和行为问题。由于多动及学习差，易遭到老师、同学或家庭的反感或歧视，造成患儿退缩、回避、自卑；或反其道而行之，表现为暴躁易怒、攻击行为及破坏性，社会适应问题更为突出。

此外，少数多动症患儿可能同时有头面部、躯干或四肢的不自主运动，表现为挤眉弄眼、歪头斜颈、耸肩扭胯等。部分表现为咬或吸吮手指等不良习惯。

在体征方面，多动症患儿体检（包括神经系统）无特异性所见，但可有精细运动协调障碍、动作笨拙及其他神经系统体征，例如轮替运动及对指不灵、系鞋带不灵便、手眼协调差、空间位置觉障碍、方向辨认不能、视听协调困难等。

【饮食调理】

1. 芡实甘草大枣汤：芡实 100g，甘草 18g，大枣 15g。水煎服，每日早晚分服，连服数日。适用于心脾气虚之多动症。

2. 竹笋荸荠汤：竹笋 15g，荸荠 9g，红糖适量。水煎饮汤，每日 1 次，连服数日。适用于湿热内蕴、痰火扰心之多动症。

3. 猪脊髓：猪脊髓、食盐各适量，蒸熟后食用。适用于肾阴不足、肝阳偏旺之多动症。

4. 鱼鳞膏：将青鱼、草鱼或其他具有较大鱼鳞的鱼洗干净，将刮下的鳞片加清水 500mL，煮沸 15 ~ 20 分钟，捞去鱼鳞，冷却后结成膏状。食用时可稍加酱油、香油凉拌，也可以加糖，放入冰箱中片刻，作为冷食能补脑强身。

5. 虾壳汤：虾壳 15g，石菖蒲、远志各 9g，水煎服，每日 1 次，久服有效。

【饮食禁忌】

1. 富含甲基水杨酸类蔬菜、水果，如番茄、苹果、柑橘、西瓜等，营养价值虽高，但含甲基水杨酸类物质多，影响神经传递信息，会加重病情。

2. 大量食用富含酪氨酸的食物，如乳类、乳制品等，其代谢后产生对甲酚，而多动症患儿大便中对甲酚的含量高于正常儿童，故应避免大量食用此类食物。

3. 不让多动症患儿吃可能受铅污染的食物和含铅量高的食物，如贝类、大红虾、松花蛋、爆米花，或食用在冶炼厂周围种植的蔬菜等。不要给多动症患儿使用含铅的器皿。

4. 食铝过多可致智力减退、记忆力下降、食欲缺乏、消化不良。多动症患儿应少吃油条，因为制作油条需要在面粉中加入明矾，而明矾的化学成分为硫酸铝钾。另外，家里不要使用铝制炊具。

【营养干预】

1. 多吃些含蛋白质、维生素及卵磷脂、无机盐的食物，如牛奶、鸡蛋、豆制品、肉类、菌类、花生仁、核桃仁、黑芝麻等。因为这些食物不仅能促进孩子的大脑发育，增强脑细胞功能，更重要的是能改善孩子神经传递信息的功能。

2. 多食深海鱼类。鱼类脂肪中含有大量不饱和脂肪酸，对脑细胞的发育有重要的作用，另外还可以改善脑功能，提高记忆力、判断力，对改善多动症也有帮助。

3. 多食富含铁的食物，如适当进食鸭血、猪血、瘦肉和动物肝脏，以增加铁和其他营养物质的摄入。

4. 多食富含锌的食物，如动物肝脏、海鱼、牡蛎。为了平衡膳食，每天还应食用新鲜蔬菜和水果。

5. 适当补充 B 族维生素。多食新鲜蔬菜、水果、玉米、米糠等，以补充B 族维生素。

三、急性感染性多发性神经根炎

急性感染性多发性神经根炎（简称多发性神经炎），又称吉兰－巴雷综合征，是主要侵犯脊神经和（或）颅神经的炎性脱髓鞘性周围神经病。病因尚未完全明了。病毒学及免疫学研究证实，本病是与病毒感染相关的自身免疫疾病，主要为细胞免疫异常，亦可同时伴有体液免疫障碍。本病主要发生于儿童和少年，多发于农村。男多于女，二者之比约为 2:1。全年均可发病，但以 6～10 月份为多。起病表现多为肢体对称性松弛性瘫痪，1～2 周内达到高峰。四肢近端及躯干肌肉症状较远端为重，可伴有括约肌功能障碍，如尿潴留等，也可有颅神经麻痹症状。可伴自主神经紊乱的症状，如多汗、肢端肿胀、皮肤潮红、心律失常、血压变化等。

【饮食调理】

1. 薏苡仁与丝瓜：丝瓜有清热化痰、凉血解毒、通络行脉、生津止咳、解暑除烦、通便杀虫、催乳等功效。薏苡仁 150g，丝瓜 100g，洗净后入锅，同煮至薏苡仁熟烂，食用时加糖或盐调味，空腹服食。具有清热利湿、解表祛风之功效，适用于吉兰－巴雷综合征属湿热痹阻者。

2. 木瓜与蜂蜜：木瓜有平肝和胃、活血散寒、祛湿舒筋的作用，是强筋壮骨的理想食物，适于四肢麻木、腰膝无力、风湿疼痛、脚气、水肿、跌打扭伤、筋肉痉挛等症状。将木瓜加入蜂蜜煮汤食用，具有祛风利湿、舒筋止痛之功效。

【饮食禁忌】

1. 肥腻食物。中医学认为，痹证主要是因为气血痹阻不通所致，而肥腻食物容易影响脾胃的运化而生湿，湿为阴邪，又进一步加重气血的痹阻不通。因此，痹证患儿忌食高脂肪食物，如动物内脏、凤尾鱼、蟹黄、猪油、奶油、油条等。炒菜、烧汤亦要少放油。

2. 营养不足。中医学认为，"邪之所凑，其气必虚"，本病多由于内虚而寒湿、湿热之邪侵犯关节所致。若不注意营养，就会使抵抗力下降，外邪乘虚而入，诱发或加重病情。因此，本病患儿应增加营养，尤其要增加饮食中的蛋白质和多种维生素的摄入。

3. 低钾饮食。糖皮质激素能促使排钾，故在应用激素期间要经常查电解质，饮食方面应多吃含钾食物。

【营养干预】

1. 高蛋白和高热能饮食。热能的摄入量按 105～126kJ（25～30kcal）/（kg·d）计算。蛋白质摄入充足，优质蛋白质摄入量应占总蛋白质的 60% 以上，以补充肠道蛋白质的丢失和机体的需要。宜选择易消化、富含营养的食物，进食应采用逐渐加量的方法。如增加过快，反而加重胃肠道负担。

2. 宜进食细软食物，少食多餐。吞咽困难者，应给予浓缩的富含优质蛋白、无机盐及各种维生素成分的流质饮食，以避免食物对病变部位的局部刺激。制作饮食时，可把肉（鸡肉、猪瘦肉等）、蔬菜剁碎，放粥内熬烂食用。

3. 多吃新鲜蔬菜、水果，如芹菜、荠菜、葱、花生、西瓜、木耳、桑椹、百合、山药、苹果、大枣等。

四、遗尿症

遗尿症指 5 岁以上儿童不自主排尿，主要在夜间，多属功能性疾病。持续型者（自幼持续未能控制夜尿）多为男孩，乃因功能发育延迟，或沉睡不易觉醒所致；倒退型者（已能在入睡后控制排尿，尔后再发生遗尿者）多为女孩，与情绪紧张（入学、迁居）或病后体弱有关。

本症的患病率为 0.5%～10%，年龄越小，患病率越高。在小年龄组患儿中，女孩稍多于男孩，但随着年龄的增长，女性患儿逐渐减少，至 11 岁左右男女之比约为 2∶1。遗尿症的发病机制尚不清楚。部分患儿系由排尿控制功能不成熟或睡眠觉醒困难所致；另一部分可能与婴幼儿时期排尿训练方法不恰当，或与心理情绪异常有关。遗传因素在本症发病过程中起着一定的作用，研究发现，约70%的患儿的一级亲属中有遗尿史，单卵双胎同病率明显高于异卵双胎，可能与控制排尿的神经机制成熟延迟有关。

遗尿常发生于晚上睡着后相对固定的时间，以前半夜为多。有时一夜可遗尿2～3次。严重者午睡时也可遗尿。过度兴奋、疲劳或躯体疾病等常导致遗尿次数增多。少数患儿在白天的清醒状态下也可遗尿。常伴有夜惊、梦游等睡眠障碍，或有明显的情绪和行为异常，如抑郁、自卑、多动、易怒或性格异常。

【饮食调理】

1.糯米山药桂圆粥：糯米、山药各适量，桂圆肉5～8个，煮粥食用。具有健脾补气、固肾摄水之功效；适用于脾胃气虚、肾阴阳两虚的患儿，药性温和，可长期服食。

2.韭菜炒鸡蛋：鲜韭菜、鸡蛋各适量，加食盐，搅匀后炒熟即可食用。可补肾壮阳，涩精缩尿。

3.巴戟鸡肠煲：鸡肠2副，巴戟天15g，加水2碗煲至1碗，加食盐调味。喝汤吃鸡肠，每日1剂，分2次服食。可补肾壮阳，适用于肾虚遗尿的患儿。

【饮食禁忌】

1.辛辣、刺激性食物。小儿神经系统发育不成熟，易兴奋，若食用这类食物，可使大脑皮质的功能失调，易发生遗尿。

2.多盐、糖和生冷食物皆可引起多饮多尿，生冷食物可削弱脾胃功能，对肾无益，故应禁忌。

3.玉米、薏苡仁、赤小豆、鲤鱼、西瓜等食物因味甘淡，利尿作用明显，可加重病情。

4.对于小儿遗尿者，白天不要过度限制其饮水量，要求患儿每日至少有1次随意保留尿液到有轻度胀满不适感，以锻炼膀胱的功能。下午4时以后，督促小儿控制饮水量，忌用流质饮食，晚餐尽量少喝水，以免加重肾脏负担，减少夜间排尿量。

【营养干预】

1.遗尿小儿体质一般多虚，饮食宜营养丰富，容易消化吸收；宜常食水果、黑豆、黑芝麻、白果、红枣、荔枝、芡实、山药等；宜食具有补肾温阳缩尿之功的食物，例如羊肉、山药、核桃、桂圆等。

2.肾气不固者宜食乌骨鸡、鸡内金、鱼鳔、核桃仁、白果、金樱子、桑螵蛸、覆盆子、芡实、莲子、益智仁、五味子、糯米、山药、韭菜、黑芝麻、桂圆、乌梅等；肺脾气虚者宜食豆浆、牛奶、豆腐、莲子、大枣、人参、党参、黄芪、刺五加、益智仁等；肝经湿热者宜食芹菜、苦瓜、蒲公英、马兰头、菊花、荠菜、夏枯草、龙胆草、玉米须、赤豆、绿豆、粳米、薏苡仁、山药、莲子、豆腐、银耳等。

第七节　内分泌代谢疾病

一、糖尿病

糖尿病是由于内源性胰岛素缺乏或作用不足引起的高血糖状态，伴脂肪及蛋白质代谢异常的内分泌代谢疾病。小儿糖尿病占全部糖尿病患者的5%左右，发病高峰年龄是5～7岁及青春期。本病分为三型：胰岛素依赖型（即1型糖尿病）、非胰岛素依赖型（即2型糖尿病）及各种继发性糖尿病和遗传综合征。小儿以1型糖尿病较多见。本病病因尚未完全阐明，多数学者认为是遗传、环境等多因素相互作用所致。1型糖尿病是在遗传基因缺陷的基础上，因病毒感染或中毒引起自身免疫系统异常，造成胰岛素拮抗激素异常升高，而引起血中胰岛素及C肽显著降低。2型糖尿病的发病也受遗传因素的影响，并由于感染、中毒、肥胖等因素的影响引起胰岛素释放延迟而相对缺乏。

患儿的典型表现为在感染、情绪激动、饮食不当等诱因后，发生多尿、多饮、多食及体重减轻，即"三多一少"症状。但在婴幼儿期多饮、多尿症状不典型，或仅有夜尿增多及遗尿现象；可有多食，也可食欲正常或减低；此外，常有消瘦、乏力、精神不振等。如未及时治疗、感染或过食等，可出现酮症酸中毒，主要表现为精神萎靡、嗜睡、反应迟钝，甚至昏迷；伴有食欲减退、恶心、呕吐、腹泻等消化道症状。常合并中重度脱水与代谢性酸中毒，皮肤弹性极差，口唇樱红，呼吸深长，典型者呼气有烂水果味（丙酮味）。晚期出现面色灰白，发绀，肢凉，血压下降。

【饮食调理】

1. 新鲜红薯叶 100g，与适量冬瓜一同水煎后饮汤。适用于儿童糖尿病。

2. 蕹菜梗 100g，与玉米须 50g 一同水煎，可常服。适用于儿童糖尿病。

3. 鲜菠菜根 100g，与鸡内金 15g 同加水 500mL 煎煮，去渣取汁饮服，每日 2～3 次。适用于儿童糖尿病。

【饮食禁忌】

1. 进食过量后，体内的血糖浓度升高，所需胰岛素量也要相应增加，可诱发或加重糖尿病。

2. 含单糖或双糖的食物直接对血糖有影响，如蜂蜜、糖果、甜糕点、甜饼干、含糖饮料等，其所含的糖容易被人体吸收，使血糖浓度迅速升高，糖尿病加重。

3. 高脂肪食物食用过多，极易导致肥胖症。肥胖的糖尿病患儿对胰岛素的敏感性下降、功能降低，不利于本病的治疗。

4. 含有大量淀粉的食物，如土豆、红薯、藕粉、芋头等，可升高血糖。

5. 水果中含有葡萄糖和果糖，食用后血糖升高。如血糖控制得较好（8mmol/L 以下），可适当吃些水果。

【营养干预】

1. 比例适宜的糖类。糖尿病患儿不是主食越少越好，而是以糖类占总热能的 50%～60% 较为适宜。

2. 适量的脂肪及蛋白质。糖尿病患儿饮食中脂肪提供的热能不宜超过总热能的 30%，而且应以植物脂肪为主，对动物脂肪应加以限制。动物蛋白质多为优质蛋白质，应使其在饮食中保持一定的比例，15%～20% 为宜。

3. 高纤维饮食。膳食纤维有降低血糖、促进胃肠道蠕动、防止便秘等作用，有利于糖尿病的控制。所以，糖尿病患儿日常饮食宜多选用粗粮、豆类和蔬菜，如荞麦、燕麦、菠菜、芹菜、豆芽等。

4. 少量多餐的饮食习惯可避免餐后血糖过高而增加胰岛的负担。每日至少要保持 3 餐，可按早餐 1/5、午餐及晚餐各 2/5 份额的方法进食。对于病情尚不稳定的患儿，每日 5～6 餐才有利于糖尿病的控制。

5. 富含硒的食物，如鱼、香菇、芝麻、芥菜等，对降低血糖及改善糖尿病症状很有裨益。

6. 富含钙的食物，如虾皮、发菜、海带、乳类、豆类及其制品、黑木耳、芝麻酱、核桃仁等。糖尿病患儿一般钙的排出量增多，故宜多食富含钙的食物。

7. 富含维生素 B_6 和维生素 C 的食物。大部分糖尿病患儿体内维生素 B_6 水平较低，连续补充一定剂量的维生素 B_6，可使神经系统并发症的疼痛减轻、麻木感减少。维生素 C 可抑制蛋白质糖化，补充足量的维生素 C 有助于减缓糖尿病并发症的进程，对缓解糖尿病视网膜病变、肾病等有益。

二、厌食症

厌食症是指较长时间的食欲减退或丧失，是儿科较常见的病症。病因包括饮食习惯不良、精神行为异常、胃肠道疾病、全身性疾病及药物等。

不良的饮食习惯常是小儿厌食症的主要原因，吃饭不规律或零食过多也常影响食欲。消化道疾病如溃疡病、慢性腹泻、肝炎等，以及结核病、慢性感染、尿毒症、肾小管酸中毒等疾病均可引起厌食症。引起本症的药物主要有大环内酯类抗生素及磺胺类药物等，维生素 A、D 中毒也可表现为厌食。某些营养缺乏症，如锌缺乏症，也以厌食为主要表现。严重者伴有营养不良、消瘦、乏力、生长发育障碍、精神行为异常等。

因引起厌食症的病因不同，厌食症可伴有相应的表现：消化道疾病常出现腹痛、腹泻、黑便、呕吐；结核病常出现低热、盗汗；锌缺乏症可伴有生长发育迟缓、异食癖及免疫力低下；维生素 A、D 中毒伴有惊厥或颅内压增高；神经性厌食常有明显诱因，女孩常伴有闭经及体重减轻，或有低血压、心率慢及便秘等症状。

【饮食调理】

1. 山楂 30g，粳米 50g，白糖 15g。山楂煎汁，去渣，与粳米熬粥，白糖调味，分次服食。每日 1 剂，连食 1～2 周。适用于恶心、吐食、腹胀、苔腻属伤于饮食之小儿厌食症。消瘦、乏力属脾胃虚弱者不宜多食。

2. 西瓜适量，番茄适量。西瓜去皮取瓤，绞取汁。番茄去皮，绞取汁。随意混合，时时饮服。适用于面黄、形瘦、口渴、纳呆、恶心呕吐属脾胃失调之小儿厌食症。口淡、腹痛、泄泻者不宜饮服。

3. 鲫鱼 1 条，生姜 30g，橘皮 10g，胡椒 1g，葱、盐少许。鲫鱼去鳞、鳃及内脏，洗净。生姜切片，与橘皮、花椒用纱布包好，放入鱼肚内，加水适量，炖熟，加葱、盐调味，饮汤吃鱼。每日 1 剂，连食数天，或时时服食。适用于面黄肌瘦、疲乏、便溏、苔腻属脾虚湿阻之小儿厌食症。

4. 锅巴 500g，山楂 50g，莲子 50g，鸡内金 5g，米粉、白糖适量。锅巴、山楂（去籽）、莲子（去心）、鸡内金（炙），同研细末，加水煮熟，调入米粉、白糖，做成羹状，分次服食。适用于食积腹痛、口渴喜饮、颧红、形瘦、食滞积热之小儿厌食症。

5. 牛肚 250g，粳米 50g。牛肚用盐擦净，切小块，与粳米煮粥，加盐调味服食，每日分数次食。适于病后虚弱、消瘦、疲乏属脾胃虚弱之小儿厌食症。腹痛拒按、苔腻、便溏者不宜多食。

6. 白萝卜500g，切块，捣烂，绞取汁，加糖调味，时时服食。适于食物积滞见脘腹作胀、便艰、口渴之小儿厌食症。便溏、畏寒、腹痛者不宜多服。

【饮食禁忌】

1. 高糖食物，如巧克力、糖块、葡萄糖、麦芽糖、蜂蜜、水果罐头等，食后会使血糖增高，食欲下降，饮食无味，久而久之就会出现营养不良。

2. 高脂肪食物，如肥肉、奶油等，会增加胃肠道负担，加重消化不良。

3. 不易消化的食物，如葵花子、花生、蚕豆、炒瓜子、橘子及未煮烂的肉类、油炸食品等，易导致消化不良，出现腹胀，更加重厌食。

4. 生冷食物，如雪糕、冰镇饮料等，会造成胃纳呆滞，加重消化不良。

【营养干预】

1. 养成良好的进餐习惯。宜定时定量，不偏食，孩子在进餐时要多鼓励，给他们讲述食物的营养及吃各种食物的好处。

2. 一日三餐合理搭配食物。小儿的食物不可千篇一律，可使食物的外观经常发生变化，色泽要鲜艳，才易引起孩子的进食兴趣。要注意孩子胃口的改变，合理调整食物的味道。

3. 适量补充微量元素和食用富含微量元素的新鲜水果，如橘子、枣、香蕉等。

4. 给予易消化、保证营养需求的食物。烹调食物宜切细、煮烂，以利于消化。可给予山楂、新鲜萝卜丁、扁豆、党参、鸡内金、白术、薏苡仁、粟米、山药、莲子、八宝粥等药食相兼的食物。

5. 滋养胃阴，促进食欲。可用酸梅、梨、荸荠、藕煮水喝，还可用山楂与绿豆芽共炒佐餐。

6. 补充富含锌的食物，如栗子、核桃等坚果。

三、营养不良

营养不良主要是由于摄食不足或消化、吸收、利用障碍，使人体长期处于半饥饿或饥饿状态，不能维持正常代谢的营养性疾病。目前发病年龄以 3 岁以下为主。本病是因为长期饮食不当引起热量不足，也可因消化系统疾病引起摄入的食物不能充分消化、吸收、利用，或由于慢性消耗性疾病导致消耗增多，由于体液免疫和细胞免疫低下，易出现细菌性感染等；同时可伴有维生素及钙、铁、锌等矿物质的缺乏。

早期的婴幼儿营养不良多表现为体重不增甚至体重减轻，皮下脂肪减少，皮下脂肪层消减的顺序首先是腹部，然后为胸、背、腰、上肢、下肢、臀部，最后为额、颈、颏及面颊部。随着病情发展，出现皮肤干燥松弛、肌张力低下、运动功能及智力发育落后、精神烦躁、睡眠不佳、食欲低下，伴有呕吐、腹泻和各种感染。体重低于同龄儿正常平均体重的 15% 以上，皮下脂肪减少，腹部皮褶厚度少于 0.8cm。

早期的 3 岁以上小儿营养不良表现为倦怠无力，烦躁不安，消化系统功能紊乱，食欲不振，可有便秘，如过量给予脂肪则发生呕吐、腹泻，伴有睡眠不安、夜惊，严重者有遗尿、咬指甲、颜面抽搐等，皮肤异常干燥，也可有多汗。伴贫血的患儿口唇及皮肤苍白，手脚冰冷，肌肉松弛而耐力差，虽体格发育低下，但身高一般无明显低下，体重低于同龄儿平均体重的 15% 以上，腹部皮下脂肪减少或消失。

【饮食调理】

1.胡萝卜 100g，粳米 30g。胡萝卜洗净，切丁。粳米淘净，加水适量，煮至米粒开花时放入胡萝卜丁，再煮至粥成，加红糖适量调味服食。每日分 3 次食。乳儿可将胡萝卜捣汁，调入稀粥中喝。适用于各种婴幼儿营养不良。

2.山楂 15g，怀山药 15g，白糖 20g。山楂、山药同煎汤，去渣，白糖调味。每日分 2 ～ 3 次饮服，连服 1 周。适用于脾气虚弱、内有积滞见面黄、形瘦、纳呆之婴幼儿营养不良。

3. 炒芡实、炒扁豆、炒黄豆、炒玉米、焙鸡内金各等分。共研极细末，调匀。每日 3 次，每次 15 ~ 30g，温开水送服或调服，连服 1 ~ 2 个月。适用于纳呆、便溏、形瘦、神萎之脾胃虚弱型婴幼儿营养不良。口渴、便艰、心烦、不寐者不宜服食。

4. 鸡肝适量，粳米 30g。共煮粥，调味服食。每日 1 剂，连食 2 周。适用于软弱无力、面色㿠白属气血两虚型婴幼儿营养不良。羊肝、猪肝亦可。

5. 丁香 2 粒，姜汁 20mL，牛奶 250g，白糖适量。丁香、姜汁加入牛奶中，煮沸，去丁香，调入白糖。每天 1 剂，连饮 1 ~ 2 周。适于面白、形瘦、纳呆、呕恶属气血两虚型婴幼儿营养不良。口渴、溲赤、便艰者不宜饮服。

【饮食禁忌】

1. 暴饮暴食、饮食过度，会增加胃肠道及肝、胆、胰腺的负担，影响食物的消化、吸收，加重营养不良。因此，要饮食适宜，不可过量。

2. 高脂肪食物。小儿在营养不良时消化功能较差，进食过多脂肪食物会加重消化不良。因此，油炸食品、肥肉、全脂牛奶、蛋黄、动物内脏等不宜多食。如果小儿有贫血，更应注意限制饮食中的脂肪量，以免脂肪抑制造血功能。

3. 不易消化的食物，如蜜饯、葵花子、花生、蚕豆、松子、年糕等，以及未煮烂的肉、油豆腐等，因其最容易伤害脾胃而导致消化不良，应少食。

4. 含长纤维的食物，如芹菜、韭菜、蒜苗、菠菜等，可增加胃肠道的消化负担，加重腹泻。如果需要食用，应切细或做成菜泥食用。

5. 冷饮，如冰激凌、雪糕、各种冰镇饮料，会造成胃纳呆滞，出现消化不良。

6. 不洁食物。营养不良的患儿一部分是由肠道寄生虫引起，黄瓜、白菜、菠菜等必须煮熟，带皮的苹果、梨等要洗净，最好去皮后食用。

【营养干预】

1.补充蛋白质及热能。根据小儿的病情轻重程度及其消化代谢功能的情况，予以补充足量的蛋白质和热能，也要顾及各类营养素的平衡。

2.供应的食物应循序渐进。特别是中度营养不良患儿，食物突然增多或品种变换过快，都会引起消化功能紊乱，加重病情，要逐步增加摄入量和改换新食物，使其慢慢适应，从少量简单食物，以流质到半流质开始，根据其消化功能的适应和恢复情况逐渐增加食物品种。

3.补充足够的维生素和无机盐。补充维生素 A 和维生素 C，同时也要注意水和无机盐的补充，特别是有发热和脱水的患儿，最好口服含有适量钾和钠的溶液，但饮食中盐分不宜过多。

4.补充富含微量元素的食物。新鲜的蔬菜、水果可做成菜泥、果酱食用，鱼、虾等炖汤食用。

5.常吃健脾助消化的食物。可将山楂、麦芽、鸡内金等烘干、炒黄、研粉，加糖制成点心食用。

6.常吃益气养胃的食物，如猪肉、牛肉、鸡、鸭、猪肝、鸡蛋、鹌鹑蛋、山药、大枣、粳米、薏苡仁、芡实等，可炖汤或煮粥食用。

7.应依发展阶段和患儿体质选食清湿热、消虫积、开胃消食、调养脾胃、补养气血之食品，如大麦、山楂、甘蔗、菠菜、胡萝卜、大枣、百合、莲子、扁豆、牛奶、鸡肉、猪肝、羊肝等。

四、佝偻病

佝偻病又名软骨病、维生素 D 缺乏性手足搐搦症、维生素 D 缺乏性佝偻病，是由于日光照射不足，含维生素 D 的食物摄入不足，生长速度快、需求量增多，以及胃肠或肝胆疾病影响维生素 D 及钙、磷的吸收和利用，肝、肾损害使维生素 D 的羟化作用发生障碍等导致的疾病。另外，长期应用抗癫痫药物如苯妥英钠或苯巴比妥，可使维生素 D 加速分解为无活性的代谢产物。

多发于 3 岁以内婴幼儿，6 个月至 1 岁婴儿更为多见。轻度佝偻病主要表现为颅骨软化、囟门增大、轻度方颅、肋串珠等；中度可见典型的肋串珠、手镯、肋软骨沟、轻度或中度的鸡胸、漏斗胸、O 型或 X 型腿，也可有囟门闭合延迟及出牙延迟等；重度佝偻病可有严重的骨骼畸形，如鸡胸、下肢重度变形和脊柱弯曲，也可见病理性骨折等。患儿可出现夜惊、多汗、烦躁不安、易激惹、枕秃、肌张力降低、发育延迟等。

【饮食调理】

1. 猪腿骨或脊骨 500g，菠菜 100g。猪骨打碎，加水煎浓汤。菠菜洗净，用开水焯烫后捞出切段，放入骨头汤中再煮片刻，调味服食，婴儿饮汤，小儿饮汤吃菜。每日 1 剂，连食数日至数周，或时时服食。适于面㿠神疲、骨软肉松、毛发稀黄、多汗易惊属脾胃虚弱之佝偻病。

2. 黄豆适量，五香粉适量。黄豆炖熟，加五香粉焖干。可作小儿零食时时服食。适用于各种佝偻病。

【饮食禁忌】

1. 高盐饮食。盐摄入过多，食盐中的某些成分会与钙结合成不溶性化合物，而妨碍钙的吸收。另外吃盐多也会增加钙的流失，促发或加重本病。

2. 高糖饮食。过多食用砂糖、糖果、点心、水果等食品，摄入糖分过多也会影响钙的吸收，使机体缺钙，从而加重病情。

3. 过食谷类食物。谷类食物中含维生素 D 和钙、磷不足，并含大量植物酸，可与肠道中的钙、磷结合形成不溶性的物质，从而影响钙、磷的吸收，加重本病。

【营养干预】

1. 加强孕妇与乳母饮食，摄取富含维生素 A、维生素 D、钙的食物。

2. 出生后 1 ～ 2 周开始每日给婴儿服用维生素 D 500 ～ 1000U，连续服用至 2 岁；早产儿、体弱儿、多胎儿尤应尽早服用。

3. 及时添加富含维生素 D 和钙的辅食，如蛋黄、肝泥、鱼肝油制剂、虾皮、菜末、果汁、米汤等。还应多晒太阳以增加维生素 D 和协助体内钙、磷的吸收，尽量使日光直接与皮肤接触，但也要避免暴晒中暑和受凉。

4.1 岁以上的幼儿应全面提高饮食质量，每天固定食用牛奶、鸡蛋、豆腐、绿叶蔬菜、主食。多食富含钙、磷的食品，如骨头汤、炸小鱼、海带、豆腐等。

5.培养定时定量进餐的良好饮食习惯，少吃零食，不偏食、挑食。

6.治疗其他疾病，如慢性腹泻、消化不良、慢性气管炎和寄生虫病，以防其影响机体对维生素 D 和钙、磷的吸收利用。

7.脾肾两虚型患儿宜食牛肉、羊肉、鸡肉、虾、鱼、蟹、牡蛎、蚌肉、蛋黄、牛奶、核桃肉、山药、人参、黄芪、白术等；肾气亏损型宜食黑大豆、栗子、黑木耳、鱼鳔、海参、猪肾、羊肾、泥鳅、鸽蛋、鹌鹑、蛤蜊肉、核桃仁、冬虫夏草、山药、狗脊、益智仁等。

五、甲状腺功能亢进症

甲状腺功能亢进症（简称甲亢），是甲状腺分泌或释放甲状腺素 T_4 和 T_3 过多引起代谢高的疾病。小儿患病较成人少，占全部患者的 1% ～ 5%，发病以学龄期儿童为主，尤以青春期多见，男女之比为 1：5。

本病病因至今未完全阐明，多数学者认为是自身免疫性疾病。由于患者血浆中出现一种有刺激作用的免疫球蛋白，包括长效甲状腺刺激物等，与甲状腺滤泡细胞膜上的 TSH 受体结合，刺激甲状腺细胞产生过多的甲状腺激素。本病常有家族性发病倾向，精神刺激、情绪激动、思想负担过重等因素也可诱发本病。另外摄取过多甲状腺片、碘剂，以及淋巴细胞性甲状腺炎均可引起甲状腺素合成过多。本病根据病因大致分为功能亢进性弥散性甲状腺肿、淋巴细胞性甲状腺炎伴甲亢、药物性甲亢及新生儿甲亢等。

本病一般起病较缓慢，出现记忆力下降、学习成绩差、情绪改变、易哭闹、急躁，常不被家长重视。随病程进展出现基础代谢率增高的表现，如食欲亢进、易饥饿、大便次数多。循环系统可有心悸、心率快、脉压差大，偶有心律失常，心脏轻中度增大，可闻及收缩期杂音。神经、精神系统表现为情绪不稳定，兴奋多语，多汗，低热，乏力。甲状腺多有轻中度弥散性肿大，质地柔软，表面光滑，可闻及血管杂音并扪及震颤。多有轻中度突眼。

新生儿甲亢是由于母亲患有甲亢，新生儿出生后出现突眼、甲状腺肿大、烦躁不安、易激惹、皮肤潮红、心率和呼吸次数增多等症状，多为暂时性，常在 3 个月内缓解。

【饮食调理】

1.鲫鱼 250g，豆腐 2 块，油、盐、姜、葱、酱油、味精、糖各适量。鲫鱼去鳃、鳞和内脏，洗净。豆腐切块，共炖汤调味服食。每日 1 剂，连食数天并时时服食。适于心烦、失眠、心悸、汗多、气短、乏力属心肾阴虚型之甲状腺功能亢进症者。

2.成熟鲜柿适量，捣烂，取汁。每日温开水冲服 15 ～ 30mL，连饮数周。适用于口干、口苦、心悸、心烦属阴虚内热之甲状腺功能亢进症者，也可用于淋巴结肿大及无名肿毒者。不宜用于胸闷苔腻、纳呆颈肿属痰湿凝结之甲状腺功能亢进症者。

3.冬瓜 100g，薏苡仁 50g，川贝粉 10g，丹参 15g，红糖适量。丹参煎汤，用汤煮冬瓜、薏苡仁成粥，加入川贝粉、红糖服食。每天 1 剂，连食 2 ～ 3 周。适用于痰湿凝结见有胸闷、纳呆、颈项肿大之甲状腺功能亢进症者。舌光红、口苦咽干、心烦心悸者不宜多食。

【饮食禁忌】

1.含碘高的食物。甲状腺功能亢进症不是缺碘所致，应忌多吃海鱼、紫菜、海带等含碘量高的食物；如果长期大量摄入，可使病情迁延难愈，也可使已肿大的甲状腺僵硬难消。建议食用无碘盐。

2.辛味燥烈的食物。中医学认为，甲状腺功能亢进症的病机是阴液不足、阳气亢盛，治疗当以滋阴潜阳为主。辣椒、大蒜等性味燥热，易助火伤阴，对病情不利。

3.肥腻食物。甲状腺功能亢进患儿虽食欲亢进，但消化功能差，营养吸收不良，以致消瘦无力，故应忌食肥肉及油腻、煎炒、熏烤之品，以免生痰动火，产生痰热。

【营养干预】

1.应给予高热量饮食，给予足量的糖类、蛋白质、维生素 C 和 B 族维生素。适量多食猪肝、花生、鱼、蛋、禽肉、豆类、新鲜蔬菜等。每日热能供给按 105 ～ 126kJ（25 ～ 30kcal）/kg 计算。

2.适量增加脂肪的摄入，适量补充钾、钙、磷等无机盐。适量多食牛奶、河虾、橘子等。

3.需适当增加水的摄入量，每天摄入 1500 ～ 2000mL 以补充多汗丢失的水分。

4.面赤气粗、心烦易怒属肝火亢盛者，宜多食西瓜、绿豆、芹菜、金针菜等。舌光红、咽干、手足心热属阴虚内热者，宜多食木耳、百合、桑椹等。

5.为补充体内消耗，除了每日三餐主食外，于上、下午两餐之间宜各增加 1 次点心。

第八节　风湿免疫性疾病

一、风湿热

风湿热是在 A 组 B 型溶血性链球菌感染后，由于抗原抗体反应，人体产生的累及全身结缔组织的一种无菌性炎症性疾病。风湿热的好发年龄为 6 ～ 15 岁，冬季较多见。

风湿热的病因尚未十分清楚。目前认为风湿热与链球菌感染有关，因为风湿热发病前常有链球菌感染的病史；链球菌感染流行后常继以风湿热的发病率增高；风湿热患儿血清中链球菌外毒素的抗体增加；抗链球菌的预防和治疗使复发率降低。但风湿热的病变并非由链球菌直接侵犯所致，而是人体对链球菌感染引起的自身免疫的结果。大多起病前有链球菌感染史（如猩红热、咽峡炎），临床表现差异较大，视累及部位而定。

临床主要表现为心脏炎症，6岁以内的小儿及初次发病时已累及心脏者，复发时易发生心力衰竭；多发性关节炎，典型者有游走性红、热、肿；7～14岁女孩多见小舞蹈病。偶尔在复发患儿中可见环形红斑，位置为躯干及四肢近端内侧，为红色斑疹，稍高出皮面，形态不一，可为环状或环形交错成地图状，时隐时现，不痒。部分复发患儿可见皮下结节，多伴有严重的心脏炎症；结节出现在肘、膝、踝等关节伸面或头皮、棘突处，直径0.11～1cm，硬而压痛，与皮肤不粘连，皮色正常。除小舞蹈病者外，多数有发热，绝大多数同时伴有其他症状。体温在38～40℃之间，1～2周转为低热。

【饮食调理】

1.香椿与羊肉：香椿有消炎解毒、涩肠止血、健胃理气、杀虫固精等功效，与具有温阳之性的羊肉搭配，适用于风湿性关节炎。

2.猪肝与淫羊藿：淫羊藿具有补肝肾、祛风湿等功效，猪肝补肝养血，适用于风湿性关节炎。

【饮食禁忌】

1.生冷食物，特别是酸味水果、清凉饮料、醋拌凉菜及冰糕等，可加重病情，不利于康复。

2.辛辣肥腻之品可助湿生热，不利于身体康复。

【营养干预】

1.易消化的流质或半流质食物，如牛奶、米汤、藕粉、鸡蛋汤、菜汁、水果汁、面条、馄饨、蒸蛋羹等。

2.黄、绿色蔬菜，如小白菜、黄瓜、甘蓝等。

3.含钙丰富的食物，如虾皮、发菜、海带、乳类、豆制品、黑木耳、瓜子、芝麻酱、核桃仁、山楂、大枣、柑橘及新鲜蔬菜等。

二、系统性红斑狼疮

系统性红斑狼疮（SLE）是一种与自身免疫有关的疾病，可累及多系统。本病以女性学龄期儿童多见，确切病因尚不清楚。可测出患儿体内多种自身抗体阳性。自身抗体与相应抗原结合，形成免疫复合物，激活补体引起组织损害。另外，遗传因素、内分泌因素及感染、药物等因素在发病中也起到一定的作用。

患儿可有不规则发热，皮疹，关节炎、关节痛，可伴发心包炎、心肌炎或心内膜炎，肾炎或肾病综合征，贫血、血小板减少、白细胞数减少、肝脾及淋巴结肿大，胸腔积液、胸膜肥厚，有时可出现肺出血、头痛、惊厥、偏瘫及颅内压增高等。

【饮食调理】

1.补气活血粥：党参15g，黄芪15g，当归10g，酸枣仁10g，丹参12g，桂枝5g，甘草10g，麦片60g，龙眼肉20g，大枣5枚。先将党参、黄芪、当归、酸枣仁、丹参、桂枝、甘草以清水浸泡1小时，捞出加水1000mL，煎汁去渣，加入麦片、龙眼肉、大枣，共煮为粥。每次1小碗，每日2次。此方具有益心通阳、活血益气之功，适用于系统性红斑狼疮病邪侵及心肾两脏者。

2.枸杞菊花粥：枸杞120g，菊花30g，粳米180g，食醋少许。将枸杞、菊花、粳米分别洗净。先将菊花加入适量水，置武火上煎开，以文火略熬，滤去渣，然后放入粳米、枸杞共入菊花汤里熬制，待成软粥后，加入少许食醋，即可食用。本品有滋肝补肾、明目之功，适用于系统性红斑狼疮出现眼部病变者。

3.糖大枣：大枣50g，花生米100g，红砂糖50g。将洗净的大枣用温水浸泡，将花生米加水略煮，待凉取其红皮。将大枣和花生红皮放入煮花生的水中，再加清水 500mL，用文火煎煮 30 分钟，捞取花生米的红皮，加入红砂糖，搅拌溶化，浓缩收汁即可。本方具有补脾生血之功，用于系统性红斑狼疮出现邪犯营血之证者。

4. 蜜饯双仁饮：杏仁 250g，胡桃仁 250g，蜂蜜 500g。将杏仁洗净，放入锅内，加水适量，先用武火烧沸，后用文火煎熬 1 小时。将胡桃仁切碎，倒入盛白糖的锅中，待稠黏时，加入蜂蜜，搅匀，再烧沸即可。最后将蜜饯双仁放入汤罐内备用。每次 3g，每日 2 次。本方具有补肾益肺之功，适用于系统性红斑狼疮出现肺部病变者。

【饮食禁忌】

1. 直接促发红斑狼疮的食物。本病患儿应限制含有高苯丙氨酸和酪氨酸类食物的摄入量，如牛奶、乳制品、豆腐皮、鱼干等，还应避免进食含有 L-刀豆氨酸的食物，如蚕豆、豌豆、大豆等豆类食物。

2. 肥腻、厚味食物。红斑狼疮患儿易继发血管病变，若过多摄入高脂肪及含糖过高的食物，如动物内脏、脑、脊髓及软体动物、贝壳类、淀粉等，则会使体内热能增多，加重动脉硬化。

3. 油炸食物。红斑狼疮患儿由于消化、吸收功能降低，若食用油炸或不易消化的食物，就会刺激胃肠黏膜，导致消化不良和腹泻、腹痛。

4. 食盐过多。若盐摄入过量，就会增加体内水钠潴留，加重肾脏负担，严重者还会引起急性尿毒症。食盐日摄入量以不超过 5g 为宜。

5. 具有发性的食物。中医学认为，有些食物属于动风生痰、发毒助火助邪之品，如猪头肉、鹅肉、羊肉等肉类，以及菌菇类、竹笋、芹菜、芥菜、菠菜等食物，易诱发皮肤疮疡肿毒或引发过敏反应，以及姜、蒜、花椒等香辛味调料，不宜给红斑狼疮患儿食用。

【营养干预】

1. 清淡饮食。红斑狼疮患儿中约有 3/4 的人继发"狼疮肾"的肾脏损害，因而饮食应以清淡为宜。

2. 富含维生素的食物，如豆类、新鲜蔬菜、水果及蛋黄中含有丰富的维生素及微量元素锌、锡、铜等，应多食。

3. 香油、鱼油等不仅对动脉硬化和继发淀粉样变有良好疗效，而且还含有大量的维生素 E，对红斑狼疮的治疗有良好的辅助作用。

4. 清补的食物有甘蔗、百合、银耳、西瓜、生梨、香椿；平补的食物有大米、小米、山药、毛豆、白扁豆、白果、莲子、花生、芝麻；温补的食物有猪肝、羊肝、猪肾、羊肾、鸡、鹅、紫河车、枸杞、龙眼肉、韭菜、桃、栗子。

第九节　过敏性疾病

一、过敏性鼻炎

过敏性鼻炎，即变应性鼻炎，是机体接触致敏原后主要由 IgE 介导的鼻黏膜非感染性炎性疾病。本病根据症状持续时间，分为间歇性变应性鼻炎和持续性变应性鼻炎。间歇性变应性鼻炎的症状＜4 天 / 周，或＜连续 4 周；持续性变应性鼻炎的症状≥4 天 / 周，且连续超过 4 周。根据患者症状的严重程度，以及是否影响生活质量（包括睡眠、日常生活、工作和学习），将变应性鼻炎分为轻度和中重度。轻度：症状较轻，对生活质量尚未产生影响；中重度：症状明显或严重，对生活质量产生影响。患儿可表现为喷嚏、清水样涕、鼻塞、鼻痒等症状，每天症状持续或累计在 1 小时以上。可伴有眼痒、结膜充血等眼部症状。

【饮食调理】

1. 辛夷花煮鸡蛋：辛夷花 10g，红枣 10 枚，去壳熟鸡蛋 2 枚。先用红枣与鸡蛋同煮 20 分钟，然后加入辛夷花再煮 10 分钟，喝汤吃蛋。有通鼻窍、疏风健脾作用。

2.黄芪山药苡仁粥：黄芪 10g，山药 30g，薏苡仁 30g，粳米 50g。先将黄芪加适量水小火煮 30 分钟，取汁去渣；然后加入山药、薏苡仁、粳米煮粥食用。有健脾胃、补中气、减少过敏性鼻炎发作的功效。

3.羊肉红枣汤：羊肉 250g，红枣 10 枚，生姜 4 片，料酒、盐少许。先将羊肉加水煮一滚；去沫后，再加入红枣、生姜、少许料酒及盐，煮至羊肉烂，喝汤吃肉。有补脾肾、养血祛风的作用。

4.芫荽红枣鸡肉粥：芫荽（香菜）10g，鸡肉（切片）120g，红枣 10 枚，生姜 3 片，粳米 50g。先将芫荽、鸡肉、生姜、粳米加水煮粥；粥成后，加入芫荽，调味食用。有祛风补益作用。

5.苍耳辛夷茶：苍耳子 10g，辛夷花 5g，白芷 10g，薄荷 3g。将苍耳子用纱布包好，加辛夷花、白芷及水煮 30 分钟；然后加入薄荷再煮 5 分钟，饮用。有疏风及抗过敏的作用。

6.羊蝎子汤：阳虚体质可将羊脊髓骨一具和花椒 20g 炖汤。该汤不可久服，以免生热。

7.黄芪鸡汤：白公鸡一只，脱毛洗净去脏，黄芪 10g，白胡椒 10g。炖汤，依个人口感调味，吃肉喝汤。有补肺宣肺、预防过敏性鼻炎的功效。

【饮食禁忌】

1.鱼虾类海鲜，如带鱼、银鱼、青鱼、虾、黄鱼、胖头鱼、鲳鱼、草鱼、牡蛎肉、乌贼鱼、鲤鱼等水产品，大多咸寒而腥，属于发物，会引起久病复发、新病加重，应谨慎服用。

2.菠萝、桃子、杏、哈密瓜、芒果等容易致敏的食物也不宜食用；如食物不耐受实验确认为非过敏食物，可适量食用。

【营养干预】

1.青梅及其梅制品酸性较强，有抗菌、驱虫、抗过敏作用。青梅是营养素含量全面、合理且具有多种医疗保健功能的食品，还可促进人体对钙的吸收。尤其适宜儿童过敏体质者食用。

2.洋葱具有发散风寒、化瘀通络、健脾和胃、行气消食等功效。对于阳虚体质的过敏性鼻炎，可有一定的缓解作用。

3.刀豆中可温胃下气止呃，下可益肾培补元气，且富含多种营养元素。适合阳虚体质过敏性鼻炎患儿食用。

二、支气管哮喘

支气管哮喘是一种由多种因素诱发，表现为反复发作性咳嗽、喘鸣和呼吸困难，并伴有气道高反应性的可逆性、梗阻性呼吸道疾病。具体可能导致该病的原因如下：

1.过敏原

（1）引起感染的病原体及其毒素 小儿哮喘发作常和呼吸道感染密切相关，婴幼儿哮喘中95%以上是由于呼吸道感染所致，其主要病原体是呼吸道病毒，如合胞病毒、腺病毒、流感病毒、副流感病毒等。现已证明合胞病毒感染可因发生特异性IgE介导Ⅰ型变态反应而发生喘息。其他如鼻窦炎、扁桃体炎、龋齿等局部感染也可能是诱发因素。

（2）吸入物 通常自呼吸道吸入，国内应用皮肤试验显示，引起哮喘最主要的过敏原为尘螨、屋尘、霉菌、多价花粉（蒿属、豚草）、羽毛等。亦有报告接触螨诱发哮喘，特别是螨作为吸入性变应原，在呼吸道变态反应性疾病中占有一定的重要地位；儿童期对螨的过敏比成人为多；春秋季是螨生存的最适宜季节，因此尘螨性哮喘好发于春秋季，且夜间发病者多见。此外，吸入变应原所致哮喘的发作往往与季节、地区和居住环境有关，一旦停止接触，症状即可减轻或消失。

（3）食物 主要为异性蛋白质，如牛奶、鸡蛋、鱼、虾、香料等，食物过敏以婴儿期为常见，4～5岁以后逐渐减少。

2. 非特异性刺激物质

如灰尘、烟（包括香烟及蚊香）、气味（工业刺激性气体、烹调时油气味及油漆味）等。这些物质均为非抗原性物质，可刺激支气管黏膜感觉神经末梢及迷走神经，引起反射性咳嗽和支气管痉挛，长期持续性刺激可导致气道高反应性。有时吸入冷空气也可诱发支气管痉挛。有学者认为空气污染日趋严重，也可能是支气管哮喘患病率增加的重要原因之一。

3. 气候

儿童患者对气候变化很敏感，如突然气温变冷或气压降低，常可激发哮喘发作，因此，一般春秋两季儿童发病明显增加。

4. 精神因素

儿童哮喘中精神因素引起的哮喘发作虽不如成人明显，但哮喘儿童也常受情绪影响，如大哭大笑或激怒恐惧后可引起哮喘发作。有学者证明，在情绪激动或其他心理活动障碍时常伴有迷走神经兴奋。

5. 遗传因素

哮喘具有遗传性，患儿家庭及个人有过敏史，如哮喘、婴儿湿疹、荨麻疹、过敏性鼻炎等的患病率比一般群体高。

6. 运动

国外报道约90%哮喘患儿，运动常可激发哮喘，又称运动性哮喘（EIA），多见于较大儿童，剧烈持续（5～10分钟以上）的奔跑以后最易诱发哮喘。

7. 药物

药物引起的哮喘也较常见。主要有两类药物：一类是阿司匹林及类似的解热镇痛药，可造成内源性哮喘，如同时伴有鼻窦炎及鼻息肉，则称为阿司匹林三联症。其他类似的药物有消炎痛、甲灭酸等。引起哮喘的机制可能为阿司匹林抑制前列腺素合成，导致cAMP含量减少，释放化学介质引起哮喘，这类哮喘常随年龄增长而减少，青春期后发病见少。另一类药物为作用于心脏的药物，如阿替洛尔、普萘洛尔等，可引起哮喘。此外，很多喷雾吸入剂亦可因刺激咽喉反射性引起支气管痉挛，如色甘酸钠、痰易净等。其他如碘油造影、磺胺类药物过敏也常可诱发哮喘发作。

【饮食调理】

1. 将雪梨 250g 洗干净，削去皮，切成 0.5cm 的厚片，与百合 15g、地骨皮 10g、冰糖 5g 一起入锅，加水 250mL 共煮成汤。可清肺化痰平喘，适用于支气管哮喘证属痰热伏肺者。

2. 将荸荠 10 个洗净，去皮，与洗净的萝卜适量，用榨汁机榨汁约 500mL，加白糖适量煮沸即成。可清肺化痰平喘，适用于支气管哮喘证属痰热伏肺者。

3. 将白萝卜 250g 洗净，削皮，切成小块。将炙麻黄 5g 洗净，与生姜末 2g 混合，倒入萝卜块中，捣成烂泥，经纱布过滤取汁。饮用时，取汁适量，加温开水冲服。早、晚分食，连食 1 个月。可温肺化痰平喘，适用于支气管哮喘证属寒痰伏肺者。

4. 干姜 5g，茯苓 15g，甘草 3g。混合后用清水反复冲洗干净，切成碎渣，浸入 1000mL 冷水中浸泡 30 分钟，用小火煎熬 30 分钟，离火冷却后，取药汁与淘净的粳米 50g 混合，加入锅中共煮成稀粥。可加入适量食糖或精盐调味。早、晚分食，连食 1 个月。可温肺化痰平喘，适用于支气管哮喘证属寒痰伏肺者。

5. 核桃仁 15g，补骨脂 6g，五味子 3g。同置锅中，加适量清水，中火煎煮 30 分钟，取汁调入适量冰糖即成。代茶频饮。可补肾纳气定喘，适用于支气管哮喘证属肺肾两虚者。

6. 将黑芝麻 20g、胡桃肉 10g 捣碎，小火炒出香味。将肉苁蓉 10g 洗净后入锅，加适量水，用大火煎煮 2 次，滤渣取汁，合并滤液。把肉苁蓉汁放入锅内，加入粳米 50g 和捣碎的黑芝麻、胡桃肉，并加适量水，用大火煮成粥，最后加入冰糖 10g 稍煮片刻，搅拌均匀即成。可补肾纳气定喘，适用于支气管哮喘证属肺肾两虚者。

7. 白果仁 6g，胡桃肉 10g，制何首乌 10g。洗净后，与淘洗干净的粳米 50g 同入锅内，加适量水，先用小火煮成稀粥，捞出制何首乌，加入白糖适量，再用小火煮片刻即成。可补肾纳气定喘，适用于支气管哮喘证属肺肾两虚者。

8. 杏仁 5～10g 打碎，与去毛枇杷叶 5g 同入锅中，加水适量煎 20 分钟，去渣留汁。鸭梨 1 个去核，洗净切片，倒入上汁中，煎 20 分钟后，温服，每日 2～3 次。可化痰止喘、清肺润燥，适用于小儿热性哮喘。

9. 梨 150g 洗净去核，同核桃仁 30g、冰糖 5g 共捣烂一起放入砂锅，加水煮成浓汁，每次服一汤匙，日服 3 次。可清热止咳，适用于小儿哮喘、百日咳。

【饮食禁忌】

1. 致敏食物。有些食物食入后能诱发支气管哮喘发作。因每个人的体质不同，能够引起过敏反应的食物也不同，常见的致敏食物有鱼、虾、蟹、鸡蛋、牛奶、花生等。凡是能引起支气管哮喘患者过敏反应的均应忌食，以免诱发或加重哮喘。

2. 饮食过咸。摄入过多的盐会加重支气管的反应性，诱发或加重支气管哮喘的咳嗽、气喘症状。因此本病患儿应低盐饮食。

3. 生冷瓜果。本病患者多为脾胃素虚、肾阳衰弱之人，多食生冷及寒性食物如各种冷饮、冰镇食品、生梨、西瓜、荸荠、蚌肉、田螺、蛏子、绿豆等，会进一步损伤脾肾阳气，使脾胃运化无力，寒湿内停。而且，这些食品本身性质滑利，会加重脾虚，使痰液生成加速。

4. 甜腻食物。甜食如巧克力、甜点心、奶油等，油腻食物如猪油、肥肉、油炸食品等，这些食物有助湿增热之弊，会增加痰液的分泌量，并降低治疗的效果。

5. 辛辣刺激之物，如辣椒、胡椒、咖喱、芥末及过浓的香料等，对气管黏膜有刺激作用，可加重炎性改变，增加痰液分泌。

【营养干预】

1. 易消化食物，如稀饭、米粥、面条等。

2. 富含维生素的蔬菜、水果等，如新鲜的大白菜、小白菜、萝卜、番茄、山药、莲子、橘子等。

3. 适当补充蛋白质，可选择瘦肉、鸡蛋、豆类等含优质蛋白质的食物。

4. 寒痰伏肺（冷哮）型患儿宜食苏子、杏仁、干姜、萝卜子，生姜、红枣、萝卜、葱白、洋葱、黄芪等；痰热伏肺（热哮）型患儿宜食梨、甘蔗、橘皮、杏仁、贝母、枇杷叶、枇杷、桑白皮、罗汉果、荸荠、鱼腥草、百合、白果、西洋参、沙参、胖大海等；肺脾气虚型患儿宜食山药、薏苡仁、杏仁、白萝卜、人参、黄芪、太子参、灵芝、银杏、鸡蛋、白果、牛奶、豆浆、红枣等；肺胃两虚型患儿宜食核桃仁、白果、补骨脂、肉苁蓉、冬虫夏草等。

三、湿疹

湿疹是临床常见的婴幼儿皮肤病，根据湿疹皮损的性质，可分为急性湿疹、亚急性湿疹、慢性湿疹。急性湿疹表现为发病急，皮疹对称分布，常在红斑的基础上有多数密集的针头到粟粒大小的小丘疹、丘疱疹，严重时有小水疱。主要临床表现为反复发作的皮疹，瘙痒明显，多发生在前额、两颊、下颌及耳后部位，四肢内侧，严重时可至全身，开始为红斑、小丘疹，随后融合成水肿性斑片，继而渗液和结痂及脱落。发病时瘙痒剧烈，小儿哭闹不安，常挠抓，皮肤破溃流血，影响其睡眠和进食。

婴儿湿疹是多种因素综合作用的结果，包括婴儿皮肤角质层薄、毛细血管丰富，免疫失衡，过敏体质等自身因素，以及饮食、温度、阳光、吸入物、微生物、过敏原等外部因素。虽然小儿湿疹并不会对患儿的生命造成威胁，但严重影响其日常饮食和睡眠，不利于患儿的生长发育，因此需积极治疗。

【饮食调理】

1. 桂花土豆粥：土豆、籼米、桂花、白糖各 100g。土豆去皮洗净，切成小块待用。籼米洗净，入锅，加适量水。烧沸后加入土豆熬煮，米快熟时，再调入桂花、白糖稍煮 2～3 沸，即可食用。早晚餐温热服食。5～7 天为 1 个疗程。

2. 绿豆薏米粥：将绿豆和薏米同煮 30 分钟后食用。薏米富含蛋白质、脂肪、碳水化合物、维生素 B_1、薏仁酯、薏仁油及多种氨基酸，具有清热利湿、健脾和中的功效。绿豆性凉味甘，能清热凉血、利湿去毒。两者搭配食用，不仅营养丰富，还对湿疹有一定治疗效果。

3. 芹菜鸡肉粥：80g 小米先煮 15 分钟，80g 芹菜切丁，60g 鸡肉焯水后撕成细丝，待小米煮烂后加入盐、香油等调味食用。芹菜富含维生素 A、维生素 B_1、维生素 B_2、维生素 C 和维生素 P，同时，钙、铁、磷等含量也较丰富。此外，芹菜中还含有芹菜苷、佛手柑内酯、有机酸、挥发油及大量粗纤维等，具有清热泻火、芳香健胃的功效。鸡肉不仅营养丰富，还具有补中益气、健脾养胃的功效，食疗中常用于调节脾胃虚弱。两者搭配食用，能清热通便、健胃补气，对于预防湿疹复发有很好的功效。

4. 茭白肉末（选用猪肉末）粥：猪肉 80g 搅碎，用酱油、黄酒、盐调味后炒半熟备用，120g 茭白切丁，将大米 80g、茭白丁、猪肉同煮成粥，调味后食用。茭白富含蛋白质、脂肪、碳水化合物及多种微量元素，具有解热毒、祛湿、利二便、止渴等功效。猪肉滋阴润燥，与茭白同食，可祛湿通便、生津去火，对于治疗湿疹效果较好。

5. 冬瓜汤：冬瓜 300g，连皮切成块状，加水煮汤食用。

6. 红豆薏米煎：红豆 15g，薏米 30g。加水煮烂后加适量糖，早晚服用。

7. 黄瓜煎：黄瓜皮 30g，用水煎沸，3 分钟后即可饮用。可加适量糖，一天服用 3 次。

8. 马齿苋煎：新鲜的马齿苋 25～65g，用水煎沸以后，一天服用数次，并可外用洗于患处。

9. 海带鱼腥草绿豆汤：鱼腥草 15g，海带 20g，绿豆 30g。用水同煮，加些许糖。吃海带和绿豆，喝汤。每天喝一碗，连服 6 ～ 7 天。

【饮食禁忌】

1. 辛辣、海鲜等应少食，母亲哺乳期应避免食用蟹、虾、海鱼等具有过敏风险的食物。

2. 在购买奶粉时不要选择蛋白质含量过高的奶粉，使患儿保持良好的消化功能。某些富含蛋白质但不易消化的食物，如鱿鱼、乌贼类也不宜食用。

3. 发湿、动血、动气的食物不宜食用，如竹笋、芋头、胡椒、莲子、羊肉等。

【营养干预】

1. 要适量补充维生素 C，以增强免疫力。

2. 宜清淡饮食，多吃富含矿物质和维生素的食物，它们通过调节皮肤的生理功能来减轻过敏反应，如鲜果汁、菜泥、果泥、胡萝卜汁等。

3. 多食绿豆、红豆、薏米、扁豆、苦瓜、冬瓜、丝瓜、竹笋、茭白、菠菜、芹菜、豆腐等清热、利湿的食物。

4. 避免食用性燥易上火的水果，如榴莲、芒果、龙眼、荔枝等热性水果。

四、荨麻疹

荨麻疹是儿科（≤ 14 岁）临床常见的一种皮肤过敏性疾病，主要表现为皮肤风团和 / 或血管性水肿，风团发无定时，时起时止，伴瘙痒，消退后无明显痕迹。主要临床表现：①突然发作、形态多样的中心水肿疹，常有反射性红晕；②伴瘙痒，有时有烧灼感；③时起时消，多于 24 小时内消退，不留痕迹。血管性水肿的临床特点：①突然发作，真皮深层和皮下组织水肿；②痒不明显，常表现为疼痛；③常累及黏膜组织；④多于 72 小时内消退。本病根据病程长短，主要分为急性荨麻疹和慢性荨麻疹；根据诱发因素，可分为自发性荨麻疹（急性自发性荨麻疹和慢性自发性荨麻疹）、物理性荨麻疹（寒冷性荨麻疹、热源性荨麻疹、日光性荨麻疹、迟发压力性荨麻疹、人工性荨麻疹、振动性荨麻疹）和其他类型荨麻疹（水源性荨麻疹、胆碱能性荨麻疹、接触性荨麻疹、运动诱发的严重过敏反应/荨麻疹）。

【饮食调理】

1. 糯米蝉蜕汤：蝉蜕 15g，糯米 60g，黄酒 60mL。将蝉蜕焙酥或晒干研末，糯米炒至焦黄，加水 150mL，文火煎 15 分钟，加入蝉蜕末和黄酒，用武火煎 1～2 分钟即可。每晚临睡前 1 次服，服后盖被取微汗更佳。轻者 1～2 次，重者 3～4 次即可痊愈。

2. 乌梅红枣汤：大枣 9 枚，洗净去核，与乌梅 20g 一并放入砂锅中煎熬成汤液。每日 1 剂，分 3 次服完。该方可调和营卫、健脾祛风，适用于营卫不和、脾虚引起的荨麻疹患者。

3. 炒韭菜：将韭菜 500g 放火上烤热，涂擦患处，另取 20g 韭菜炒熟服用。该方有消肿祛风之功效，适用于风寒引起的荨麻疹。

4. 排骨芋头汤：取芋头 30～50g，洗净，与排骨 100g 一并放入砂锅中煎煮成汤，加适量精盐即可，每日 1 次，早晚各服用一次。该方有祛风除湿之功效，适用于因风寒引起的荨麻疹。

5. 红芦汤：红枣 10 个，芦根 30g，藿香 10g，茯苓 10g，乌梅 5g，甘草 3g。煎汤服用。有清暑、化湿、防过敏的作用。

6. 冬瓜芥菜汤：冬瓜 200g，芥菜 30g，白菜根 30g，芫荽 10g。水煎，熟时加适量红糖调匀，即可饮汤服用。有祛风止痒作用。

7. 牛肉南瓜汤：牛肉 250g，南瓜 500g。将牛肉炖七成熟，捞出切条，南瓜去皮、瓤，洗净切条，同牛肉加水煮烂，加少许盐即可。对荨麻疹属风寒者，皮疹色淡呈丘疹状，遇寒尤剧者有效。

8. 蝉衣防风浮萍饮：蝉衣 6 个，防风 10g，浮萍 50g，水煎服，日服 2 次（早晚各 1 次）。有祛风止痒作用。

9.荸荠薄荷饮：荸荠 200g，鲜薄荷叶 15g，白糖 10g。将荸荠洗净去皮切碎搅汁，鲜薄荷叶加白糖捣烂，放荸荠汁中加温水，频饮。有凉血祛风止痒作用。

10.红枣山药粥：红枣 10 枚，山药 250g，粳米 50g，以上加水同煮粥服食，每日 1 剂，连用 1～2 周。有健脾利湿、养血祛风作用。

【饮食禁忌】

1.尽量避免进食最常见的诱发食物，包括贝壳类（虾、蟹、软体动物等水产品），鸡蛋、牛奶、花生、坚果等。

2.由于各种食品添加剂常作为荨麻疹诱发因素，因此还需避免进食含食品添加剂的加工食物。

【营养干预】

1.富含矿物质食物。荨麻疹患者应该多吃一些富含矿物质的食物，如肉类、动物肝脏、蛋类、奶类、豆制品、新鲜蔬菜、黑芝麻、核桃、葡萄干等。

2.富含维生素食物。荨麻疹患者注意补充维生素，多吃蔬果类食物，保证饮食清淡，使大便通畅，有效排除体内毒素。

3.抗过敏类食物。荨麻疹患者在平常的生活中要多吃一些抗过敏的食物，如绿豆、海带、绿茶、黄瓜、西红柿、香蕉、苹果、橘子等。

4.碱性类食物。荨麻疹患者还可多吃碱性食物，如葡萄、绿茶、海带、西红柿、芝麻、黄瓜、胡萝卜、香蕉、苹果、橘子、萝卜、绿豆、薏苡仁等。

5.马齿苋具有清热解毒、利水祛湿、散血消肿的作用，以马齿苋为主的药膳适合特禀体质中过敏体质易发荨麻疹、湿疹等皮肤过敏疾病者食用；冬瓜具有清热祛风、解毒消肿、生津润肤等功效，适宜风热型荨麻疹患者使用；南瓜具有温中散寒、补中益气、健脾益胃等功效，适宜脾胃虚弱的风寒型荨麻疹患者使用；荸荠具有凉血化湿、生津润肺、消肿解毒等功效，适宜风热型荨麻疹患者使用，儿童患者忌食；薏米具有解热祛湿、消炎敛疮、润肤祛斑等功效，适宜湿热蕴结型荨麻疹患者使用。

第十节　传染性疾病

一、幼儿急疹

幼儿急疹，又名婴儿玫瑰疹，是婴幼儿常见的一种出疹性病毒性疾病。好发于哺乳期小儿。患者、隐性感染者及健康带毒者均可作为传染源，经唾液或血液传播，传染后多数呈亚临床经过，仅 30% 表现为典型幼儿急疹。该病起病急，无明显前驱症状，发热时体温骤升，数小时内高达 39 ～ 41℃；但患儿一般状况良好，玩耍如常。少数伴高热惊厥，极少数惊厥反复发作伴意识障碍。发热一般持续 3 ～ 5 日后骤退。热退或热度将退时出现皮疹，为玫瑰色散在的斑丘疹，直径 2 ～ 3 毫米，周围有浅色红晕，压之褪色，很少融合成片。皮疹像麻疹或风疹，初步见于颈部，迅速波及躯干、四肢近端，而面部、肘膝以下极少。皮疹隐退很快，1 ～ 2 日全部退尽，不留色素沉着，无脱屑。也有少数只见皮疹而无发热或只有发热而无皮疹的不典型病例。可伴有轻咳、流涕、咽部轻度至中度充血，少数发生结膜炎、扁桃体炎、鼻炎，口腔多无黏膜疹。

【饮食调理】

1.荷叶粥：粳米 30g，鲜荷叶 1 张，白糖少许。粳米常法煮粥，待粥熟时，取鲜荷叶，洗净，覆盖粥上，再微煮少顷，揭去荷叶，粥成淡绿色，调匀，加糖即可。有清暑热、利水湿、散风解毒的功效。适用于婴儿湿疹和额头、头皮等部位出现的丘疹或疱疹。

2.薏苡仁粥：薏苡仁 30g，淀粉、砂糖、桂花各少许。常法煮粥，米熟烂时加入淀粉、砂糖、桂花即可食用。有清热利湿、健脾和中的功效。适用于婴幼儿湿疹、头皮出现皮疹者。

3. 冬瓜粥：粳米 30g，冬瓜 150g。将冬瓜切成小块，与粳米同煮粥，粥熟即可食用。有清热利湿、解毒生津的功效。适用于婴儿湿疹、疱疹。

4. 甘蔗荸荠汁：甘蔗 500g，荸荠 10 枚。将甘蔗去皮，榨汁约 200mL。荸荠洗净，去皮，亦榨成汁，两者调匀后代茶饮。有疏风清热的功效。适用于高热期。

5. 蜂蜜梨子饮：梨 1 个，蜂蜜半匙。将梨洗净，去核，加蜂蜜，隔水炖熟，食梨，饮汤，每日 1 次，连吃 3 日。有清热解毒的功效。适用于疹出热退期。

【饮食禁忌】

1. 致敏食物，如鱼、虾、蟹、牛羊肉、鸡、鸭、鹅、鸡蛋等。

2. 辛辣刺激的食物，如辣椒、葱、姜、蒜、花椒等，对湿疹有刺激性，应避免食用。

3. 助湿、动血、动气的食物，如芋头、羊肉、牛肉、葱、姜、蒜、韭菜、胡椒等。

4. 食糖多。高血糖是葡萄球菌生长繁殖的条件之一，可造成皮肤感染、溃烂，而且易复发，久治不愈，故有皮疹时应减少糖的摄入。

【营养干预】

1. 应给小儿营养丰富、易于消化的饮食，如牛奶、豆浆、鸡蛋汤、稀饭、面条及适量的蔬菜和水果等。食欲不振时可少食多餐。

2. 母乳喂养的婴儿应继续哺母乳。

3. 适当食用有清热、利尿、凉血作用的食物：黄瓜、芹菜、茭白、丝瓜、冬瓜、莲藕。还可给予清热食物，如绿豆、赤小豆、苋菜、荠菜、马齿苋、莴笋等。

二、水痘

水痘是水痘带状疱疹病毒经眼结膜和上呼吸道黏膜侵入人体发生的原发

性感染，病毒在局部淋巴结内繁殖，然后入血，发生第一次病毒血症。感染后4～6天，到达肝、脾和其他脏器中繁殖并再次入血，为第二次病毒血症，此时侵入皮肤产生皮疹。本病多见于6个月以上的婴幼儿及学龄前儿童，有接触史的易感儿约90%发病。从水痘发病前1～2天至疱疹结痂为止，都有很强的传染性。传播途径主要为空气、飞沫传染，直接接触疱疹的疱浆也可感染。冬、春二季多见。患儿出疹前24小时可有轻微发热、不适、食欲差。有时发热与皮疹同时出现，也可不伴发热。皮疹形态初为细小、红色斑疹或斑丘疹，24小时内转变为椭圆形、表浅、有薄膜包围的"露珠"状疱疹，周围红晕，大小不等，然后疱液从清亮转为云雾状，之后干燥结痂。皮疹分布呈向心性，以躯干、头、腰部多见。皮疹分批出现，斑疹、丘疹、疱疹及结痂等各期皮疹同时存在。口腔、咽部和结膜可见小红丘疹，继之形成疱疹，破溃后形成小溃疡。经1～3周结痂脱落，无色素沉着及疤痕，但如继发感染可留下永久性小疤痕。

【饮食调理】

1. 粳米煮粥，粥将煮熟时，取荷叶1张覆盖粥上，再稍煮即可食用。有清热解毒之效，有利于水痘的消退。

2. 百合、赤小豆、杏仁、粳米各适量，共同煮粥食用。有清热解毒的功效，有利于水痘的消退。

3. 竹笋和鲫鱼煨汤，对小儿麻疹、风疹、水痘初起有透发早愈之效。

4. 竹笋与粳米、肉末三者搭配制成竹笋肉粥，有解毒祛热、清肺化痰、利膈爽胃的功效，对小儿麻疹、水痘有一定疗效。

5. 腊梅花15g，绿豆30g。腊梅花煎取汁，绿豆加水煮酥，加入腊梅花汁，调味服食。每日分2次食，连食2～3天。适用于水痘早期躯干见有丘疹、红色小斑疹，或表浅有薄膜包围的露珠状疱疹者；不宜用于疱疹已逐渐变干或已结痂脱落的水痘后期。

6. 荸荠250g，甘蔗500g。荸荠去皮，切片。甘蔗去皮，切段。共煮1小时，饮汤吃荸荠片。每日 1 剂，连食 2 ～ 3 天。适用于水痘身热已退、疱疹逐渐变干、结痂脱落之结痂期，不宜用于高热、皮疹初起及疱疹布发之水痘早期及出疹期。

7. 赤豆 50g，冰糖 50g。赤豆洗净，加水煮酥后加入冰糖，再煮 3min，饮汤食豆。每日 1 剂，连食 2 ～ 3 天。适用于水痘高热不退、面目红赤、烦躁不安、口渴欲饮、红晕显著、苔黄腻属气营热盛兼夹湿热之出疹期；不宜于皮疹初起、身热微轻之水痘初期及疱疹已结痂脱落之水痘结痂期。

8. 白果仁 15g，薏苡仁 30g。共加水煮熟透，加适量白糖或冰糖调味服食。每日 1 剂，连食 2 ～ 3 天。适用于身热起伏、口渴欲饮、疱疹布发、舌苔黄腻属湿热内盛之水痘出疹期；不宜用于水痘逐渐变干、结痂之水痘结痂期，及患儿身热炽盛、口渴引饮、舌光红的热盛湿微之象。

9. 猪瘦肉 50g，粳米 50g。瘦肉切细末，与粳米共煮粥，加适量白糖服食。每日 1 剂，分 2 次食，连食 3 ～ 5 天。适用于水痘身热等症状已除、皮疹已脱落而精神不振、体质虚弱之恢复期。

【饮食禁忌】

1. 辛辣食物如辣椒、姜、葱、蒜等，油腻之物如肥肉、油炸食品等，食用后易损伤脾胃，使受纳、运化功能失常而加重病情，故当禁用。

2. 食用热性的发物，可使水痘增加、增大，从而延长病程，故患病期间禁用发物，如羊肉、狗肉、鹿肉、鲫鱼、鸡肉、鸡蛋、肉桂、南瓜、香菜、韭菜、蒜苗、生姜、大蒜等。

【营养干预】

1. 初起当进具有疏风利湿、清热解毒作用的食物，如薏苡仁、绿豆等。高热、口渴、舌红赤、气营热盛时，应予清气凉营之品，如赤豆、蕹菜、黄瓜等。

2. 宜清淡饮食，以容易消化、少油少渣的流质或半流质食物为主，例如米汤、豆浆、米粥等。宜少量多餐。婴儿宜继续吃母乳。膳食宜营养丰富，但食物制作上要细些、软些。宜给予充足的水分，可多喝温开水、温果汁、温菜汤、荸荠水等，易呕吐的患儿宜少量多饮。

3.宜食绿豆、赤小豆、胡萝卜、荸荠、甘蔗、芦根、梨、丝瓜、甜菜、竹笋、冬瓜、橄榄、金银花露、白菜、蕹菜、苋菜、荠菜、莴笋、茭瓜、马兰头、枸杞头、黄瓜、西瓜、豆腐、豆浆、木耳、菠菜、菊花脑、茼蒿、番茄等。

三、麻疹

麻疹是由麻疹病毒引起的急性呼吸道传染病。麻疹病毒属副黏液病毒科，急性患儿为唯一传染源，患儿从潜伏期末 1～2 日至出疹后 5 日内都具有传染性，出疹后传染性即很快降低，疹退时一般无传染性。

本病主要经呼吸道、飞沫传播。传染期患儿的口、鼻、咽、眼结膜的分泌物和痰、尿液、血液中，特别是白细胞内，都有麻疹病毒。在密切接触的儿童之间，也可经污染病毒的手传播。间接传播的机会极少。患儿的年龄以 6 个月～5 岁为多（90%），10 岁以下达 99%。常见并发症有支气管肺炎、喉炎、心肌炎、脑炎、肝损害，婴幼儿患麻疹因养护不当，可发生维生素 A 缺乏症、口腔炎、走马疳等，也可有其他继发感染等。本病主要分为典型麻疹和非典型麻疹。

1. 典型麻疹

潜伏期一般 10 日（6～18 日）左右，曾接受过自动或被动免疫者可延长至 3～4 周。典型的麻疹病程可为分前驱期（初期）、出疹期和恢复期三个阶段。

（1）前驱期 持续 3～5 日，体弱者及重症可延至 7～8 日。主要表现为：急起高热，可达 39℃或更高，伴咳嗽、流涕、流泪、畏光、眼睑浮肿、结膜充血及全身不适、乏力嗜睡等。婴幼儿可伴呕吐、腹泻。口腔及咽部黏膜充血明显。发病 2～3 日可在双侧颊黏膜近第一臼齿处出现直径为

0.5～1mm 的白色小点数个，周围有红晕，很快增多，且可融合扩展至整个颊黏膜，称为麻疹黏膜斑（Koplik 斑），为麻疹前驱期的特征性表现。该斑一般 2～3 日消失。

（2）出疹期　起病 3～5 日后出现皮疹，常在黏膜斑出现后 2 日出疹。出疹顺序为：先由耳后发际开始，渐及额、面、颈，自上而下至胸、腹、背部、四肢，最后达手掌和足底，2～3 日布及全身。皮疹初起为淡红色斑丘疹，压之褪色，疹间皮肤正常。皮疹大小不等，直径约 2～5 毫米，稀疏分明。严重者可为出血性皮疹，可密集成片，更甚者皮疹颜色转暗或突然隐退。出疹达高峰时全身中毒症状加重，体温升高可达 40℃。患儿神萎倦怠，或烦躁不安，甚至昏睡终日，咳甚有痰，舌干，咽红，眼睑浮肿，颈部淋巴结肿大，肝脾可增大。

（3）恢复期　出疹 3～5 日后发热和全身症状迅速减轻，皮疹按出疹顺序依次消退，疹退后有浅棕色色素沉着斑，伴糠麸样细小脱屑，以躯干为多，2～3 周内退尽。若无并发症者病程共 10～14 日。

2. 非典型麻疹

根据麻疹病毒的毒性强弱、进入人体的数量多少、患儿的年龄大小、健康状况、营养优劣、免疫力高低等，麻疹的临床发展过程有轻型、重型之分。

（1）轻型麻疹　大多因体内有少量麻疹抗体所致。表现为：潜伏期可长至 3～4 周，发病轻，前驱期短而不明显，呼吸道症状不严重，黏膜斑不典型或不出现，全身症状轻微，皮疹稀疏色淡，热度低，病程短，较少有并发症，但病后所获的免疫力与典型麻疹者相同。

（2）重型麻疹　多由于免疫力低下或继发细菌感染等而使麻疹病情加重。又可分为中毒性、出血性、休克性等类型。①中毒性麻疹：起病不久即见高热，通常 40℃以上，神志不清，反复抽搐，呼吸急促，唇指紫绀。②出血性麻疹：脉搏细速，皮疹密集呈暗红色，融合成片，呈出血性，形成紫斑，伴内脏出血。有时皮疹呈疱疹样，融成大疱者，称疱疹性麻疹。③休克性麻疹：

多见于体弱患儿，皮疹疏淡，未能出透，或皮疹突然隐没，体温下降，面色苍白或青灰（中医称白面痧），心率快，脉细弱，四肢厥冷，呼吸困难。

并发重症细菌性或其他病毒性肺炎者也属重型，常发生心衰，病死率高。

【饮食调理】

1. 芫荽连须 3 株，马蹄 3 个，紫草茸 2.5g。加水大半碗，煎 15min 后滤汁，分 2 次服，隔 4 小时服 1 次。在将要出疹时服，可防止并发症。

2. 芫荽适量，煮汁服，每天 2～3 次，适用于麻疹初期疹发不畅。

3. 芫荽 15～30g，马蹄 250～500g，煎水代茶饮。用于麻疹的辅助治疗，也可作为清凉饮料。

4. 黄豆 50g，葛根粉 100g，煮糊，弃豆食糊。每天 2 次。适用于麻疹初期疹发不畅。

【饮食禁忌】

1. 温补食物。麻疹期间宜清淡饮食，无论在麻疹期或麻疹恢复期皆不宜食羊肉等温补之品，以及桂皮、丁香等调料。

2. 鸡蛋。《随息居饮食谱》中记载，鸡蛋"多食动风阻气"。《饮食须知》亦云："小儿患痘疹者，不惟忌食，禁嗅。"故小儿麻疹期间，不宜吃鸡蛋。

3. 生冷食物。一方面，生冷食物会使周身毛细血管收缩，影响麻疹的透发。另一方面，生冷食物会伤脾损胃，导致消化不良，甚至出现腹泻，麻疹患儿不宜。

4. 有酸涩收敛作用的食物，如酸石榴、李子、乌梅等酸性食物，皆不利于麻疹透发。

5. 辛辣刺激性食物，如辣椒、茴香、胡椒、花椒、大蒜、韭菜、洋葱等食物。

6. 油腻、煎炸、熏烤的食物，如煎牛排、肥肉、猪油、烤鸭、烤鹅、油条等。

7. 具有辛散透疹作用之物，疹已发透后不宜食用。如芫荽有较好的透疹发表作用，适于风寒郁闭、麻疹未透或透发不畅者食用。但麻疹已透、病邪散在者不宜食用，食用后则会损伤正气；荆芥辛温，助热伤正，香菇有促进痘疹透发的作用，但痘疹透发后邪去正伤，不应再食用。

8.麻疹患儿还不宜食糍粑、糯米饭、年糕、炒花生、炒瓜子、炒黄豆等不易消化的食物。

【营养干预】

1.发热或出疹期间，饮食宜清淡、少油腻，可进食流质饮食，如稀粥、藕粉、新鲜果汁、菜汁及赤小豆汤、绿豆汤、萝卜汤。根据病程发展情况，给予食疗方。

（1）发热期　可给予芫荽葱豉汤：芫荽15g，葱头3个，豆豉10粒。三物共煮汤，加入香油、盐调味，每日1剂，连服3日。或黄豆金针菜：黄豆50g，金针菜25g。黄豆浸一昼夜，金针菜洗净，共煮至熟，取汁代茶饮，每日1剂；3次服完，连服3日。

（2）出疹期　可给予五汁饮：甘蔗汁、西瓜汁各60mL，荸荠汁、萝卜汁、梨汁各30mL。隔水共蒸熟，凉后代茶饮，每日1～2剂。或二皮饮：梨皮20g、西瓜皮30g，洗净切碎后共煎，去渣入冰糖代茶饮，每日1剂，连饮5～7日。

2.退热或恢复期，给予容易消化吸收且营养价值高的食物，如牛奶、豆浆、豆腐、猪肝泥、清蒸鱼、瘦肉、氽丸子、番茄、胡萝卜、菠菜、金针菜、红苋菜、西瓜、黄瓜、梨、酒酿等。恢复期食疗给予怀山药百合粥：怀山药、薏苡仁各20g，百合30g，粳米100g。洗净共煮，粥熟分3次食完，连食7～10日。或莲子冰糖羹：莲子、百合各30g，冰糖15g。莲子去心，与百合、冰糖文火慢炖，待莲子、百合熟烂即可。每日1剂，连服食7～10日。

3.有并发症时，可用高热能流质及半流质饮食，如牛奶、豆浆和含维生素C丰富的果汁、水果等。

四、流行性腮腺炎

流行性腮腺炎是由腮腺炎病毒引起的急性呼吸道传染病。早期患儿及隐性感染者均为传染源。患儿腮腺肿大前 7 日至肿大后 9 日，能从唾液中分离出病毒。有脑膜炎表现者能从脑脊液中分离出病毒。无腮腺肿大的其他器官感染者亦能从唾液和尿中排出病毒。本病主要通过飞沫传播。

本病为世界性疾病，全年均可发病，但以冬、春两季为主。患儿主要是学龄期儿童，无免疫力的成人亦可发病。感染后一般可获得较持久的免疫力。

本病潜伏期 14 ～ 25 天，平均 18 天。部分患儿有发热、头痛、无力、食欲不振等前驱症状。发病 1 ～ 2 天后出现颧弓或耳部疼痛，之后出现唾液腺肿大，体温可上升至 40℃。腮腺最常受累，通常一侧腮腺肿大后 2 ～ 4 天又累及对侧，双侧腮腺肿大者约占 75%。腮腺肿大是以耳垂为中心，向前、后、下发展，使下颌骨边缘不清楚。由于覆盖于腮腺上的皮下软组织水肿，局部皮肤发亮，疼痛明显。腮腺肿大 2 ～ 3 天达高峰，持续 4 ～ 5 天后逐渐消退。腮腺管口早期常有红肿。颌下腺或舌下腺可以同时受累，颌下腺肿大时颈前、下颌明显肿胀，可触及椭圆形腺体。舌下腺肿大时，可见舌下及颈前、下颌肿胀，并出现吞咽困难。

约有 15% 的患儿发生有症状的脑膜炎，患儿出现头痛、嗜睡和脑膜刺激征。一般发生在腮腺炎后 4 ～ 5 天，有的患儿脑膜炎先于腮腺炎出现。一般症状在 1 周内消失。脑脊液主要是淋巴细胞增高，白细胞计数在 25×10^6L 左右。少数患儿脑脊液中糖含量降低。预后一般良好，脑膜脑炎或脑炎患儿常有高热、谵妄、抽搐、昏迷，重症者可致死亡。可遗留耳聋、视力障碍等后遗症。

睾丸炎常见于腮腺肿大开始消退时，患儿又出现发热，睾丸明显肿胀和疼痛，可并发附睾炎、鞘膜积液和阴囊水肿。睾丸炎多为单侧，约 1/3 的患儿为双侧受累。急性症状持续 3 ～ 5 天，10 天内逐渐好转。部分患儿睾丸炎后发生不同程度的睾丸萎缩，这是腮腺炎病毒引起睾丸细胞破坏所致，但很少引起不育症。

胰腺炎常于腮腺肿大数日后发生，可有恶心、呕吐及中上腹疼痛和压痛。由于单纯腮腺炎即可引起血、尿淀粉酶增高，因此需作脂肪酶检查，若升高则有助于胰腺炎的诊断。腮腺炎合并胰腺炎的发病率低于10%。

其他如心肌炎、乳腺炎和甲状腺炎等亦可在腮腺炎发生前后发生。

【饮食调理】

1. 三豆粥：绿豆、赤小豆、黄豆、粳米、红糖各适量。将绿豆、赤小豆、黄豆浸泡24小时，与粳米同煮，豆熟烂粥成，加红糖食之。每日1剂，分1～3次服完。

2. 牛蒡根粥：牛蒡根30g，粳米50g，冰糖适量。先将牛蒡根煎汁弃渣，加水后同粳米煮成粥，食用前加冰糖。具有散结消肿、清热解毒的功效。

3. 马齿苋粥：新鲜马齿苋1把，粳米50g。先将粳米煮成粥，临熟加入切细的马齿苋，再煮沸即可食用。具有清热解毒、消退疮痈的功效。

4. 生地黄50g，粳米50g，冰糖适量。先煮生地黄，取汁弃渣，加适量水，放入粳米煮成粥，加冰糖即可食用。具有养阴清热的作用，适用于本病后期。

5. 马齿苋汁：鲜马齿苋150g。洗净，切碎，捣汁，去渣，开水调服。每日1剂，连饮3～5天。适用于腮部肿胀疼痛、表面灼热、有轻度压痛的腮腺炎早、中期。腮肿已逐渐消退者不必再用。

6. 赤小豆蛋清糊：赤小豆50g，鸡蛋2个。赤小豆洗净，捣成碎末。鸡蛋打碎，去蛋黄，取蛋清。用蛋清调赤豆末成糊，敷于患处。每日调敷3～4次，连续应用，直至肿消。适用于腮腺炎腮肿期。初起腮未肿胀而恶寒发热者不宜用此方。

【饮食禁忌】

1. 酸性食物，如樱桃、杏子、李子、山楂、乌梅、石榴、葡萄、桃，以及食醋等为酸性食物，易刺激唾液腺分泌增加，由于腺体排泄不畅，导致局部疼痛加剧。

2.辛辣食物，如胡椒、辣椒、茴香、葱、姜、蒜等有温热助火之弊。痄腮为温热病毒所致，应忌食此类食物。

3.温补食物，如狗肉、羊肉、鸡肉、桂圆等，"多食生热动风"，在发病期间和病后恢复期皆忌食。

4.鱼虾蟹等发物。许多古代医籍如《本草衍义》《随息居饮食谱》《食疗本草》均记载鱼类、虾、螃蟹等海腥发物可诱发病气，"多食热中、动风、发疗"。痄腮的儿童热毒为患，不宜食用此类食物。

5.坚硬、粗糙的食物。患有流行性腮腺炎时，腮腺及颌下淋巴结肿大，用力咀嚼时会引起疼痛，故应忌食坚硬、粗糙的食物，如炸花生、炒米花、爆米花，以及富含粗纤维时蔬菜，如芹菜、竹笋、韭菜、生胡萝卜等。

6.生冷食物。流行性腮腺炎虽然常有高热的表现，但不宜食用生冷瓜果、冰镇食物、寒性食物，以免导致消化不良。

【营养干预】

1.保持口腔清洁。婴幼儿一般不会漱口，所以家长要多给孩子喝温开水，特别是饭后，以防止继发细菌感染。

2.进食流质或半流质食物，如稀粥、软饭、软面条、水果泥或水果汁等。

3.进食具有清热解毒功效的食物。

（1）绿豆　是一味最为理想的清热解毒、泻火消暑的药食兼用之品，对痄腮的风温热毒尤为有效。用生绿豆100g，置小锅内煮至将熟时，加入白菜心2～3个，再煮约20分钟，取汁顿服，每日1～2次。若在发病初期使用则疗效会更好。绿豆的皮也能解热毒，至于绿豆芽、绿豆粉，性皆属凉，都有清热解毒的作用，患有痄腮的小儿，同样适宜服用。

（2）赤小豆　能消肿解毒、和血排脓。凡小儿患痄腮肿痛时，宜用赤小豆煨汤频饮，如用赤小豆外敷，其效亦佳。取赤小豆50～70粒研成细粉，和入温水、鸡蛋清或蜜调成稀糊状，摊在布上，敷于痄腮肿胀处，可消肿。

（3）丝瓜　有清热、凉血、解毒的作用。凡小儿热毒之症，如痄腮肿痛、麻疹水痘、无名肿毒等，均宜服食。

（4）冬瓜　能清热、解毒、消痰。患痄腮期间，多吃冬瓜最为适宜。

（5）马兰头　有凉血清热、利湿解毒的功效，是野生佳蔬，可常做凉拌菜食用。《本草正义》说马兰"最解热毒，能专入血分，止血凉血，尤其特长。凡温热之邪，深入营分，及痈疡血热、腐溃等证，允为专药，内服外敷，其用甚广，亦清热解毒之要品。"痄腮以风温热毒为患，服食马兰头最宜。

（6）枸杞头　是春夏之季的时令野菜，有清热泻火的作用。患腮腺炎时，用枸杞头凉拌或炒食、煎汤服均宜。

（7）菊花脑　为江苏南京地区的独特蔬菜，春季摘其嫩苗炒炸做菜，有清热凉血解毒的功用。对小儿伴发热、腮腺肿胀者，用菊花脑煎汤食最宜。

（8）菠菜　唐代《食疗本草》中记载，菠菜"利五脏，通肠胃热，解酒毒。"元代《日用本草》认为菠菜还有"解热毒"的作用。清代名医黄宫绣指出，菠菜"能解热毒、酒毒，盖因寒则疗热。菠气味既冷，凡因痈肿毒发，并因酒湿成毒者，须宜用此以服。"腮腺炎患儿系感受风温热毒，宜食之。

（9）海藻　能泄热、软坚、散结，尤其适宜患儿发热腮肿、合并睾丸肿痛时食用。可用海藻 15 ～ 30g，水煎代茶，分次饮服。

（10）裙带菜　适宜腮腺炎合并睾丸肿痛者食之。

（11）甜菜　能清热、凉血、解毒。患有腮腺炎的小儿，宜用鲜甜菜 100 ～ 200g 煎汤服或捣汁饮。

（12）荸荠　具有清热、生津、化痰的作用。适宜痒腮患儿发热腮肿、口干烦渴者食用。可生食，或煎汤饮、捣汁服均宜。

（13）萝卜　能化痰热、解热毒。患有痄腮的小儿，宜用生萝卜洗净后捣汁饮用，也适宜用鲜萝卜煎汤服。

（14）黄瓜　有清热、解毒、生津的功用。痄腮患儿发热、腮部红肿胀痛、口渴烦躁者食之尤宜。可洗净后嚼食，也可洗净后切片凉拌食用。

（15）苦瓜　能清暑涤热、泻火散结、止渴解毒，尤其适宜夏天患有痄腮的儿童食用。

（16）香蕉　有清热、解毒、润肠的作用。《本草纲目》中记载，香蕉能"除小儿发热"。对痄腮患儿发热腮肿、口干烦渴者，食之尤宜。

（17）金银花　有清热解毒之功效。民间常用金银花煎水服或制成金银花露，治疗流行性腮腺炎、麻疹、痱子等小儿疾病。凡患有本病的儿童，宜用金银花 15 ～ 30g 煎水代茶频饮。

除上述食品之外，还宜食用黄芽菜、茼蒿、荠菜、水芹菜、蕹菜、莼菜、菜瓜、番茄、山慈菇、梨、甘蔗汁、草莓、西瓜、地耳、芦根、薄荷、菊花等。

五、病毒性肝炎

病毒性肝炎是肝炎病毒引起的一组传染病，也是世界范围内的常见病和多发病。目前公认的主要有五型，即甲、乙、丙、丁、戊型肝炎。甲、戊型肝炎主要经粪–口途径感染，有季节性，可引起暴发流行，通常在 3 个月内治愈，一般不转为慢性。丁型肝炎一般只与乙肝同时发生或继发于乙肝感染，故其发病多取决于乙肝的感染状况。乙、丙型肝炎传播途径较为复杂，以血液传播为主，无季节性，常为散发，感染后常转变为慢性肝炎，其中大部分可转变为肝硬化，少数甚至发展为肝癌，对人民健康危害极大。其中丁肝的发病率已有所下降，乙肝、丙肝的发病率居高不下。

甲型肝炎潜伏期为 2 ～ 6 周，平均为 4 周。乙型肝炎为 6 周到 6 个月。丙型肝炎的潜伏期较短，为 7 ～ 33 天。急性丁型肝炎与乙型肝炎同时感染，其潜伏期为 6 ～ 12 周；与乙型肝炎重叠感染，潜伏期为 3 ～ 4 周。戊型肝炎潜伏期为 15 ～ 75 天，平均为 36 天。

其中，急性肝炎分为急性黄疸型肝炎和急性无黄疸型肝炎两种。①急性黄疸型肝炎：病程 2 个月左右，以甲型肝炎和戊型肝炎为多见。黄疸前期：一般起病较急，常有畏寒、发热，体温 38℃左右，主要症状为全身乏力、食欲减退、恶心、厌油、腹胀、便秘、肝区痛等。有些患儿病初以上呼吸道感染症状为主要表现，继之尿色加深。本期体征常不显著，一般持续 1 周左右。黄疸期：热退，巩膜、皮肤出现黄染，尿色进一步加深。多于数日至 2 周内达到高峰。消化道症状如食欲不振、厌油、恶心、呕吐及乏力大多有改善，肝区胀痛，肝大，触之有充实感，有叩痛和压痛，约 10% 患儿有脾大。部分患儿在黄疸出现之初消化道症状短期增剧，而后迅速改善。少数患儿在短期内可出现肝内梗阻性黄疸的临床表现：黄疸日益加深、皮肤瘙痒、大便颜色变浅甚至呈灰白色。本期病程一般持续 2～6 周。恢复期黄疸逐渐消退，症状逐渐消失，肝、脾逐渐回缩至正常，肝功能恢复正常。少数患儿有口苦、上腹不适、肝区痛、失眠等症状，迁延时间较长。本期一般持续 2～16 周，平均 1 个月。②急性无黄疸型肝炎：本型较黄疸型多见，占急性病毒性肝炎的 50%～90%。起病缓，症状较轻，表现为食欲不振、上腹不适、肝区不适或隐痛、腹胀、乏力等，部分患儿有发热（多为低热）、头昏、头痛、恶心、呕吐等症状。体征以肝大为主，有压痛及叩击痛，偶有脾大，肝功能损害亦较黄疸型轻。本型病程一般为 3～6 个月，部分患儿病情迁延，转为慢性。多见于乙型肝炎和丙型肝炎。

慢性肝炎分为慢性迁延性肝炎和慢性活动性肝炎两种。①慢性迁延性肝炎：由急性肝炎迁延不愈所致，病程超过半年，少数患儿可无明显病史。临床表现多样，如食欲不振、厌油、恶心欲呕或呕吐、腹胀、口苦、低热，肝区隐痛或胀痛，或仅有胀感，或沉闷，常因劳累、情绪改变时发生或加重。可伴有急躁易怒、抑郁焦虑、失眠多梦、记忆力减退等证。体征见肝脏轻度肿大、质地中等偏软，肝功能改变以单项 ALT 波动为特点，一般无肝外器官表现。以上病情可持续数月至数年。②慢性活动性肝炎：病程持续 1 年以上，或有明显反复发作的临床表现：如乏力、厌食、恶心、呕吐、腹胀、腹泻、肝区胀痛或刺痛等症状比较严重，或见反复黄疸，或有出血倾向如齿衄、鼻衄、皮肤紫癜，或头晕、心悸、气短、失眠等。部分患儿还可出现肝外多脏器损害的表现，如关节炎、肾炎、结肠炎、甲状腺炎、心肌炎、胸膜炎、脉管炎、皮疹、干燥综合征等，其中以关节炎和慢性肾炎多见。典型的慢性活动性肝炎有明显的体征，如皮肤黝黑、颜面毛细血管扩张、蜘蛛痣、肝掌、肝大且质地中等偏硬、有压痛、有叩击痛，多数脾大。由于慢性活动性肝炎的临床表现与肝脏病理变化的严重程度不一定呈平行关系，有相当一部分患儿（7.3%～30%）无明显症状，但经肝穿活检可证实为慢性活动性肝炎。

【饮食调理】

1. 薏苡仁 60g，加水适量，煮烂成粥，每日 1 次。适用于慢性肝炎脾虚不能运化水液者。

2. 橘皮 10g，粳米 200g。加水适量，煮烂成粥，每日 1 次或早、晚各 1 次。适用于腹胀者。

3. 黑木耳 15g，煎汤代茶，加适量糖，可小量长期食用。适用于恢复期患儿。

4. 黄芪 30g，红枣、乌梅各 10 枚。煎汤代茶饮。适用于恢复期患儿。

5. 山楂粉 3～4g，每日 3 次，吞服，10 天为 1 个疗程，配合复方维生素有较好的辅助疗效。适用于慢性肝炎食欲不振者。

6. 西红柿牛肉：鲜西红柿 250g 洗净切块，牛肉 100g 切成薄片，加少许油、盐、糖调味同煮，熟后即可食用。有养肝补脾的功效。

7. 荸荠炖公鸡：公鸡 1 只、荸荠 500g，一起放清水适量，炖至鸡肉熟烂即可食用。喝汤吃鸡肉、荸荠，每周 1 次。有补气填精、化滞消积之功效。适用于病毒性肝炎证属肝肾阴虚者。

【饮食禁忌】

1. 高脂肪、高糖饮食加重肝脏负担，还可使脂肪在肝脏内堆积而形成脂肪肝。

2. 辛辣肥腻食物。中医学认为，肝炎的病机是湿热疫毒为患。辣椒、大蒜、肥腻等食物，易助湿生热，加重肝胆湿热，使病情缠绵不解。

3. 高嘌呤及含氮食物含氮浸出物，如肉汤、鱼汤、鸡汤等，食后要在肝脏内进行代谢，故肝炎患儿食后会加重肝脏负担，而致肝功能严重损伤。高嘌呤食物，如猪肝、菠菜、黄豆、扁豆等，因嘌呤代谢在肝内氧化生成尿酸，需要由肾排出，从而加重肾脏负担，故不宜食用。

4. 粗纤维食物，如卷心菜、大白菜、韭菜等，能促进胆囊收缩素的产生，引起胆囊的强烈收缩，而胆管括约肌不能松弛，则影响胆汁的流出，妨碍肝脏代谢及消化系统的正常功能。

5. 油煎、炒、炸食物。由于脂肪分解代谢产生丙烯醛，经血循环至肝脏，刺激肝实质细胞反射性引起胆管痉挛，并刺激胆管，减少胆汁分泌，影响肝脏的代谢。

6. 棉籽油。实验表明，长期食用棉籽油可使肝细胞萎缩，肝脏脂肪变性。

7. 南瓜子所含的南瓜子氨酸有使肝细胞轻度萎缩的作用，肝炎患儿食用则更会加重肝脏的损害。

【营养干预】

1. 富含优质蛋白质的食物。蛋白质摄入不足，可降低肝细胞对致病因素的抵抗力，不利于肝细胞的修复，故病毒性肝炎的患儿应以高蛋白饮食为主，如蛋、奶、瘦肉、鱼类及豆类等。但在肝功能极度低下时，应限制蛋白质的摄入，因为大量进食高蛋白食物，可使血氨过高，肝脏将血氨迅速转变为尿素能力低下，易诱发肝性脑病。

2. 富含维生素的食物。病毒性肝炎的患儿宜增加谷类、豆类及新鲜水果、蔬菜的摄入。这些食物中含有丰富的维生素 E、维生素 C、B 族维生素及微量元素锌、锡、铜等，有利于肝细胞的保护和修复。

3. 足够的糖类：病毒性肝炎患儿新陈代谢明显增加，营养消耗增多，肝内糖原储备降低，不利于病毒性肝炎的恢复，故应摄入足够的糖类。但进食糖类过多，则易诱发糖尿病。糖类在肝脏内合成中性脂肪，导致脂肪肝，可加重肝脏功能的损害。

4. 低脂肪饮食。肝脏患病时，机体消化吸收与代谢功能减退，如果食入高脂肪的食物，不仅不易消化吸收，还会增加肝脏的负担，使脂肪在肝脏内堆积而形成脂肪肝。

5. 少食多餐。每餐不要吃得过饱，以免增加肝脏的负担。在三餐外，还可加 2 ～ 3 次点心。

6. 猴头菇中支链氨基酸含量较高，有益于纠正肝功能障碍所产生的支链氨基酸减少及芳香族氨基酸增多。且猴头菇富含锌，能阻碍细胞膜脂质过氧化作用，保护肝细胞免受损伤。

六、细菌性痢疾

细菌性痢疾是由志贺菌引起的肠道传染病，简称菌痢。本病为消化道传染病，菌痢病人及带菌者为本病的传染源。主要由受染的食物、水经口传播，亦可通过苍蝇、蟑螂等媒介污染食物而传播。痢疾杆菌经口进入消化道后，在抵抗力较强的健康人可被胃酸大部分杀灭，即使有少量未被杀灭的病菌进入肠道，亦可通过正常肠道菌群的拮抗作用将其排斥。此外，在有些过去曾受感染或隐性感染的患儿，其肠黏膜表面有对抗痢疾杆菌的特异性抗体（多属于分泌性 IgA），能排斥痢疾杆菌，使之不能吸附于肠黏膜表面，从而防止菌痢的发生。而当人体全身及局部抵抗力降低时，如一些慢性病、过度疲劳、暴饮暴食及消化道疾患等，即使感染小量病菌也容易发病。在流行期间可经受污染的食物或水导致暴发流行。

患儿可有畏寒、发热、腹痛、腹泻，每日大便数次至十余次不等。急性期多为黏液或黏液脓血便，量不多，有里急后重感。慢性期常为黏液便，或腹泻与便秘交替出现并可能出现营养不良、贫血等。中毒型菌痢患儿可有高热，血压降低伴有烦躁不安、嗜睡、惊厥、昏迷、呼吸节律不齐、深浅不均等呼吸衰竭的表现。

【饮食调理】

1. 湿热痢

（1）槟榔 10～15g，金银花 5g，粳米 50～100g。先将槟榔片与金银花煎汁，与粳米同煮为稀粥服用。

（2）鲜马齿苋 50g（干者亦可，用量减半），粳米 50g，红糖适量。将马齿苋洗净，切碎，粳米淘洗，一起入砂锅内，加水 500mL，煮至米化汤稠，每日早晚温服。

（3）鲜马齿苋适量，蜂蜜 30mL。将鲜马齿苋洗净，捣碎取汁约 30mL，与蜂蜜一起用开水冲服，早晚服食。

2. 疫毒痢

（1）鲜丝瓜 2 条，山楂 15g，炮姜 10g，白糖适量。前 3 味水煎取汁，加白糖调味，温服，每日 2 次。

（2）鲜马齿苋 500g，鲜藕 500g。捣碎取汁，加白糖适量，每次服100mL，每日 2～3 次。

（3）鲫鱼 2 条（500g 左右），大蒜 2 头。二者同煮汤调味服食，每日 1次，连服数日。

（4）黄花菜 50g，马齿苋 50g，红糖 10g。水煎服，每日 1～2 次，连服数日。

（5）黑木耳 30g，豆腐 250g。同煮汤调味服用，每日 1～2 次。

3. 虚寒痢

（1）肉桂 2～3g，当归 2～3g，陈皮 3g，山楂 6g，粳米 100g，红糖适量。先将肉桂、当归、陈皮、山楂煎取浓汁，去渣，另煮粳米，待粥煮沸后，调入药汁及红糖，每日服用 1～2 次。

（2）干姜 2.4g，艾叶 2.4g，莱菔子 3g。上药加水煎取药汁，温服，每日3 次。

（3）制附子 5～10g，干姜 1～3g，粳米 100g，葱白 2 茎，红糖适量。先将制附子、干姜同入砂锅，煎 2 小时，再入葱白、粳米、红糖同煮粥，温热服食。

（4）生姜 9g，绿茶 9g。将生姜、绿茶加水 1 碗，煎成浓茶水饮用。

此外，鄂西草药苦莎药可治疗急性菌痢。将其叶、茎捣烂，冷开水搅拌取汁用，或将苦莎药晒干，粉碎成细末装胶囊，每粒 0.26g，每次 4 粒，每日 3 次。

枫树叶、樟树根也可治疗急性菌痢。取其各 2000g，加水 10kg，煎 1 小时，去渣加甘草末 150g，煮 15min，滤汁浓缩为 3600mL，每次 300mL，口服，每日 3 次。

【饮食禁忌】

1. 肉类浓汁及动物内脏，因其有大量的含氮浸出物，而含氮浸出物具有刺激胃液分泌的作用，汁越浓作用越强，加重消化道的负担。

2. 粗纤维、胀气的食物，如芥菜、芹菜、韭菜等纤维粗而多的食物，不易消化，导致肠道局部充血、水肿，炎症不易愈合。而牛奶、糖类、豆制品也易引起肠道蠕动增加，导致肠胀气。

3. 刺激性食物，如煎、炸及腌、熏的大块鱼肉，对肠壁有直接刺激，使肠壁损伤加剧；这些食物又难以消化，导致胀气发热，停留的时间延长，会加重消化道负担。

4. 性寒滑肠的食物，如荸荠、甲鱼、生梨等物，性寒伤脾胃，易滑肠致泻。

5. 辛热刺激的食物：如韭菜、羊肉、辣椒和浓茶及各种咖啡饮料，都是强烈的刺激品，导致血管痉挛收缩，使肠道黏膜充血、水肿、破损。

6. 生冷食物。恢复期的患儿，由于肠胃功能较弱，仍应禁食生冷、坚硬、寒凉、滑腻之物，如凉拌蔬菜、坚果类、冷饮、瓜果等。

【营养干预】

1.因肠道的病理损害，发热、腹痛、腹泻等，可影响患儿食物的摄入、消化和吸收，同时又消耗了体内大量的营养物质，因此要及时补充营养，尤其是维生素，可给果汁、淡糖水、米汤等。

2.在大便次数减少、黏液便改善后，可增加脂肪量少的流食，如豆浆、藕粉、酸奶、米粥等，采用少吃多餐的方法。

3.恢复期饮食以米粥、蛋类、瘦肉等饮食为主，但进食量不可过多。母乳喂养儿继续哺母乳。

4.慢性痢疾患儿的饮食着重补充营养，首先要调节饮食，食物要味美可口，必要时在饭前半小时给予胃蛋白酶合剂。应给予含蛋白、维生素丰富的食品，如蛋类、鱼类、瘦肉、西红柿、豆腐、米粥等。

5.由于发热、腹泻、出汗可使体内丢失大量的水分和盐类，因此要让患儿多喝水，最好是糖盐水、果汁等。

6.呕吐严重时，可适当限制饮食，症状控制后再逐渐恢复正常饮食。

七、肺结核病

肺结核病是由于结核菌侵入人体肺脏引起肺部炎症反应及全身中毒症状的传染性疾病。可分为原发性、血行播散性及继发性肺结核三类。原发性肺结核是结核菌初次侵入体内引起的原发感染，是儿童结核的主要类型，以婴幼儿发病为主。血行播散性肺结核又称粟粒型肺结核，婴幼儿发病者占多数。继发性肺结核以浸润型为主，是在已感染结核的儿童痊愈后又发生的活动性肺结核，其临床经过与成人相同，多发生于年长儿。本病主要传播途径为呼吸道，也可经消化道或皮肤等侵入。结核菌侵入人体后在肺组织中引起特异性和非特异性的组织反应，发生变性、渗出、增殖，并引起全身的变态反应。

原发性肺结核的主要表现：①全身中毒症状：早期多无中毒症状，随病情发展出现午后低热、乏力、盗汗、食欲不振等症状。②呼吸系统症状：可出现咳嗽、咯痰、气促等症状，如果淋巴结肿大压迫支气管可引起阵发性咳嗽、喘鸣，甚至呼吸困难。③变态反应性症状：部分患儿可有疱疹性结膜炎、结节性红斑、结核性风湿病等表现。

血行播散性肺结核主要表现：起病多较急骤，有高热（稽留热或弛张热），并伴有全身中毒症状。多数病人有咳嗽、气促等呼吸道症状。

继发性肺结核主要表现：多数患儿起病缓慢，易疲劳，食欲不振，体重减轻，或长期低热，持续一个月以上的轻微咳嗽，易被忽视。少数患儿可出现高热、盗汗、消瘦等症状，或伴有自主神经功能紊乱。

【饮食调理】

1. 冬虫夏草与乌鸡：将冬虫夏草 3g、乌骨鸡 100g，加调料煮烂，然后打成匀浆，加适量淀粉或米汤，使之成薄糊状，煮沸，每日分多次食。有补虚强身、润肺清热、补益肝肾之功效。适用于肺结核证属阴虚肺热者。

2. 白木耳与鸡蛋：将白木耳 30g，加鸡蛋 2 个与适量清水，隔水炖 30～60min 食用。有滋阴、润肺、止咳之功效。适用于肺结核证属阴虚火旺者。

3. 将李子洗净后切碎，用布包后挤汁，每次服 15mL，每日 3 次。有生津利水、滋阴清热的功效。适用于肺结核。

4. 将雪梨 60 个清洗干净，切碎后捣汁，取汁约 20 匙，再与白茅根、生地黄、藕各取汁 10 杯，白萝卜、麦冬各取汁 5 杯，对合后同煎片刻，然后加入蜂蜜 500mL、饴糖 250g 熬成蜜膏。每次 1～2 匙，白开水送服，每日 2 次。适用于咯血、吐血，以及肺痨咳嗽，日久不愈。

5. 干白及、干百合、黄精、何首乌、三七适量研为极细末后和匀，猪肺 1 具洗净后将以上药末填入其中，加水煮至猪肺烂熟为度，把猪肺取出后切成小块蘸佐料食之，并饮汤，连食数日即可获效。适用于小儿肺结核病程日久，症见咳嗽、咳血、盗汗、乏力等。

7. 将枸杞 100g（干品用量减半）入水中煎煮片刻，去渣取汁，再入粳米

60g 于汁中熬粥，粥成后佐以咸豆豉，代作早餐或晚餐，经常食之。有滋补肝肾、宣泄郁热的功效。适用于肺结核之虚劳低热。

【饮食禁忌】

1. 辛辣食物。中医认为，本病是由于患儿抵抗力低，感染痨虫，致人体阴虚火旺而发生。辛辣食物（辣椒、姜、葱等）食之易助火伤阴，加重病情。

2. 营养不足。结核病是一种对人体消耗很强的疾病，患病之后体重迅速减轻，营养状况下降，同时在治疗过程中结核病灶的恢复又有赖于蛋白质作原料，因此必须供给高蛋白饮食，并辅以适量脂肪。同时应注意照顾患儿的胃肠功能情况，饮食应营养丰富，易于消化，要少量多餐，不要过饱。咯血多者可给予半流质饮食，待病情好转后改为软食或普通饮食。切忌因精神有压力而减少或拒绝进食，这样会导致营养不良，不利于身体康复。

3. 过甜、过咸的食物。肺结核患儿多食糖后，体内白细胞的杀菌作用会受到抑制，吃糖越多，其抑制就越明显，这会加重病情，同时还使气管黏液增多。

4. 生冷食物，如雪糕、冰镇食物。另外，西瓜汁、黄瓜、苦瓜、丝瓜等过分寒凉，有碍脾胃的运化，而不利于其他营养成分的吸收，一方面使病人食欲降低，另一方面也影响身体的康复，故应不食或少食。

5. 肥腻、油炸、热性的食物。肺结核患儿消化功能低下，食欲也较差，若过多食用动物油、羊肉、狗肉、火烤食物及油炸食品，更会影响消化功能，使必需的营养得不到补充，以致抗病能力低下。

6. 腥发食物。肺结核伴咯血者，黄鱼、带鱼、鹅肉、菠菜、毛笋、公鸡、鸭等发物少吃或不吃，以免加重咯血症状。

【营养干预】

1. 宜食富含优质蛋白质的食物。蛋白质摄入不足，可降低机体的抵抗力，不利于肺结核的恢复，肺结核的患儿宜食蛋、奶、瘦肉及豆类，不仅蛋白质含量高，而且生物效价也高，易于机体吸收。

2.宜食维生素及无机盐丰富的食物，如谷类、豆类及新鲜蔬菜含有丰富的维生素 E、维生素 C、B 族维生素及微量元素锌、锡、铜等，有利于肺结核的恢复。

3.宜食适量的糖类。因为机体靠葡萄糖供给能量，过分限制糖类的摄取，不利于肺结核的恢复。但糖类摄入过多，又会使机体血糖升高，不利于肺结核的控制。

4.宜食低脂肪的饮食。肺结核患儿消化功能低下，食欲也较差，胃酸分泌减少，胃排空时间延长，使得高脂肪食物不易消化、吸收。因此，肺结核患儿宜选择低脂肪、易消化的清淡膳食，如新鲜蔬菜、水果、米汤、稀粥、豆浆等。

5.根据不同证型辨证施膳。如见干咳无痰、颧红、盗汗等症状之肺阴虚者宜食银耳、生梨、荸荠等，见神疲乏力、体重减轻、食欲减退等症状之肺脾气虚者宜选百合、山药、白果等。另外，宜适当多食培补肺、脾、肾和补养精、气、血之食物，如燕窝、海参、鹌鹑、黄豆、燕麦、桑椹等。

八、流行性乙型脑炎

流行性乙型脑炎（以下简称乙脑）是由乙型脑炎病毒引起、经蚊虫传播的一种急性传染病。乙脑的病死率和致残率非常高，是威胁儿童健康的主要传染病之一。感染乙脑病毒的蚊虫叮咬人体后，病毒先在局部组织细胞和淋巴结以及血管内皮细胞内增殖，不断侵入血液，形成病毒血症。发病与否，取决于病毒的数量、毒力和机体的免疫功能，绝大多数感染者不发病，呈隐性感染。当侵入病毒量多、毒力强而机体免疫功能又不足时则病毒继续繁殖，经血行散布全身。由于病毒有嗜神经性故能突破血脑屏障侵入中枢神经系统，引起中枢神经系统损伤。

流行性乙型脑炎的潜伏期为 4～21 天，一般为 10～14 天。人体感染乙脑病毒后，可表现出轻重不一的症状，轻者仅出现发热、头痛，重者表现出高热、头痛、呕吐、颈项强直、惊厥、意识障碍、呼吸衰竭等。典型的乙脑可以分为四期。

初期：病初的 1～3 天，起病急，有发热，体温在 1～2 天内达到 39℃～40℃，伴头痛、恶心、呕吐，多有嗜睡和精神倦怠。

极期：高热、抽搐和呼吸衰竭是乙脑极期的严重症状，三者相互影响，尤其是呼吸衰竭常为致死的主要原因。循环衰竭较少见。

恢复期：极期过后，体温逐渐下降，精神、神经症状逐日好转，一般于 2 周左右可完全恢复。但重症患儿可有神志迟钝、痴呆、失语、多汗、吞咽困难、颜面瘫痪、四肢强直性瘫痪或扭转痉挛等症状。经积极治疗后大多数患儿于 6 个月内恢复。

后遗症期：患病 6 个月后如仍遗留有精神、神经症状未恢复者称后遗症，发生率为 5%～20%，甚至近半数的重症患儿可有后遗症。主要有意识障碍、痴呆、失语、肢体瘫痪、扭转痉挛和精神失常等，经积极治疗后可有不同程度的恢复。癫痫后遗症可持续终生。

【饮食调理】

1. 豆豉粥：扁豆 30g，豆豉 10g，粳米 50g。共煮成粥，加适量调味品服食。每日 1 剂，分 2 次食，连食 1～3 天。有健胃抗邪、发散解表的作用。适用于乙脑初期见有头痛、嗜睡、轻度恶寒发热、恶心呕吐等症状者。已见高热烦躁、抽搐等症状者则不宜食用。

2. 荸荠苋菜汤：鲜荸荠 250g，苋菜 50g，冰糖适量。荸荠洗净，去皮，与苋菜同煮 30 分钟，调入冰糖，待冰糖融化后饮汤吃荸荠。

每日 1 剂，分 3～4 次服食。本方有清营、凉血、解毒的作用。适用于乙型脑炎高热、口渴、抽搐等营热炽盛者。神志昏迷者不宜服食。

【饮食禁忌】

1. 辛辣刺激性食物，如辣椒、辣酱、芥末、咖喱等，可刺激迷走神经兴奋，不利于疾病恢复。

2. 热性食物，如羊肉、狗肉等，可使火性炎上，加重头痛。

3. 强烈的调味品，如芥末粉、胡椒粉、辣椒粉等，可刺激胃黏膜，引起恶心、呕吐、咳嗽而加重病情。

4. 油腻的食物，如肥肉、黄油等，多食不易消化，易致恶心、呕吐，加重病情。

5. 腥膻发物，如海鱼、虾、蟹、鳝鱼等不宜食用，以免加重炎症的扩散。

【营养干预】

1. 疾病初期，可选用辛凉解表的食物，如豆豉、薄荷叶等。

2. 急性期，宜给清凉和流质饮食，如西瓜汁、绿豆汤、豆浆、米汤、菜汤、藕粉和牛奶等。

3. 热盛期，宜食具有清热、解毒、凉血作用的食物，如菊花脑、西瓜翠衣、苋菜等，昏迷及吞咽障碍者，可用鼻饲供给饮食。要注意给予糖类、高蛋白、富含维生素和无机盐的食物，如牛奶、西瓜汁、番茄汁、生梨水、苹果水、橘子水等。每次鼻饲前，应注意鼻饲管有无脱出或盘曲在口腔内；注入饮食前，应先抽吸胃液，证明鼻饲管确在胃内后方可灌注饮食；灌入速度宜缓慢；鼻饲后注入少量温开水，以冲净导管。鼻饲管每周更换 2～3 次，针筒每次用后以开水洗净，每日消毒 2～3 次。

4. 恢复期，应逐渐增加营养成分的摄入，如牛奶、瘦肉、鸡蛋、新鲜水果、新鲜蔬菜等。还需给予具有养阴益胃作用的食物，如荸荠、甘蔗等。

主要参考书目

［1］刘守真．黄帝素问宣明论方．见河间医集［M］．北京：人民卫生出版社，1998．

［2］朱震亨．丹溪医集［M］．北京：人民卫生出版社，2001．

［3］虞抟．医学正传［M］．北京：人民卫生出版社，1965．

［4］万全．育婴家秘［M］．武汉：湖北科学技术出版社，1986．

［5］徐大椿．徐大椿医书全集［M］．北京：人民卫生出版社，1988．

［6］叶天士．临证指南医案［M］．北京：华夏出版社，1984．

［7］喻嘉言．喻嘉言医学三书［M］．南昌：江西人民出版社，1984．

［8］张锡纯．医学衷中参西录［M］．石家庄：河北科学技术出版社，1994．

［9］王冰．灵枢经［M］．沈阳：辽宁科学技术出版社，1997．

［10］张介宾．景岳全书［M］．上海：上海科学技术出版社，1959．

［11］吴塘．温病条辨［M］．北京：人民卫生出版社，1988．

［12］刘忠德．中医古籍临证必读丛书·儿科卷［M］．长沙：湖南科学技术出版社，1995．

［13］陈修园．陈修园医书七十二种［M］．上海：上海书店1988．

［14］石寿棠．医原［M］．南京：江苏科学技术出版社，1983．

［15］王琦．解密中国人的九种体质［M］．北京：中国中医药出版社，2009．

［16］王琦.中医体质学 2008［M］.北京：人民卫生出版社，2009.

［17］王琦.盛增秀.中医体质学说［M］.南京：江苏科学技术出版社，1982.

［18］张如青，朱锦善，周仲瑛，等.儿科卷幼科释谜颅囟经［M］.长沙：湖南科学技术出版社，2014.

［19］钱乙.小儿药证直诀［M］.南京：江苏科学技术出版社，1983.

［20］王卫平.儿科学［M］.北京：人民卫生出版社，2013.

［21］汪受传，虞坚尔.中医儿科学［M］.北京：中国中医药出版社，2012.

［22］刘定梅.营养学基础［M］.北京：科学出版社，2016.

［23］张忠，李凤林，余蕾.食品营养学［M］.2 版.北京：中国纺织出版社，2017.

［24］江载芳，申昆玲.沈颖.诸福棠实用儿科学［M］.8 版.北京：人民卫生出版社，2014.

［25］黎海芪.实用儿童保健学［M］.北京：人民卫生出版社，2016.

［26］陈荣华，赵正言.刘湘云.儿童保健学［M］.5 版.南京：江苏凤凰科技出版社，2017.10.

［27］中国就业培训技术指导中心.公共营养师：基础知识［M］.北京：中国劳动社会保障出版社，2007.

［28］中国就业培训技术指导中心.公共营养师：国家职业资格三级［M］.北京：中国劳动社会保障出版社，2007.

［29］王卫平.儿科学［M］.8 版.北京：人民卫生出版社，2013.

［30］戴万亨.诊断学基础［M］.2 版.北京：中国中医药出版社，2007.

［31］中国就业培训技术指导中心.育婴员：基础知识［M］.北京：中国劳动社会保障出版社，2013.

［32］吴翠珍.医学营养学［M］.北京：中国中医药出版社，2016.

〔33〕张爱珍.医学营养学〔M〕.北京：人民卫生出版社，2009.

〔34〕中国营养学会.中国学龄期儿童膳食指南〔M〕.北京：人民卫生出版社，2016.

〔35〕苏宜香.儿童营养及相关疾病〔M〕.北京：人民卫生出版社，2016.

〔36〕（美）克雷曼.儿童营养学〔M〕.人民军医出版社，2015.

〔37〕孟昭全，孟靓靓.儿科常见病药食宜忌〔M〕.北京：中国中医药出版社，2009.

〔38〕马烈光.中医养生保健学〔M〕.北京：中国中医药出版社，2009.

〔39〕张奇文，朱锦善.实用中医儿科学〔M〕.北京：中国中医药出版社，2016.